科学出版社"十四五"普通高等教育本科规划教材

案例版

介入护理学

U0252337

主　审　向　华

主　编　莫　伟　秦月兰　王雪梅

副 主 编　李　燕　王　庆　李俊梅　周云英　陈秀梅　肖　娟

编　　委（按姓氏笔画排序）

王　庆	湖南省人民医院/湖南师范大学附属第一医院	肖　娟	西安交通大学第一附属医院
		肖丽艳	南华大学附属第二医院
王雪梅	南京医科大学第一附属医院/江苏省人民医院	张　红	宁夏回族自治区人民医院
		张郁秋	信阳市中心医院
尤国美	浙江省肿瘤医院	张艳君	中国医科大学附属第一医院
冯建宇	南方医科大学南方医院	张霞平	中南大学湘雅二医院
巩晓雪	大连医科大学附属第二医院	陈秀梅	广东省人民医院/广东省医学科学院
向　华	湖南省人民医院/湖南师范大学附属第一医院	周云英	江西省人民医院
		郑　宇	锦州医科大学附属第一医院
孙希芹	潍坊市人民医院	郑玉婷	哈尔滨医科大学附属第四医院
孙桂娥	内蒙古自治区人民医院/内蒙古大学人民医院	练贤惠	中山大学附属第三医院
		秦月兰	湖南省人民医院/湖南师范大学附属第一医院
阳秀春	湖南省人民医院/湖南师范大学附属第一医院	莫　伟	湖南省人民医院/湖南师范大学附属第一医院
李　敏	吉林大学白求恩第一医院		
李　琴	湖南省人民医院/湖南师范大学附属第一医院	徐　阳	中国医科大学附属第一医院
		徐　苗	郑州大学第一附属医院
李　燕	南京医科大学附属南京医院/南京市第一医院	郭大芬	遵义医科大学附属医院
		郭丽萍	中国人民解放军总医院
李玉莲	湖南省人民医院/湖南师范大学附属第一医院	黄　宇	贵州医科大学附属肿瘤医院
		黄　慧	山西省肿瘤医院
李伟航	哈尔滨医科大学附属肿瘤医院	黄景香	河北医科大学第四医院/河北省肿瘤医院
李丽卿	福建医科大学附属协和医院		
李俊梅	北京大学第一医院	龚放华	湖南省人民医院/湖南师范大学附属第一医院
杨　静	哈尔滨医科大学附属第四医院		

学术秘书　李玉莲　李　琴

科　学　出　版　社

北　京

内 容 简 介

本教材以"贴近科学、贴近临床、贴近患者、贴近学生"为指导思想，讲述介入护理学科体系的基本理论知识、基本从业技能；内容涵盖介入医学与介入护理的起源与发展、介入诊疗常用技术与常用药物及其护理要点，人体各系统常见的介入诊疗疾病的围术期护理以及康复护理。本教材创新性地介绍了介入诊疗疾病常见危急值及处置，明确地指出了各种介入诊疗相关疾病的对症支持和围术期护理要点，并对各种介入手术的核心步骤配以影像学图片；知识点的讲述以临床案例导入开篇并提出思考问题，在系统讲解后给出参考答案。通过讲述介入护理工作的全过程参与，启发学生主动思考，帮助学生构建介入护理的整体思维框架，将护理技术与人文关怀充分融合，培养学生的探索精神和实践能力，全面提高学生的科学素养和专业素养。

本教材按培养方案设置架构、语言简明、深入浅出，适用于高等院校护理专业专科生、本科生，也可作为各类介入专科护士培训教材。

图书在版编目（CIP）数据

介入护理学：案例版 / 莫伟，秦月兰，王雪梅主编 . 一北京：科学出版社，2023.7
科学出版社"十四五"普通高等教育本科规划教材
ISBN 978-7-03-074565-1

Ⅰ. ①介… Ⅱ. ①莫… ②秦… ③王… Ⅲ. ①介入性治疗－护理学－高等学校－教材 Ⅳ. ① R473

中国国家版本馆 CIP 数据核字（2023）第 007064 号

责任编辑：朱　华 / 责任校对：周思梦
责任印制：赵　博 / 封面设计：陈　敬

科学出版社 出版
北京东黄城根北街 16 号
邮政编码：100717
http://www.sciencep.com

北京科印技术咨询服务有限公司数码印刷分部印刷
科学出版社发行　各地新华书店经销
＊

2023 年 7 月第　一　版　开本：787×1092 1/16
2024 年 11 月第三次印刷　印张：15
字数：440 000

定价：69.80 元
（如有印装质量问题，我社负责调换）

序

介入医学因其"微创、精准、高效"的优点，运用于诊治人体各个系统的疾病，在国内历经40余年的发展，已成为与内科、外科并驾齐驱的第三大医疗技术体系。

21世纪初，我国卫生部"十一五"规划教材就已经纳入了《介入放射学》，各大医学院校也开设了相应的课程，迄今已第五版。介入诊疗涉及的病种多、诊疗技术多、危急重症多，对介入护理工作是一个严峻的挑战。尽管有部分护理教材也涉及介入护理相关内容，但没有系统深入地阐述。介入护理学作为一门新兴学科，近十几年来在专科护理理念、技术等方面不断完善与发展，在医学分科越来越专业化的今天，设计编写专业的介入护理学课程和教材，对培养介入护理专科人才日益迫切。

2021年，科学出版社遵循国务院办公厅、教育部等相关文件精神，启动了"十四五"普通高等教育医学类专业本科和研究生核心课程教材编写和数字化项目申报工作，湖南省人民医院莫伟、秦月兰及江苏省人民医院王雪梅等提交了《介入护理学》（案例版）获批立项。他们召集了国内数十家知名医学院校及其附属医院介入相关领域的医疗护理专家，多次组织研讨会，基于科学性和实用性，对教材的框架和内容进行了反复修改和提炼，历时一年余完稿。

本教材内容主要分两大部分共十四章，涵盖介入护理基础知识和临床护理实践。第一篇总论部分，简述了介入护理起源等整体理论框架，简要介绍了介入医学与介入护理的发展现状及介入诊疗涉及的专科共性护理问题如专科用药护理、危急值处置等。第二篇重点围绕临床常见介入诊疗相关疾病的护理进行阐述，涉及专科检查护理、对症支持护理、围术期护理（含并发症）、康复指导等，并对常用的介入专科护理技术操作方法和注意事项也进行了详细介绍。这一编写思路与本人主编的第五版《介入放射学》相一致，体现了介入放射学由技术体系向学科化发展的趋势。

本教材区别于其他介入护理书籍的三大亮点：①系统全面、分类清晰。按照人体系统的分类介绍常见的介入专科疾病的围术期护理，全面覆盖了国家卫健委（中华人民共和国国家卫生健康委员会的简称）介入诊疗的分类中涉及的心血管介入诊疗、神经介入诊疗、外周血管介入诊疗、综合介入诊疗等四个类别。②以案例问题为导向，启发学生思维。每种疾病以临床案例导入，提出思考问题，通过系统讲解帮助学生构建整体护理思维，将护理技术与人文关怀充分融合，探索解决方案，紧紧围绕疾病介入围术期护理展开论述，并附加案例分析思考题答案。③深入浅出，重点突出。针对专科疾病核心的介入手术提供了术中的影像学图片，帮助学生形象地了解介入手术的原理和"微创、精准、高效"的特点，有利于学生在以后的临床工作中专业自信地对患者开展健康知识宣教。

本书具有"贴近临床、贴近实战、贴近患者、贴近学生"的特点，对于全面提高学生的科学素养、专业素养及人文素养，推动介入护理学科的发展等具有积极促进作用，既可作为护理专业本科和研究生阶段的选修课程教材、临床实习的必备参考资料，也可作为各类介入专科护士培训班教材，及相关介入专科病房和介入手术室临床护士的重要专业参考书籍。

希望介入护理方面的教材不断完善，在介入医护人员的共同努力下，进一步推动介入医学的发展，为人民群众健康保驾护航。

滕皋军

滕皋军

中国科学院院士

东南大学附属中大医院

2023 年 2 月 8 日

目　　录

第一篇　总　　论

第二篇　常见疾病介入护理

第一篇 总 论

第一章 概 述

第一节 介入医学发展简史

一、世界介入医学发展简史

介入放射学（interventional radiology）是指在医学影像技术（如 X 射线摄影、超声、计算机体层成像、磁共振成像）的导引下，通过经皮穿刺途径或人体原有孔道，将特制的导管或器械插至病变部位进行诊断性造影和治疗的学科。这是从诊疗技术角度来定义学科，意味着介入放射学必须是在医学影像设备导引下的诊疗技术，不包含其他微创诊疗技术，也不局限于放射科或影像科。而介入医学的概念则是从临床应用角度来对本学科进行定义，包括所有临床科室在医学影像设备导引下应用的诊疗技术，都属于介入医学或介入放射学。介入放射学发展起源要追溯到 19 世纪末期，当时还没有介入放射学的完整概念，最早的放射造影的研究和实验主要集中在动物、尸体和离体器官上。

早在〔德〕伦琴发现 X 线的 1895 年，〔奥地利〕Haschek 和 Lindenthal 首次在截肢的手的动脉内注入对比剂（曾称造影剂）造影。1896 年有学者开始做尸体动脉造影的研究。1910 年有学者在活狗及活兔的动脉内进行造影。

1923 年血管造影始用于人类，〔德〕Berberich 经皮穿刺将溴化锶水溶液注入人体血管内造影成功，正式开始了介入在临床工作中的探索。同年，〔法〕Sicard 和 Forestier 用含碘罂子油进行静脉注射造影也获得成功。1924 年〔美〕Brooks 用 50% 的碘化钠成功完成第一例股动脉造影。1927 年〔葡萄牙〕Moniz 用直接穿刺法行颈动脉造影获得成功。此后有学者又先后完成经前后胸穿刺行胸主动脉造影和采用经前臂注射对比剂行心脏和大血管造影。1929 年〔葡萄牙〕Dos Santos 采用长针经腰部穿刺行腹主动脉造影成功，且安全有效，至今仍有人在沿用。同年〔德〕Forssmann 从上臂静脉将导尿管插入自己的右心房首创了心导管造影术，并因此荣膺诺贝尔奖。1930 年〔苏联〕BameyBrooka 在术中用肌肉栓塞颈动脉海绵窦瘘成功。1941 年，〔古巴〕Farinas 采用股动脉切开插管行腹主动脉造影。1951 年，有医生尝试通过套管行经皮置管术和手术暴露颈动脉和肱动脉的方法行选择性内脏动脉置管造影术，并作为化疗药物推注的途径。

1953 年，影响介入医学发展的划时代事件发生了。〔瑞典〕Seldinger 首创了经皮股动脉穿刺及钢丝引导插管的动、静脉造影法，此法操作简便，容易掌握，对患者损伤小，不需结扎修补血管，因而很快被广泛应用，他本人也因此获得诺贝尔奖。1956 年，不同头端弯度的导管被应用于腹腔内脏动脉的选择性插管造影术。1964 年，〔美〕Dotter 经导管行肢体动脉造影时，意外地将导管插过了狭窄的动脉，使狭窄的血管得到了扩张，改善了肢体的血液循环。在这种启示下，他利用同轴导管开创了经皮血管成形技术，这也标志着介入新技术时代的开始。1965 年，〔日本〕Sano 用导管法成功地栓塞了先天性动-静脉畸形。1967 年，有学者采用经腹股沟动静脉双途径插入特制的导管进行栓塞的方法，栓塞未闭的动脉导管，取得了令人惊叹的成功。同年，经导管灌注血管升压素治疗消化道出血取得成功，接着又开展了血管栓塞术治疗出血。1968 年采用栓塞血管的方法治疗脊柱血管瘤获得满意效果。

1969 年〔美〕Dotter 首先提出了血管内支架的设想，并在犬实验研究中证实了血管内支架能够嵌入血管壁，保持血管腔通畅达两年半之久。20 世纪 70 年代经皮腔内血管成形术（percutaneous transluminal angioplasty，PTA）的兴起，使内支架的研究受到冷落。直到 14 年后，PTA 显示缺陷以后，血管内支架才得到重视和发展。1975 年〔德〕Gruentzig 发明了双腔带囊导管用于腔内血管成形术，较之 Dotter 的同轴导管更先进。3 年后他又用这种导管成功地为一患者在清醒状态下做了冠状动脉成形术。1983 年，〔美〕Dotter 和 Cragg 分别报道了用镍钛合金丝制成热记忆合金内支架的实验结果，标志着内支架的系统研究进入了一个新纪元。1984 年，金属不锈钢圈制成的自扩式双螺旋形内支架被应用并报道。1985 年，〔美〕Wright 和 Palmaz 分别报道了用不锈钢丝制成的自扩式 Z 形内支架和由不锈钢丝编织成的球囊扩张式网状管形内支架，次年改进为一种超薄壁无缝钢管式内支架。1987 年以后一些新的内支架被相继报道。随着内支架材料、形态、投递技术的研究，其种类不断增多，应用范围越来越广。20 世纪 80 年代末期，经颈静脉肝内门腔内支架分流术（transjugular intrahepatic portosystemic stent-shunt，TIPSS）正式应用于临床。1991 年〔阿根廷〕Parodi 首先报道了覆膜支架修复腹主动脉瘤。1999 年主动脉夹层覆膜支架修复术首次被报道。

进入 21 世纪，现代医学特别是新材料和新设备的出现，进一步推动了介入医学的迅速发展，介入诊疗技术已经广泛应用于全身各系统及各种疾病的诊治。介入医学以其创伤小、恢复快、疗效好、可重复的突出特点成为医学发展的新热点。

二、中国介入医学发展简史

我国介入放射学的研究和应用始于 20 世纪 70 年代末 80 年代初。在中国医学科学院阜外医院刘玉清教授等放射学界前辈的介绍下，介入放射学正式进入国内。早期复旦大学附属中山医院林贵教授针对肝癌的介入基础和临床实践做了大量工作，贵州医学院附属医院刘子江教授开展了大量的肺癌介入治疗，为中国的介入放射学事业起步奠定了坚实的基础。1983 年林贵教授在南斯拉夫世界血管造影研讨会上报告了由他实验证明的"肝肿瘤具有双重血供"的崭新理论，改变了当时世界医学界的"肝肿瘤只有单血供"的传统观念。

1986 年，中华医学会放射学分会在山东潍坊召开首届介入放射学学术会议。此后不久，成立了中华医学会放射学分会介入学组，林贵教授担任第一任组长，标志着中国介入放射专家有了自己的学术组织。1988 年，林贵教授在国内率先建立了第一个介入放射学联合治疗中心，1991 年建立了中国第一家正式的介入放射学病房。此后，介入放射学在上海、贵阳、北京、郑州、武汉、广州等地逐步推广发展。

中华人民共和国卫生部 1990 年 4 月专门发出了《关于将具备一定条件的放射科改为临床科室的通知》，从管理体制上确立介入放射学的作用和地位。20 世纪 80 年代末期，中国医学科学院阜外医院戴汝平教授等率先在国内开展了冠状动脉内溶栓术、二尖瓣扩张术、血管内支架术。1992 年，中国医科大学附属第一医院徐克教授开展了国内第一例经 TIPSS 治疗门静脉高血压症。

1996 年 11 月，国家科委、卫生部、医药管理局联合召开的"介入医学发展战略研讨会"，确立了介入放射学在医学领域的地位，即介入放射学与内科、外科并列为三大诊疗技术。近 20 年来，我国在介入诊断、治疗技术及基础研究的应用、相关器械的研制开发等方面都取得了很大的进展，逐步与国外介入放射学学术接轨。与此同时，介入护理学的发展也是日新月异，逐步形成体系，介入护理队伍的进步和成长也是整个介入医学进步发展的不可或缺的部分。

布加综合征在中国的发病率较高，徐州医科大学附属医院祖茂衡教授等专家在布加综合征介入治疗上取得了瞩目的成绩。2017 年，湖南省人民医院/湖南师范大学附属第一医院、南京市第一医院、徐州医科大学附属医院和广州市妇女儿童医疗中心等几家单位牵头，组建中国静脉介入联盟、举办中国静脉大会，进一步促进了静脉疾病介入治疗的学术交流。介入诊疗在出血性疾病方面有其独特优势，2018 年，由湖南省人民医院/湖南师范大学附属第一医院向华教授率先提出出血中心的理念，通过搭建多学科协作的急诊急救平台，规范及优化出血救治流程，充分发挥介入诊疗技术在出血诊治方面微创、精准、高效的优势，大大提高了危重症出血患者的救治成功率。

东南大学附属中大医院滕皋军教授在食管和胆道粒子支架研发和应用方面做出了重要的贡献。2021 年，滕皋军教授以介入放射学为专业申报，成功当选中国科学院院士。这是第一位真正意义上的介入放射学专业领域院士，必将为中国的介入放射学发展起到更大的推动作用。

（向　华）

第二节　介入护理发展现状

介入护理学伴随着介入放射学的普及，其护理理论知识和实践技能得到快速发展，正逐渐形成护理学的一个新分支。介入护理学是指应用多学科的护理手段，对各种利用影像介入手段诊治疾病的患者从生物、心理、社会等维度进行全身心的整体护理，以帮助患者恢复健康、提高生活质量的一门学科，是介入医学的一个重要组成部分。通过应用专业的知识和技能护理患者，以确保他们的安全并促进健康，努力维持或改善患者的状态，使其等于或优于其介入诊疗术前的状况。目前，介入医学已成为与内科学和外科学并列的第三大临床诊疗学科，它的革命性进步给护理工作提出了更高的要求。作为一门不断发展完善的新兴学科，标准化、专业化和规范化是介入护理发展的必经之路。

一、国外介入护理发展现状

早期对于介入诊疗需要的护理照护，一般是临时召集急诊、ICU 或手术室的护理人员配合诊疗。1940 年在美国波士顿 Dana Farber 的癌症研究所出现了最早的介入护士。20 世纪 70 年代末 80 年代初，随着介入放射学的蓬勃发展，介入放射学家们逐渐意识到介入治疗后的疗效与护理人员的参与密切相关，认为在发展介入放射学的同时需同步发展介入护理。随之，1981 年美国放射护士协会（American Radiological Nurses Association，ARNA）[现放射与影像护理协会（Association for Radiologic & Imaging Nursing，ARIN）的前身] 成立，这是从事影像诊断（含超声、计算机断层扫描、核医学、磁共振等）、神经及心血管介入和放射肿瘤学护士的专业组织，该组织推行的循证护理实践为护士教育、标准制定和实践发展奠定了基础。此时的放射护士包含从事放射、影像等相关工作者，各部门工作与其具体职能尚未细分。

1991 年美国的放射护理专科得到认可，护理范畴包括影像诊断、神经介入、心脏介入、超声、CT、MRI、核医学、肿瘤化疗等，并于 1999 年开始对放射护士进行认证。2004 年美国放射学院联合神经介入协会、介入治疗协会共同颁布了《临床介入治疗实践指南》，指南中明确阐述了护士在介入放射治疗中的角色功能。2007 年 ARIN 与放射护理认证委员会（Radiology Nursing Certification Board，RNCB）合作制定了放射护理实践指导，确定了放射护理的主要执业领域，并列出了每项实践活动以及实践活动中所需的知识、技能。之后，ARIN 与美国护理学会（American Nurses Association，ANA）联合发表了《放射护理：工作范围和实践标准》一书，并于 2013 年进行了更新。对于放射护士的准入，美国护士教育考试中心（Center for Nursing Education and Testing，CNET）和 RNCB 于 2010 年联合发表的《放射护理实践分析》一文中，初步拟定了放射护士认证考试的框架，对放射护士执业时的实践活动内容及其所需的知识技能和其他能力做了详细的要求，并于 2013 年正式出台了《放射护士认证与再认证指南》，并于 2019 年进行了更新，以进一步规范介入放射护理队伍的管理。

澳大利亚于 1986 年也成立了放射治疗护理学会。2000 年日本成立了介入治疗放射学会放射介入治疗护理学组，每年 3 月举办介入治疗护理年会，为介入护士搭建了良好的学术交流平台，并于 2008 年制定了介入治疗专科护士的培养制度。

2001 年，英国皇家护理学院联合放射医学院出台了《介入手术室护士工作指南》，该指南对介入手术室护士的准入标准提出明确的要求与说明，界定了介入手术室护士的能力框架，对介入术前、术中、术后以及日间病房中的介入护士以及介入护理团队的角色作用进行了详细说明。2016 年皇家护理学院联合放射医学院对上述指南进行了更新，为确保患者在介入手术室的每个环节都能得到适当的护理，分别对不同工作量介入手术室的护士以及健康保健助理的角色作用、工作职责进行了详细的阐述，并在之后相继出台《孕检前诊断成像最佳实践指导》《血管介入的护理实践指导》《介入活检术的护理实践指导》等介入手术室护士的实践准则，以规范英国介入手术室护士的实践活动，指导介入手术室护士为患者提供有效和安全的治疗环境。

二、国内介入护理发展现状

国内介入护理起步较晚，但发展较快。20 世纪 70 年代，护理人员开始配合医生参与各种疾病的介入诊治；20 世纪 80 年代，部分医院成立了介入手术室，并配备固定的护理人员负责该手术室的管理和手术配合，但进行介入诊治的住院患者仍分散在各临床科室，没有介入专科护士进行专业的整体护理。

1990 年 4 月，卫生部医政司发布《关于将具备一定条件的放射科改为临床科室的通知》，一部分有条件的医院相继成立了介入放射病房，真正成为独立的临床科室，使介入护理工作逐渐向规范化与专业化方向发展。

为落实《中国护理事业发展规划纲要（2005—2010 年）》的目标和要求，积极推进介入专科护士工作的开展，2007 年，湖南省率先在全国范围内成立了第一个介入护理专业委员会，希望能在介入护理理论、护理技能及护理管理等方面有所突破，实现介入护理的专科化发展。2008 年，湖南省介入治疗护理领域专科护士培训计划正式提出并得到发展。2009 年，湖南省介入专科护士培训基地正式挂靠于湖南省人民医院 / 湖南师范大学附属第一医院，采用理论知识授课与临床实践相结合的方式启动了首次湖南省介入专科护士的培训工作。

目前我国针对介入专科护士的研究多集中于培训模式的探讨、核心能力的研究、岗位胜任力模型的构建等领域，尚未确立介入专科护士资格认证考试制度和资格认证的权威机构，主要是以各省或市级卫生行政部门或护理学会为主导，以医院为培训基地，采取在职脱产培训的模式，考核合格后由各培训基地发放结业证书，省级卫生行政管理部门、护理学会或培训基地颁发培训合格证书。介入护理专科的发展和进步与护士整体素质的提高密不可分，短期不能速成，而建立介入专科护士规范化培训和认证模式具有一定的预见性，是提高护理质量和服务水平的重要举措。介入专科护理人才培养具体参见本章第三节。

在学术交流上，介入护理专家们做了大量有益探索。2004 年，中国抗癌协会肿瘤介入学专业委员会护理学组在广州成立，经过 9 年的发展，先后成功举办了八届肿瘤介入护理学术会议，为全国护理同仁搭建了交流平台，为推进介入护理专业发展做了大量工作。至 2010 年，国内相继成立多个介入护理学组。但由于各地介入护理发展参差不齐，尚无统一的标准，难以满足患者日益增长的健康需求。在中华医学会放射学分会的鼎力支持与介入放射学同仁们的共同期盼下，2015 年 9 月，中华医学会放射学分会放射护理专业委员会成立筹备会在哈尔滨举行，会上推荐选举产生了来自全国各省市的 44 名委员，下设放射诊断护理、介入病房护理、介入手术室护理、青年委员 4 个亚学组，成员扩展到 129 名。同年 12 月，在长沙举办了第一届放射护理学术大会，来自国内 28 个省、自治区的 2000 多名代表参会，是国内第一次参与省份最广、涉及学科最全、规模最大的介入放射护理学术大会。随后，在全国放射护理专业委员会的推动下，国内介入护理进入快速发展阶段，中国医师协会介入医师分会、中国抗癌协会肿瘤微创治疗专业委员会以及中国研究型医院学会等均逐步建立与介入护理相关的学术组织，各组织之间分工越来越精细，为各省市介入护理工作的规范开展奠定了坚实基础，更有效地促进了介入护理学科的全面发展。

与此同时，介入护理相关的专著也相继出版，最早于 2005 年出版了《介入治疗与护理》，后续各种版本的"介入护理学"书籍更新迭代，内容更加全面丰富，且在介入护理领域细分的专科护理方面（如静脉介入诊疗、外周血管疾病护理等）的书籍也相继出炉，促进了介入护理的规范化和专科化发展。《介入放射学杂志》自第四期（1994 年 11 月）出版以来，开设了"护理论坛"专栏，加上《中华介入放射学电子杂志》及其他护理杂志，已发表了数千篇关于介入护理的论文，极大地促进了中国介入护理领域的发展。依托各种国家级和省级介入护理学术组织，介入护理专家们齐心协力，已经发表 10 余项本专业的专家共识。至今，已形成了本专科独特的学科文化、专业体系与学术平台等。

在学科发展上，介入放射学的快速发展使介入护理学成为一门学科，并逐渐建立了与介入诊疗相匹配的介入护理系统。该系统以护士在临床实践中的积极学习、持续探索和经验积累为基础，利用循证护理等科学研究进行护理规范、改革与创新，并逐步向护理学的二级学科框架体系迈进。介入病房的存在是我国介入护理的特色之一，即患者介入术前检查、术后住院监护，都在统一的专科病房住院。介入病房的发展包括：1986 年在浙江省医院的一间急诊观察室为介入患者设置了 3 ～ 5 张床位；1988 年复旦大学附属中山医院与上海市第八人民医院设立了联合病房，吉林大学第三医院也设立了介入病房。之后越来越多的医院开始建立介入病房，不过当时一个介入病房一般只有 10 ～ 20 张床位。2017 年一项中国介入病房相关调查涉及 23 个省、5 个自治区和 4 个直辖市的 179 家医院，结果显示 89.02% 的医院是综合医院，71.68% 的医院有独立的介入病房。

经过 30 多年的发展，介入护理逐渐标准化的管理，已成为一门具有专业特色的护理学科，未来的发展方向仍是专业化、规范化、科学化、国际化。

（秦月兰）

第三节　介入专科护理人才培养

《全国护理事业发展规划（2016—2020 年）》指出，"建立专科护士管理制度，明确专科护士准入条件、培训要求、工作职责及服务范畴等。加大专科护士培训力度，不断提高专科护理水平"。《全国护理事业发展规划（2021—2025 年）》再次强调："建立以岗位需求为导向、以岗位胜任力为核心的护士培训制度"，"坚持立足岗位、分类施策，切实提升护士临床护理服务能力"。

临床介入护理工作包含介入诊疗患者的急诊急救、病情观察、健康教育、术前准备、术中配合、术后并发症防治，以及出院后的全人全程连续性的护理，越来越彰显介入专科护理的重要性。

一、学历教育

在美国，专科护士（clinical nurse specialist，CNS）是高级实践注册护士（advanced practice registered nurse，APRN）的四大角色之一 [其余三种分别是开业执业护士（nurse practitioner）、护士麻醉师（nurse anesthetist）、护士助产士（nurse midwife）]，其培养方向包括多个方面，如急救、肿瘤、介入、心血管、社区等。于 1954 年开始 CNS 的研究生教育，但直至 30 年后，CNS 训练课程才达到既有为期数个月的专科证书课程，又有硕士学位课程的要求。虽然早在 20 世纪 70 年代，美国护士协会（ANA）已提出 CNS 应具有硕士学位，但这一提议并无法律效力，故各种类型的课程长期共存。有不少 CNS 是先完成专科证书课程，取得执业资格，再攻读硕士学位的。其他一些国家和地区也是兼有学位课程和非学历教育的专科证书课程。随着美国高等护理教育的快速发展，硕士学位作为对 CNS 的要求也越来越受到重视。截至 2004 年，美国护理学院协会（American Association of Colleges of Nursing，AACN）已有护理学博士项目办学点 88 个、硕士项目 400 个、本科（学士）项目 690 个，而我国距离这一规模差距很大。虽然美国的 CNS 专科证书课程和硕士学位课程在几十年间长期共存，但并未据此把 CNS 划分为两个层次的人才。CNS 认证考试需满足持美国有效注册护士（RN）或者高级实践注册护士（APRN）执照的要求，如美国急救方向的专科护士资格认证还需完成由被认可的大学所提供的研究生教育，即该大学必须具备提供专科方向的护理硕士或更高学位的条件；研究生课程符合专科护士教育的项目评价标准；直接和间接的临床实践学习和督导须与当前 AACN 及护理认证指南的要求相一致。

在日本，由于 20 世纪 90 年代初期护理研究生教育规模小，而社会又急需专科护士，故划分了 CNS 和 Certified Expert Nurse 两个层次。CNS 需要硕士学位，Certified Expert Nurse 是经 6 个月至 1 年的专科证书课程培训。两者在专业实践领域上有共同点，也有些差别。有学者将日本的 CNS 译为"临床护理专家"，Certified Expert Nurse 译为"专科护士"。关于日本"专科护士"的岗位和地位：据报道，"临床护理专家"和"专科护士"隶属于护理部，直接向主任负责，相当于护理部副主任或训练科科长，其职务是很不容易获得的。在此，除了岗位称谓不同，未见"临床护理专家"和"专科护士"的岗位性质和地位有差异。

二、临床继续教育

我国香港，早期不要求 CNS 有硕士学位。近年来，试行所有的高级临床护理岗位包括 CNS 均用 APN（高级实践护士）作为岗位称谓。APN 一般要求具有硕士学位，最低要求为具有学士学位并已开始攻读硕士学位且能在一个聘期（3 年）内完成。

综合调查国内的介入护士学历教育现状：《中国介入医学白皮书（2019 版）》中针对全国 756 家医院介入医学机构的现状调查结果显示，2927 名介入护士中大专学历占 53.94%，本科学历占 45.10%，而具有硕士学位的仅占 0.96%。《中国介入医学白皮书（2021 版）》调查了 1345 家医院共计 10 895 名介入护士，其中本科学历占 56%，硕士研究生学历占 2%，整体学历教育水平较之前有提升。通过借鉴国外经验不难发现，APN 成为未来发展的趋势，学历是发展 APN 的必备条件，但我国目前尚处于探索阶段。此外，高层次护理人才的培养对于学科发展与建设也具有至关重要的意义。因此，需要社会各界支持介入护士的学历提升。

■（一）招生条件

招生条件根据各省份介入发展水平制定，主要围绕学历、职称、年龄以及专科工作经验等方面。如重庆市的招生条件：全国各医疗机构接受过正规医学专业基础知识教育，获得大专及以上学历，具有 2 年以上护理工作经历，获得护士执业资格证书；由单位推荐，思想品德好，身体健康，现从事相关护理工作的临床科室护理人员。广东省的招生条件：从事心血管介入、肿瘤介入、神经介入、外周血管介入、急诊介入及介入手术等介入相关专科的护理人员；本科及以上学历，具有 5 年及以上临床护理实践经验，包括 2 年及以上介入护理专科工作经验的护理骨干；对报名学员进行资格审查和理论考核，择优录取。湖南省的招生条件：年龄 40 岁以下，临床工作年限 5 年及以上，介入相关专科（病房：心内、神内、外周血管；手术室：心导管、外周、介入手术室等）工作年限 2 年及以上；本科及以上学历，护师及以上职称。

■（二）培训目标

各省份开展的介入专科护士培训内容或方法等虽有一定差异，但宗旨一致，即培养综合型介入护理人才，培训目标围绕以下六大能力提升，并随着介入医学的发展不断完善。

1. 急救能力　由于介入医学涉及全身各系统、器官，因此在介入术前、术中、术后，患者都有可能出现不可预知的并发症，这要求介入护士必须掌握急危重症监护救治的相关知识和技能，包括急危重症手术的配合要点、术中及术后可能出现的急性并发症、心肺复苏、气道管理技术以及急救仪器设备的使用等。

2. 人文关怀能力　护理的本质是关怀，人文关怀能力是护理人员核心能力之一，也是重要的护理软技能之一。《"健康中国 2030"规划纲要》中明确指出，要加强医疗服务中的人文关怀。在介入学科的护理服务对象中，大部分是处于疾病晚期的患者，因此更需要护理人员设身处地为他们着想，通过主动沟通了解患者的需要，并从生理、心理、社会三个层面，对患者进行整体护理，帮助他们增强信心，配合治疗。

3. 评判性思维能力　在临床护理过程中，患者可能会出现不可预知的不良反应，所以需要介入护士具有在复杂的临床情境中能灵活地运用经验和知识对面临的问题进行分析与推理后作出合理判断的能力。护士通过密切观察患者的临床表现,对患者现存的或潜在的问题迅速作出正确评估、判断并及时报告给医生,协助医生采取合理的处理措施,将介入治疗的副作用降至最低,同时为介入治疗手段的安全性评价提供可靠依据。

4. 沟通能力 护理工作既需要其合作者的支持、协助,又需要其护理对象的理解、配合。在临床工作过程中,介入护士需要与患者、医生、护工以及其他科室同事等共处和合作。面对这些具有不同的年龄、家庭、文化及社会背景的合作者和护理对象,护士必须具有社会学、心理学及人际沟通技巧方面的知识,明确职责并胜任自己的角色,按照操作规范和工作制度要求自己,不断强化自身的团队协作能力,发现问题及时与医生、护士长、其他同事联系,与各部门、各科室保持有效沟通,充分发挥主观能动性及在科室的建设性作用,以便更好地开展工作。

5. 创新能力 护理人员的创新能力和创新行为对医院及护理学专业的发展具有重要的推动作用。介入护理是一门科学性很强的专业,需不断学习新知识、新技术来充实自己。在工作中培养敏锐的观察力、判断力及果断处理问题的能力,在不断地研究、探索、总结经验中提高业务能力,改进护理工作,为患者提供优质全面服务的同时,进一步推动学科建设。

6. 对健康观念、国家政策的关注和解读能力 学科的发展离不开社会的需求与国家的支持,因此需要培养护理人员对健康观念、国家政策的关注和解读能力。我国已进入"快速老龄化"阶段,预计到 2050 年将成为全球老龄化最严重的国家。与此同时,慢性病成为人们健康的首要威胁。此外,随着分级诊疗、医保支付方式改革的不断推进,患者的平均住院日逐渐缩短,出院时往往处于疾病恢复期,对自身健康护理问题仍存在较多需求。以上这些现状与政策都需要护理工作者及时学习与思考。

目前国内介入护士的队伍建设处于初级阶段,护理同仁需结合国内护理现状,在借鉴国外发展经验的基础上,建立一套行之有效的规范化专业模式,以促进介入护理的专业化发展,更好地为患者服务。

（三）培训内容

目前国内尚无统一的介入专科护士培训教材,各省份主要是结合当地的发展情况与学员需求,围绕介入专科理论知识及临床实践设定培训内容。如湖南省介入专科护士培训内容围绕介入专科护士七大核心能力(临床护理实践能力、教育与咨询能力、质量控制能力、领导力、科学研究与专业发展能力、人文关怀与伦理决策能力、组织协调和管理能力)设定,内容涵盖各种介入治疗与临床护理、护理质量管理、护理科研与教学等,并结合学员需求在临床实践期间开设针对性课程,同时每一个月有 1 次座谈会或学员交流会,来了解学员的学习情况和对临床带教的需求与建议。重庆市介入专科护士的培训内容涵盖心血管疾病介入、外周血管疾病介入、肿瘤介入、神经血管介入、非血管介入的诊疗及护理技术的理论与实践、护理管理、护理教学、护理科研、伦理咨询、工作交流沟通等专科护士核心能力。广东省介入专科护士的培训内容是以"Hamric 的高级护理实践理论"和"泰勒行为目标模式理论"为指导,参考国内外专科护士培训课程,征求介入护理专科护士、护理管理者及医生的意见,从基础理论、临床护理与临床科研 3 个维度进行设计。

2022 年中华护理学会为将专科护士培训实现全国同质化而进行了顶层设计,并构建了"311"培训方案:"3"定义为确立宗旨目标、角色定位和培训方式;"1"定义为项目管理,包括学员遴选、标准化流程、师资聘任、课程设置、临床教学基地;"1"定义为持续完善,即专科护士培训需通过建立专科护士信息化管理及培训平台、构建师资培训发展体系,探索带教老师培训认证模式、健全专科护士培训认证体系、建立多层级培训监管体系,持续改进培训质量、建立多维度培训反馈体系,开展国际合作培训项目等促进专科护理人才高质量发展。而香港特别行政区将专科护士成为高级实践护士称为 APN 培养,将"311"方案和 APN 培养对比,APN 培养在资格认证、教育框架和核心要求对护士的要求更高。专科护士的未来发展应从发展快速化、范围扩大化、分类细致化、技术科技化和人才岗位化中实践探索。

（秦月兰）

第四节　介入手术室管理

介入手术室作为介入诊疗的重要场所，既要为医务人员、受检患者和公众提供安全的环境，满足放射防护的需求，同时作为微创治疗场所，还要满足洁净或普通手术室的感染控制要求。

一、辐射安全与环境管理

介入手术需要医护人员近台同室操作，因此应满足其相应设备类型的防护性能专用要求。设备工作场所的布局、机房的设计和建造方面必须要满足国家辐射防护要求，同时配备与工作要求相适应的、结构合理的专业人员。对工作人员所受的职业照射应加以限制，并采取个人剂量监测；对实施放射诊疗的工作人员进行上岗前、在岗期间和离岗时的健康检查，定期进行专业及防护知识培训，并分别建立个人剂量、职业健康管理和教育培训档案；定期对人员的专业技能、放射防护知识和有关法律知识进行培训，使之满足放射工作人员的工作岗位要求。明确要求介入手术室必须配备 X 线检测仪器及防护设施，保障患者和医护人员安全。

（一）辐射安全

1. 介入防护原则　介入防护是通过屏蔽、距离和时间三个方面来完成的。

（1）屏蔽防护：通过对机房四面墙体、地板、顶棚、机房门、操作室门等采用铅屏蔽的方式来保护周围的环境安全，避免对室外人员的辐射。手术间内采用铅防护帘、铅屏风、铅防护围挡以在射线和手术者、患者之间形成保护，对于患者的非投照部位要使用铅橡胶性腺防护围裙（方形）或方巾、铅橡胶颈套（选配：铅橡胶帽子）；医务人员在介入操作中标准配置为铅橡胶围裙、铅橡胶颈套、铅防护眼镜、介入防护手套（选配：铅橡胶帽子）；床旁防护设施有铅悬挂防护屏 / 铅防护吊帘、床侧防护帘 / 床侧防护屏（选配：移动铅防护屏风）。以上屏蔽防护措施可减少射线对医务人员的伤害。

（2）距离防护：除必需的术者外，减少手术间内不必要的工作人员，采用其他配合人员非必要远离放射源方式，尽可能用铅屏风遮蔽。

（3）时间防护：辐射场内人员的辐射剂量和时间成正比，因此时间防护的要点是尽可能减少人体与射线的接触时间。

2. 介入防护性能检测　设备机房的防护检测应定期进行，在巡测的基础上对关键点的局部屏蔽和缝隙进行重点检测。关键点应包括四面墙体、地板、顶棚、机房门、操作室门、观察窗、管线洞口、工作人员操作位等，点位选取应具有代表性，介入放射学设备按透视条件进行检测。距墙体、门、窗表面 30cm；顶棚上方（楼上）距顶棚地面 100cm，机房地面下方（楼下）距楼下地面 170cm。带有自屏蔽的设备一般选取工作人员操作位、屏蔽体外 5cm 处和 100cm 处作为关注点。

3. 介入辐射监测　对所有进入辐射工作区的人员均应进行外照射个人监测，采用铅防护服内外佩戴个人剂量仪，每 3 个月为一个监测周期，更换个人计量设备到卫生监督机构进行校准。辐射工作人员建立个人剂量档案，记录个人剂量监测的结果，每年的受照剂量小于 5mSv，个人受照剂量超过标准要调查原因，暂时离开辐射岗位。环境的射线监测由专门的机构定期进行，保证医疗机构辐射工作安全。

（二）环境管理

1. 介入手术室的布局设计　介入手术室由介入手术间、控制室、机房和辅助用房构成。按照洁净手术室 / 普通手术室建设标准，介入手术室应为独立的手术场所，严格划分限制区、半限制区和非限制区。区域划分明确，标识清楚，区域间有相应的缓冲区进行阻隔，并符合功能流程和洁污分流的原则。限制区内设有患者复苏间、外科洗手区、耗材储存间、设备存放间等，手术间尽可能减少非必需设备存放。半限制区设置有更衣室、办公室、会议室和餐厅等。

2. 感染控制原则 介入手术室要有严格的管理制度保证环境洁净。相关的制度有消毒隔离制度、卫生制度、工作人员行为和操作规范等。进入手术室的工作人员要严格遵守介入手术室的各项工作制度，如参观制度、查对制度、患者安全管理制度和仪器设备使用制度。在踩线期间禁止出入手术间，有条件的医院要满足门—机—射线的联动，必须要满足射线—门的联动。操作间（包括数字减影机设备、器材和物体表面）每日晨采用湿式清扫。每台手术结束后对污染的地面和平面进行消毒，清理医疗废弃物。每日手术结束要按照消毒技术规范进行清洁消毒。手术间（包括墙面、地面、设备表面等）每周彻底清扫一次。所有工作人员均应执行无菌操作，所有耗材一人一用一毁形，医疗废弃物做好登记与交接。

二、耗材与设备管理

（一）耗材管理

介入诊疗耗材是介入手术得以顺利开展的必备器械，由于品种繁多、使用专业性强、材质和型号多样，而使其精准规范化管理和使用面临着挑战。

1. 建立健全耗材管理制度 为保证患者使用安全，国家相继出台和持续更新《医疗器械监督管理条例》《医疗器械临床使用安全管理规范》等制度，规范医疗机构对医疗器械临床使用的安全管理，对使用环节的医疗器械质量进行质量监管，建立医疗器械管理制度。

2. 规范耗材使用 介入手术室加强和规范对医疗器械临床使用的安全管理，既要防止介入耗材积压过期，又要保证患者使用时所需材料型号齐全，能够准确快速提供耗材，提高耗材管理效率并减少管理成本，降低医疗器械临床使用的风险，提高医疗质量、保障医疗安全。

3. 建立信息化耗材管理系统 实现介入诊疗材料信息化管理是医疗材料规范化管理的必经之路，在流程上从招标采购、科室申请、计划订单、验收预入库、患者使用，到物品盘点、查询统计报表、有效期的管理等，涉及医疗材料的所有信息，最终实现闭环管理。实现全方位医疗材料真实信息记录，实时数据量化分析，提供耗材良性循环管理依据，提升服务品质和管理水平。

（二）设备管理

介入手术室要做好医疗设备的登记、定期核对、日常使用、维护保养等工作，医务人员临床使用医疗设备，应当遵循安全、有效、经济的原则，从事医疗设备操作的相关工作人员，应当具备相应任职资格或者依法取得相应资格。定期组织开展医疗设备临床使用管理的继续教育和培训，开展医疗设备临床使用范围、质量控制、操作规程、效果评价等培训工作。每年开展医疗设备临床使用管理自查、评估、评价工作，确保医疗设备临床使用的安全、有效。同时应建立医疗设备临床使用风险管理制度，对生命支持类、急救类、辐射类、灭菌类和大型医疗设备实行使用安全监测与报告制度。发现使用的医疗设备存在安全隐患的，立即停止使用，并告知维修部门进行检修，检测合格方可使用。所有设备定位放置，专人管理，定期进行预见性维护和保养。

三、急诊绿色通道管理

随着介入技术领域的不断扩展，国内相继成立胸痛中心、卒中中心、出血中心、创伤中心和静脉血栓栓塞症救治中心，为紧急危重患者的救治提供了绿色通道。介入急诊手术因为患者病情危重紧急，病情变化快，随时有生命和功能丧失的风险，因此胸痛和卒中的救治流程中有时间节点的要求。国内大部分的介入手术室的手术间都处于超负荷运转的状态，少有专用急诊手术台。因此急诊绿色通道的管理是保证介入急危重患者成功救治的关键。

介入手术室应为全院各科室实行 24 小时诊疗服务，设置急诊值班人员，随时应对急诊手术。

设置专用介入急诊电话且 365 天 24 小时畅通，以便及时救治患者。由 120、急诊科直接送入手术室的患者，暂缓择期手术，预留手术间等待急诊患者。在所有择期手术不能结束的情况下，务必随时和医生沟通，暂缓患者运送，有手术结束立即安排急诊手术。当有多种数字减影机机型时，需要评估患者病情与机型的匹配度，确保患者的救治质量与安全。在大型综合医院，必要时医务部对各专科的急诊介入手术进行界定。Ⅰ级：危及生命，接到通知后，提前空出手术台，备齐用物，等待；Ⅱ级：危重患者，在患者到达前空出手术台；Ⅲ级：急诊患者，术前准备完善，随时有手术台即可手术。介入手术室要建立完善的绿色通道救治流程和管理制度，完善多学科联合救治的协作机制，备齐所有的抢救器材、生命支持设备以保证患者的及时救治。

四、介入手术交接与护理记录

介入手术室作为各专科介入治疗的重要场所，是患者安全保障的重要环节。介入手术具有涉及的专业多、人员流动大、工作节奏快、接口环节多、患者病情复杂、病情变化快等特点，因此，完善的患者身份识别、交接流程、检查制度和护理记录是保证介入患者手术安全、杜绝和减少不良事件的重要环节。

（一）术前患者身份识别与交接

介入患者的身份识别和交接转运是介入手术室护理质量控制的重要组成部分。做好患者的交接和转运是保障患者安全、提高介入手术效率的重要环节。介入各病房及其他专科提前一天申请手术并将手术申请单送至介入手术室，手术当日介入手术室助理护士持申请单到病房，核对申请单和病历中的交接单及手术知情同意、安全核查单等信息是否一致，核查患者的实验室检查、感染筛查等是否完善，协同病房的责任护士一同到病房核对患者腕带信息与病历及申请单是否一致，无误后按照介入手术患者交接单的内容逐项核查患者信息，填写交接时间，双方签字后，接患者到介入手术室。接送途中要严密观察患者的生命体征，注意患者保暖和手足肢体的保护，防止患者跌倒或坠床，带有插管等管路的患者应妥善护理以防脱管。介入急诊手术由手术医生负责转运以保证患者的及时救治。

（二）术中安全核查与记录

介入手术中护理人员要做好安全核查单和护理记录单的及时填写。患者进入手术室后，由手术医生、介入手术室护士、技师三方按照安全核查表的内容，逐项完成患者身份核查和术前准备的核查，完成患者入室评估。手术开始，穿刺前，介入护士和手术医生再次核查患者姓名、年龄、住院号和手术名称，无误后再开始穿刺。术中护士严密观察患者病情变化，及时记录用药和患者生命体征、肝素化时间和介入治疗情况，手术结束前再次核对手术名称、植入物数量、穿刺部位和留置鞘管信息，完成护理记录单。

（三）术后安全转运与交接

介入术后病情平稳无并发症的患者，介入护士和助理护士交接患者手术名称、穿刺部位、术中情况、输液、科室、病历等信息后，由助理护士将患者送回病房，途中严密观察患者病情及穿刺部位，如发现异常及时通知科室医护人员救治，确保患者转运安全。按照术后患者交接单的内容逐项将患者的病情、介入治疗情况、穿刺部位及患者术中用药情况等交接给病房护士。确认交接时间双方签字。急诊、危重患者及术中发生并发症的患者术后转运前充分评估并备齐抢救用物和急救设备，由手术医生、麻醉医师、介入护士共同送回病房，按照无干扰交接的原则逐项完成患者病情和治疗信息资料的交接。

（肖　娟）

第二章 介入诊疗常用技术与护理

第一节 介入诊断技术

介入放射学的应用首先就是诊断。介入诊断技术根据诊断的目的可分为造影术和穿刺活检术两种，根据诊断实施途径可分为经血管途径和经非血管途径。

一、造 影 术

造影术根据经血管和非血管的途径的不同，分为血管造影和非血管造影，非血管造影主要包括胆管造影、泌尿系造影、消化道造影、子宫输卵管造影等。

▌（一）血管造影术

血管造影术是指经皮穿刺动脉或静脉插管技术将对比剂直接注入血管内，对比剂所经过的血管轨迹连续摄片，通过计算机辅助成像使其在血管系统显影的检查技术，即为数字减影血管造影（digital subtraction angiography，DSA）。在早期，血管造影是通过普通 X 线机进行摄片，缺乏减影后处理和连续动态的画面。直至 1977 年，由美国医学家 Nudelman 获得了第一张 DSA 图像，从此 DSA 取代了非减影的血管造影方法。

1. 适用范围／疾病　DSA 是很多血管性疾病诊断的"金标准"。它可以直观地了解血管走行、分布、直径、分支情况及血流速度等情况。介入放射学的发展是建立在血管造影基础上的，血管造影诊断不仅对血管属支疾病和富血供肿瘤病变具有诊断价值，同时也为介入治疗提供依据和指引；血管造影诊断既可以在介入治疗之前，也可以在介入治疗过程中和介入治疗后进行，介入治疗后的血管造影又是评价介入治疗效果的客观指标之一。

2. 手术方法　DSA 需要根据不同的造影部位及手术要求选择不同的穿刺点，但临床中最常用的穿刺点还是股动脉。冠状动脉造影目前多选择桡动脉。脑血管造影及内脏动脉造影，首选股动脉造影，对于弓形较陡、颈动脉迂曲的部分病例亦可选择桡动脉或者肱动脉穿刺。下肢动静脉造影常常选择同侧股动静脉顺行穿刺，或者对侧股动静脉穿刺翻山来实施。血管穿刺方法多采用 Seldinger 穿刺法或者 Seldinger 改良穿刺法来施行。

3. 优缺点　随着无创性血管成像技术，如计算机体层血管成像（computed tomography angiography，CTA）、磁共振血管成像（magnetic resonance angiography，MRA）等的日益成熟和飞速发展，其后处理能力的提升使得血管成像质量越来越高，在某些血管疾病中已经成为首选检查方法。但相对于 DSA，其难以动态反映血流速度等情况，所以 DSA 仍是大多数血管疾病检查最精确的方法，是最能反映介入放射学诊断技术优势的手段，特别是对于接受血管内介入治疗的患者，精准的 DSA 有着不可取代的地位。

4. 注意事项　DSA 是一种有创的检查，术前须完善血常规、凝血功能、肝肾功能、电解质、输血前四项及心电图、胸片等检查并签订知情同意书。术中应连接监护设备实时监测患者的心率、血压、呼吸、血氧饱和度等生命体征。

▌（二）胆道造影

经皮穿刺肝胆道造影（percutaneous transhepatic cholangiography，PTC）简称胆道造影，是通过穿刺肝内胆管并注入对比剂来了解胆道梗阻部位、范围及原因。

1. 适用范围／疾病　适用于阻塞性黄疸患者，尤其是肝内胆管扩张者。由于介入放射学的发展，在 PTC 的基础上，应用经皮肝穿刺胆道引流术（percutaneous transhepatic biliary drainage，PTBD）可为梗阻性黄疸患者进行治疗，通过插入导丝，将带侧孔的引流导管留置于胆道内进行胆汁内、外引流，减轻胆管压力，改善黄疸，为后续手术等其他治疗提供机会。

2. 手术方法 ①患者平卧，消毒，铺巾，穿刺点局部麻醉。②透视或超声引导下，一般采用右腋中线 8～9 肋或 9～10 肋间隙进行穿刺，针尖指向第 12 胸椎上缘水平。③成功穿刺胆道后，通过穿刺针内径插入微导丝，缓慢退出穿刺针，沿微导丝插入 4F 导管，缓慢注入碘对比剂，进行造影。④术毕，退出导管，用无菌敷料包扎。

3. 优缺点 PTC 使用的对比剂分布广泛，影像清晰，诊断正确率高，且不受肝功障碍、黄疸及特殊设备的限制，本方法安全易行，尤其是利用细针穿刺以来，危险性大为减少，在胆道扩张患者中，成功率达 95% 以上，胆道不增粗者，成功率亦达 70%。主要的并发症包括出血、胆漏、胆汁性腹膜炎等。

4. 注意事项 如有必要，造影前抽出部分胆汁送细菌培养；造影观察完毕，尽量吸出混有对比剂的胆汁再拔管，以免漏胆。胆道造影过程中有一定概率发生胆心反射，嘱患者咳嗽可缓解，必要时使用阿托品或肾上腺素进行治疗。

（三）肾盂造影

1. 适用范围 / 疾病 适用于尿路梗阻；诊断、治疗尿瘘；为经皮介入治疗建立通路，如输尿管狭窄段扩张、支架置入术、肿瘤活检及消融等。

2. 手术方法 患者俯卧于检查台，超声定位肾脏位置与穿刺点位置，穿刺进针应在肾脏乏血管区（Brodel 切线），穿刺区域常规消毒铺巾 0.1% 利多卡因首先作穿刺点局部浸润麻醉，超声探头引导下使用穿刺针进入肾盂内，连接注射器，回抽见尿液即为穿刺成功，回抽 10～20ml 尿液，并保留送细胞学检查，注入等量对比剂，观察肾盂或输尿管阻塞部位、范围及阻塞端形态，作出影像学诊断。

3. 优缺点 肾盂诊断性造影创伤小，成功率高，若病情需要，可联合经皮肾造瘘。主要并发症包括大出血（1%～3.6%，需要外科或介入治疗）、气胸、感染、肾周出血等。

4. 注意事项 经皮肾盂造影可明确尿路梗阻的原因与部位，并可通过顺行输尿管灌注试验鉴别梗阻与非梗阻性尿路扩张，判断输尿管瘘的部位与程度，还可测量肾盂静止压。经皮肾盂造影可为经皮肾盂造口提供准确的定位标志，也利于经皮针活检肾组织，因此其成为经皮肾盂造口术的必需措施。

（四）子宫输卵管造影术

1. 适用范围 / 疾病 子宫输卵管造影术（hysterosalpingography，HSG）是指将对比剂通过插入子宫的造影导管注入宫腔内，通过 X 线观察记录对比剂的流动过程，清晰地显示子宫及输卵管内腔的形态，并通过对比剂流入腹腔后的弥散情况，对子宫输卵管形态功能做出影像学评估的检查手段。HSG 是女性不孕症的初始检查之一，具有不可或缺的诊断价值。

2. 手术方法 患者取截石位，会阴部消毒、铺单，用阴道扩张器扩开阴道并显露宫颈口，消毒宫颈。引入球囊导管至宫腔内，充盈球囊后行子宫输卵管造影。

3. 优缺点 HSG 通过自然管道置管造影，对患者几乎无创伤。HSG 也可联合输卵管再通术，但其疗效差异较大。HSG 的并发症为输卵管穿孔（2%）、异位妊娠（1%～5%）、盆腔感染（< 1%）及放射性暴露等。

4. 注意事项 HSG 可以显示宫腔的形态，依据子宫膨胀的程度可以推测对比剂注入时产生的压力大小，从而判断输卵管的阻力；依据边缘是否毛糙及宫腔内充盈缺损情况和龛影的存在与否可以判断粘连、宫腔息肉、黏膜下子宫肌瘤的有无；异常的子宫形态可以为双角子宫、纵隔子宫、T 形子宫的诊断提供明确信息。对于输卵管阻塞的诊断相对容易，对比剂在输卵管内是否止步不前即可判断阻塞与否及阻塞平面。部分阻塞是输卵管内黏液栓造成的，少数情况可以通过加压后达到疏通的目的。良好的输卵管通畅状态造影时表现为输卵管全程形态舒展，对比剂通过伞端弥散进入盆腔时以很快的速度"飘散"而不会局限。如输卵管造影时表现为形态过于迂曲盘绕、节段扩张、僵硬失常、串珠征象、急转叠曲以及对比剂通过伞端喷雾状溢出、弥散成团都是异常表现，要注意仔细分析。而输卵管伞端上举，只要形态柔和自然，也不为异常。因为这种情况多是由伞端受对比剂流动刺激上扬所致。

二、穿刺活检术

穿刺活检术是利用穿刺针经皮进入组织或脏器，获取细胞学及组织学材料，以明确病变性质的一种检查方法。

1. 适用范围 / 疾病　目前临床穿刺活检术最常使用于肺穿刺活检、腹盆腔肝、肾、前列腺等实质性脏器活检以及骨组织穿刺活检。

2. 手术方法　浅表组织的穿刺活检相对简单，直视下即可进行穿刺；但深部组织穿刺活检须在影像设备的引导下进行，根据术前及术中的影像检查规划穿刺路线进行穿刺，避免损伤周围正常组织，以及提高取样准确率。临床常用的影像引导设备包括透视、超声、CT 和 MRI 等。

3. 优缺点　在超声、CT 等影像设备引导下的穿刺活检已经成为一项成熟的介入诊断技术，准确率达 90% ～ 95%，而 21G 及更细的穿刺针的应用，使并发症的总发生率低于 1%。自动活检枪的出现，使活检过程更加简单，其创伤小且操作方便快捷，所取标本更适于病理诊断。肺穿刺活检的主要并发症为气胸、咯血和局部肺出血；腹部脏器穿刺活检中肝穿刺活检并发症发生率相对较低，最常见并发症为出血；骨穿刺活检的并发症主要为穿刺路径的血管、神经及邻近组织损伤。

4. 注意事项　穿刺活检虽然相对简单，但是仍是有创检查，因此术前也需完善血生化、凝血功能及心电图等检查，再根据术前影像学检查提前明确穿刺点位置及制定穿刺路径。

（王　庆）

第二节　介入治疗技术

介入治疗技术种类繁多，下面简单介绍临床常用的技术方法。

一、经导管血管栓塞术

1. 适用范围 / 疾病　经导管血管栓塞术是指在 DSA 引导下经导管向靶血管内注入或送入栓塞物质，使之闭塞从而达到预期治疗目的的技术。该技术主要用于出血性疾病病变血管部位的栓塞和肿瘤供血血管栓塞。

2. 手术方法　多采用动脉穿刺入路的方法。动脉穿刺入路一般包括股动脉、桡动脉及肱动脉等，患者采取舒适的平卧姿态，穿刺点常规消毒铺单后，使用利多卡因行穿刺点局部麻醉。使用塑料套管穿刺针 Seldinger 技术穿刺，对于穿刺难度较大的病例，可通过超声或透视引导。术前应仔细观察患者的影像学检查，确认出血或肿瘤供血责任血管，在术中除了栓塞责任血管外，其邻近的动脉也需要造影检查。

3. 优缺点　血管栓塞术是介入治疗的特色之一，治疗靶点明确、有效率高，且患者创伤小，见效快。栓塞后反应及并发症包括异位栓塞、栓塞后综合征等。异位栓塞主要是由病变部位和其他正常组织有异常短路或者沟通血管，或者在注射栓塞剂时速度过快反流所致。严重的异位栓塞可以导致相关器官的缺血坏死而引起严重的后果。栓塞后综合征是栓塞的常见反应，多为自然过程，重者可出现疼痛、发热、消化道不适，如恶心呕吐、食欲下降和腹胀等反应，这些反应多为一过性反应，经过对症处理基本可以缓解。

4. 注意事项　血管栓塞术的治疗机制是通过阻塞血管让肿瘤缺血导致其坏死或出血部位通过

栓塞材料封堵破口、破坏异常血管床恢复血流动力学或造成血栓化使之远端压力下降达到止血目的。栓塞术要求导管尽可能接近靶病变血管。一方面可以提高栓塞效率，另一方面可以减少对正常组织的影响。微导管的广泛使用提高了精准栓塞的可能性。

栓塞材料在血管栓塞术中发挥着关键作用，理想的栓塞剂需要具备无毒性、无抗原性、良好的生物相容性、高效的栓塞性能等。栓塞剂有很多种分型，从栓塞剂物质形态来分，包括液体栓塞剂和固体栓塞剂；常用的液体栓塞剂包括碘化油、生物胶、无水乙醇等。碘化油最常用于肝癌的化疗栓塞，也可以和医用组织胶混合后栓塞破裂出血的血管。固体栓塞剂包括颗粒栓塞剂（吸收性明胶海绵颗粒、栓塞微球、PVA 颗粒）、金属弹簧圈、可解脱球囊等。根据栓塞剂的作用时间可分为临时栓塞剂和永久栓塞剂，像吸收性明胶海绵颗粒、自体血凝块都属于临时栓塞剂。要根据不同的病变部位、病变性质、靶血管直径、血流动力学特点合理选择栓塞材料。

二、球囊扩张术

1. 适用范围 / 疾病　球囊扩张术可被广泛用于各种血管和非血管管腔（气管、胆道、消化道吻合口等）的狭窄闭塞治疗。

血管狭窄闭塞可以发生在人体任何部位，如颅内动脉狭窄、颈动脉狭窄、主动脉狭窄、冠状动脉狭窄、下肢动脉狭窄、内脏动脉狭窄、下腔静脉和 / 或肝静脉狭窄（布加综合征）、血管吻合口狭窄等。

非血管狭窄在临床中也较为常见，如气管狭窄、食管狭窄、肠道狭窄、胆道狭窄等。

2. 手术方法　血管狭窄闭塞的球囊扩张术，入路基本同血管造影术。首先在血管狭窄闭塞近端造影，观察狭窄闭塞程度、有无侧支形成等，必要时测量病灶两端压力差。一般使用超滑导丝配合导管通过狭窄闭塞段，建立通路后进行球囊扩张，使用的球囊大小一般为逐级增大扩张，最大球囊的直径要根据血管或其他腔道的直径以及病情需要综合考虑。对于导丝导管通过病变段困难的病例，可使用上下会师造影或引入长鞘进行开通。非血管狭窄通过自然管道，如气管、食管及肠道，胆管狭窄一般通过经皮胆管穿刺置管后进行扩张。

3. 优缺点　球囊扩张能有效改善管腔狭窄闭塞等问题，创伤小甚至无创伤。球囊能够处理狭窄病变的前提是球囊能够在导丝的引导下通过狭窄闭塞病变段。对于很多狭窄闭塞病变单纯的狭窄可能很难解决问题，比如血管内球囊扩张后出现限制性夹层、血管破裂等，以及难以避免的弹性回缩，支架置入就变得不可避免。球囊扩张和支架置入是最为主要的两种腔内成形方法，两种方法互为补充。

4. 注意事项　球囊的类型也非常多，按照球囊结构设计分为同轴球囊和快速交换球囊。球囊的顺应性是球囊非常重要的一种特性，其是指每改变一个单位压强时球囊体积的变化值。根据不同特性球囊可分为顺应性球囊、半顺应性球囊和非顺应性球囊。球囊扩张后容易出现弹性回缩和内膜过度增生，带有药物涂层的球囊在一定程度上解决了扩张后的再狭窄问题。除此之外，一些特殊的病变需要特殊的球囊来进行处理。特殊的球囊包括双导丝球囊、冰冻球囊、切割球囊、超声波球囊等。

三、支架置入术

1. 适用范围 / 疾病　支架置入主要应用于狭窄闭塞病变和血管扩张破裂性疾病中的修复。在狭窄闭塞病变中支架的应用离不开球囊预扩张，球囊充分的预扩张可以让支架获得良好的形态。在动脉夹层、动脉瘤、血管破裂中覆膜支架的使用可以取得立竿见影的效果。

2. 手术方法　支架置入术的入路及狭窄段开通同球囊扩张术，在狭窄闭塞病变支架置入前，可联合球囊预扩张。支架置入前后多次造影，判断支架释放位置及通畅程度。支架置入要求定位精准，能准确覆盖病变段并且避免移位，术者需要根据病变部位情况选择合适直径和类型的支架。

3. 优缺点　支架置入术疗效一般优于单纯球囊扩张。但支架为腔内置入异物，存在血栓等风险，部分患者需要术后长期抗凝及抗血小板治疗。

4. 注意事项　根据支架的编织方式可分为开环支架、闭环支架和混合结构支架。开环支架的特点是柔顺性好，管腔贴壁性好，释放定位准确。闭环支架则能够提供更多的金属覆盖率和支撑性。所以对于弯曲段的血管多选择开环支架，对于活动度比较大部位的血管使用闭环支架有其优势。根据支架的释放方式支架可分为自膨式支架和球囊扩张式支架。根据支架有无覆膜支架可分为裸支架和覆膜支架。根据支架置入部位支架可分为血管内支架、胆管支架、食管支架、肠道支架等。

四、经皮穿刺引流术

1. 适用范围/疾病　经皮穿刺引流常用于人体实质性脏器的积液或积脓，各种原因引起的胆道或者泌尿道等管道系统梗阻。胸腔、心包腔、腹盆腔的积液或者脓肿等引流。

2. 手术方法　在影像设备引导下，利用穿刺针和引流导管等器材对人体管道、体腔或器官组织内的病理性积液、血肿、脓肿或者胆汁、胰液、尿液等体液淤积进行穿刺抽吸、引流，可达到减压和治疗的目的。穿刺引流术最终的目的是置入引流管，可以通过一步法和两步法置入引流管。一步法即引流管置于穿刺针表面置入。两步法则是通过套管针引入导丝交换后再置入引流管。

3. 优缺点　穿刺引流创伤小，通过引流管将积液或积脓引流出体外，是疗效明确的对症治疗方式。术后并发症包括穿刺部位出血、感染及瘘等，需要术后对引流袋进行积极护理。

4. 注意事项　根据需要引流的部位和引流液性质选择不同类型的引流管。引流管有多种类型，包括头端直型和弯型。为避免盖帽堵塞，管头端可有多个侧孔。为防止引流管移位滑脱，前段多呈猪尾弯曲状或者蘑菇状膨大。还有多腔导管，既可以引流又可以方便冲洗。

五、经皮穿刺肿瘤消融术

1. 适用范围/疾病　经皮穿刺肿瘤消融术是指通过皮肤穿刺肿瘤后采用各种物理（射频、微波、冷冻、不可逆电穿孔技术）和化学（无水乙醇）方法杀灭肿瘤组织的局部治疗方法。以无水乙醇为主的化学消融法在早期应用较为广泛，通过穿刺到肿瘤内穿刺针注射无水乙醇，可以达到让肿瘤变性坏死的目的。无水乙醇的缺陷在于注射后不易控制弥散范围，不能实施动态监测，乙醇过敏者不能使用等因素限制了其应用。随着其他物理消融器具的普及和改进，目前临床微波射频热消融、氩氦刀冷冻消融和纳米刀的不可逆电穿孔技术应用范围不断扩展，成为实体肿瘤的主要治疗手段。

2. 手术方法　化学消融一般可在局部麻醉下操作，热消融通常需要在静脉镇静或全身麻醉（心电监护）下进行。通过影像学（US、CT及MRI等）引导，将消融针经皮插入靶病灶内，根据病灶的大小使用不同的功率及消融时间。消融完成后，再次行CT及MRI，确认消融范围及病灶，以保证足够的消融边缘。热消融方式主要包括射频消融及微波消融，其中射频消融受热沉降效应影响较大，联合球囊阻断肝动脉或消融术前栓塞肿瘤供血动脉，可提高消融疗效。

3. 优缺点　肿瘤消融术属于微创手术，对患者消融病灶所在的器官损伤较小。对于3cm以内的实性病灶，消融的疗效可以媲美外科切除，而且重复性更好，手术耗时更少。消融的并发症主要包括穿刺道的出血、肝脓肿、气胸、血胸等，而肿瘤沿消融针道转移罕见。其他轻度并发症包括疼痛、发热、局部功能受限等情况，多为自限性。

4. 注意事项　消融治疗对于部分体积较小的孤立性肿瘤可以作为手术的替代治疗能够到达根治的目的。对于晚期较大的肿瘤可实行姑息治疗以达到减瘤的目的，增强综合治疗的效果。姑息治疗可以应用于包括肝癌、肺癌、肾癌、肾上腺肿瘤、胰腺癌、前列腺癌、骨肿瘤等实体肿瘤的治疗，特别是在肝癌、肺癌的治疗中应用较多。比较适宜于部分高龄、器官功能差难以耐受手术与全身麻醉的患者。

六、经介入途径的内放射治疗

1. 适用范围 / 疾病　恶性肿瘤传统的三大治疗方式为手术、化疗、放疗。通过介入的手段可以实现对肿瘤的内放疗，即通过经皮穿刺实体肿瘤行碘 -125（^{125}I）放射性粒子植入或者经肿瘤血管放射性微球注入，最具代表性的就是钇 -90（^{90}Y）在原发性肝癌和肠癌肝转移中的应用。

2. 手术方法　以肝恶性肿瘤的钇 -90 经导管动脉内放疗栓塞（TARE）为例，术前需要测量肺分流分数（LSF）及剂量预估，LSF 超 20% 或单次肺内放射剂量超 30Gy、累计剂量超 50Gy 是 TARE 的绝对禁忌证之一。患者一般采用仰卧位及股动脉入路，进行肠系膜上动脉造影，评估变异的肝动脉（如替代或副肝动脉），以及行间接门静脉造影评估门静脉的通畅情况。同时也观察有无逆向进入胃、十二指肠动脉的血流。再进行腹腔干及肝总动脉造影，评估注射放射性微球时的导管位置，可能需要栓塞侧支血管，如源自肝动脉的胃右动脉、胰背动脉及胃十二指肠动脉等。注入肿瘤所在肝叶的放疗剂量推荐为 80 ～ 150Gy，其中肝硬化的患者应谨慎治疗（80 ～ 100Gy），没有肝硬化的患者应更加积极治疗（100 ～ 150Gy）。栓塞微球包括玻璃微球（TheraSphere- 微球）及树脂微球（SIR- 微球）。

3. 优缺点　内放射治疗对于部分肿瘤可以达到良好的效果。需手术医生与核医学科医生计算剂量，来实现对肿瘤的精准打击且不会损伤正常机体功能。相较于外放疗，经介入途径的内照射治疗可以精准治疗靶病灶，减少放射线对病灶周围脏器的影响。其并发症主要包括脓肿、胆汁瘤、胃炎 / 溃疡及放射性胆囊炎等，不良反应包括乏力、腹痛、呕吐、厌食及发热等。

4. 注意事项　放疗导致的肝病（RILD）常在 TARE 术后的 4 ～ 8 周之间发生，概率为 4%，单次肝内放射剂量超过 150Gy 时 RILD 发生的高危因素。另外，一个远期并发症是肝纤维化和肝硬化加重，导致肝脏缩小及门静脉高压，常见于肝脏双叶接受 TARE 治疗的患者。

七、经导管注药术

1. 适用范围 / 疾病　经导管注药术最常用于有较为丰富血供的肿瘤和血栓形成或者血栓栓塞性疾病的治疗。通过经皮穿刺血管后将导管置于需要治疗的靶血管部位，通过导管注射化疗药物或者溶栓抗凝药物，使得局部病变部位变为高药物浓度的治疗区以达到相关治疗效果。

2. 手术方法　手术方法基本同血管造影，通过血管入路将导管置入目标血管内，妥善固定导管后，将化疗药物缓慢注入肿瘤血管内。肝脏恶性肿瘤灌注化疗常用的方案为 FOLFOX，具体为第 1 天的 0 ～ 2 小时输注 130mg/m^2 奥沙利铂，第 1 天的 2 ～ 3 小时开始 400mg/m^2 亚叶酸钙，然后再团注氟尿嘧啶 400mg/m^2，最后再输注 2400mg/m^2 剂量的氟尿嘧啶，输注时间要超过 24 小时。

3. 优缺点　该手术方式体现了介入治疗的微创和高效，通过局部插管技术注射药物可以提高肿瘤内部的药物浓度，减少首过效应及药物用量，降低化疗药物对全身其他器官的影响。

4. 注意事项　不同部位恶性肿瘤的灌注化疗方案不一，化疗药物使用剂量是全身化疗的 1/2 ～ 2/3。对于需要长时间灌注化疗的患者，需要妥善固定导管，避免导管移位，导致疗效降低、并发症概率增加等。在这类患者中，也要警惕血栓的形成，使用预防性抗凝可能会降低血栓的概率。动脉穿刺点的选择也很重要，如桡动脉入路的患者，其舒适度会明显高于股动脉入路的患者。

八、其　　他

介入治疗技术还有很多，例如经颈静脉穿刺门体静脉分流术（transjugular intrahepatic porto-systemic shunt，TIPS）、下腔静脉滤器置入等。

TIPS 是通过在肝静脉与门静脉之间的肝实质内建立分流道，以微创的方式从结构上显著降低门静脉压力，是降低肝硬化患者门静脉压力的关键措施之一。

目前 TIPS 已广泛地用于治疗肝硬化门静脉高压所致食管胃底静脉曲张破裂出血、顽固性胸腔积液及腹水、巴德 - 基亚里综合征及肝窦阻塞综合征等。TIPS 术又被称为介入技术皇冠上的明珠，其特点如下。①手术难度和风险较大；②技术综合性强，难度大，其融合了几乎所有的主要介入治疗技术，包括颈静脉、股静脉穿刺，肝静脉 - 门静脉分流道的建立，分流道球囊预扩张，分流道支架置入及必要时联合食管胃底曲张静脉栓塞等。

下腔静脉滤器置入主要是用于肺栓塞的预防性治疗，通过经颈静脉穿刺或者经股静脉穿刺途径在下腔静脉放置金属的滤网装置来阻断血栓脱落至肺动脉内，降低致死性肺栓塞的可能。滤器根据其放置时间窗和可否取出分为临时性滤器、永久性滤器、可转换滤器和可取出滤器（又称临时永久两用滤器）。滤器原则上置入后尽量取出，以减少滤器长时间置入后解体移位、损伤血管和邻近器官的概率。可取出滤器按形状大体可分为梭形滤器和伞形滤器，二者各有其特点。梭形滤器置入后相对更稳定，通过中间膨大部分接触面和下腔静脉内壁接触，但由于接触面大，内膜化后取出难度大，一般需要在 2 周之内取出。伞形滤器相反，它通过几个支撑杆触角与下腔静脉内壁接触，由于是点接触，内膜化程度低，取出时间窗相对更长，但是与此同时，滤器稳定性相对较差，容易倾倒偏离中线。

众多的介入技术应用范围广泛，涉及全身各个器官多种疾病。对于各种介入技术的合理使用和介入材料的科学运用可以通过微创的方法达到较好的治疗效果。随着各种介入器材不断地改进、发展，介入的创伤小、效果好、可重复的优势必将得到更好的体现。

（王 庆）

第三节 介入围术期护理

一、血管性介入诊疗围术期护理要点

（一）术前护理

1. 协助完成必要的检查 主要包括三大常规、肝功能、肾功能、凝血功能、输血前四项、血型、心电图、胸片及与疾病相关的专科检查和化验。

2. 心理护理与健康教育 向患者及其家属简要介绍拟实施介入手术的目的、方法、优点，介绍成功的案例，鼓励患者树立信心积极配合治疗。对有需求的患者注意实施保护性医疗。

3. 穿刺点准备 检查拟行介入穿刺部位皮肤是否完整、有无感染或瘢痕、硬结等，有异常情况及时报告医生。做好穿刺部位清洁，若穿刺点毛发较多，或术后需留置导管，或需行股动脉切开等情况需备皮，术前一天或术日晨使用电动剃毛刀或脱毛膏备皮。其他常规介入手术无须备皮。

4. 静脉通路的建立与水化 根据拟穿刺部位及血管条件选择合适部位建立静脉通路，如经股动脉穿刺者建议常规在左前臂固定留置针，方便手术操作。如病情允许，术前 6 ～ 12 小时开始静脉补液或口服补液≥ 100ml/h，预防对比剂肾病。

5. 血运评估与屏气训练 观察四肢皮肤温度、色泽，在动脉（足背、桡动脉等）搏动最明显处做好标记，以便术后对比。胸腹部介入手术的患者进行屏气训练，以便术中熟练配合。

6. 生活护理 术前一天训练患者卧床排尿、排便，提高其术后卧床的适应性。术前晚沐浴或擦浴，更换干净手术服，取下假牙及饰物，保证充足睡眠。

7. 饮食与服药 局部麻醉患者无须严格禁食禁饮，为避免呕吐，术前饮食宜少量、清淡、易消化。全身麻醉患者术前禁食 6 小时（之前可进食淀粉类固体食物），禁饮 2 小时（之前可口服清流质饮料但除外牛奶与乙醇类饮品）。如有口服降压药物，术日晨仍需常规服用；降糖药物根据术日晨血糖情况遵医嘱服用或停服，其他特殊药物根据医嘱执行。

8. 术前交接 重点交接项目包括：①患者身份信息及拟行手术；②术前准备完善情况；③患者病情与生命体征、管道、皮肤、各种高危情况；④术中带药及其他特殊情况；⑤打印并签字完整的病历资料。

（二）术中护理

1. 环境与用物准备 调节手术间室温 22 ~ 26℃，湿度 50% ~ 60%。术前将手术所需的仪器设备，无菌器械包、无菌布类包等无菌物品，介入耗材及术中所需药物和急救药品备齐于手术间。

2. 体位和监护 协助患者摆放正确舒适的体位，适当予以保护性约束以防坠床，保持静脉通路通畅，予以心电监护、给氧。

3. 心理护理与人文关怀 注意保护患者隐私。提前将消毒液加温至 35 ~ 37℃。简要说明术中配合要点，主动询问患者感受，告知术中可能出现疼痛、恶心、呕吐等反应。告知患者如不能耐受时，可与医护人员沟通，提升其安全感与舒适感。

4. 手术配合 配制肝素盐水，一般 10U/ml 用于冲洗导管；用于静脉肝素化的肝素盐水根据手术需求和患者体重等确定。按照手术操作步骤，协助术者消毒、铺单、穿手术衣，向术者准确递送耗材、药品、物品等。进行胸腹部造影时指导患者屏气和呼气。术毕协助医生包扎穿刺处，确保敷料干燥清洁固定，包扎松紧适宜。

5. 病情观察与记录 术中严密观察患者生命体征及有无不适等异常反应，如有异常，及时向术者反映，积极协助医生处理，及时准确书写介入手术护理记录单。如有管路需妥善固定并做好相应标识。

6. 转运与交接 评估患者病情，选择合适的转运工具，危重患者需酌情备急救药品、氧气包、心电监护仪、除颤仪、复苏囊、呼吸机等，医护共同转运，全身麻醉手术还需麻醉师一起转运护送，保证转运途中安全。与病房护士详细交接，包括实施的手术名称，患者皮肤、管道、术中生命体征、术中用药、体内置入物等，并交代注意事项。

（三）术后护理

1. 体位与活动 一般根据穿刺入路的方式指导患者的体位与活动，如全身麻醉未清醒前需注意去枕平卧头偏向一侧。

（1）经股动脉或股静脉穿刺：术后平卧及术肢伸直髋关节制动 4 ~ 6 小时，卧床休息 12 ~ 24 小时。如留置动静脉导管或鞘管时，肢体制动时间需延长至拔管后 6 ~ 12 小时；如经健侧下肢血管穿刺"翻山"至对侧患肢置管溶栓时，双下肢都需制动。

（2）经桡动脉穿刺：术侧腕关节制动 6 ~ 8 小时或遵医嘱。术侧肢体抬高并高于心脏水平，可活动手指，有利于促进静脉血液回流，预防肿胀。病情允许即可下床活动，但不应提重物。

（3）经颈静脉穿刺：术后 24 小时内头颈部活动范围双向不宜超过 30°，以防局部出血血肿压迫气管，必要时床旁备气管切开包。

注意评估患者有无可导致穿刺处出血的风险因素，如存在高血压、凝血功能异常等，需酌情延长制动时间。所有穿刺入路如无异常可 24 小时后解除包扎，病情允许即可下床活动。卧床期间可行踝泵运动、翻身等床上活动，预防深静脉血栓形成及压力性损伤。

2. 饮食 ①局部麻醉患者术后无恶心、呕吐等胃肠道反应即刻可进食、饮水，建议少量多次。②全身麻醉患者术后完全清醒、生命体征平稳、无呛咳的情况下可进食、饮水。③需禁食禁饮者，遵医嘱执行。

3. 病情观察与对症护理 监测患者生命体征，观察术肢皮肤温度、色泽、动脉搏动，观察病情变化和手术效果，继续遵医嘱予以疾病相关治疗，做好护理记录。

4. 常见并发症的观察和护理

（1）穿刺局部出血性并发症：引起出血的原因有很多，主要是由术后压迫止血不到位或患者过早活动引起。应检查穿刺处加压包扎是否有效，指导患者术后正确的体位和制动；密切观察穿刺处有无出血征象；嘱患者翻身、咳嗽时用手压住敷料，轻咳嗽、缓慢翻身，避免胸腹内压力升高引起出血。若术后突发心率增快、血压下降，伴患者面色改变等，要警惕大出血，应立即报告医生，做好抢救准备。主要的出血性并发症如下。

1）穿刺处渗血或血肿／瘀斑：表现为可见敷料渗血、皮下血肿／瘀斑。敷料少量渗血、皮下血肿／瘀斑无须特殊处理，加强观察频率，用油笔标记血肿／瘀斑范围以便观察出血有无进展。如渗血增加应报告医生予以重新加压包扎，并延长术肢制动时间。后期可遵医嘱予以理疗，促进血肿吸收和瘀斑消退。

2）假性动脉瘤：表现为穿刺处疼痛，局部可触及搏动性包块。疑似假性动脉瘤患者应立即通知医生，重新加压包扎，延长制动时间，观察生命体征变化及包块有无增大，必要时完善血管超声、配合医生做好手术准备等。

3）动静脉瘘：动脉穿刺处形成动静脉瘘的原因可能是血管成角或形状不规则，穿刺动脉时，容易穿过毗邻的静脉，造成动脉和静脉之间的异常通道。主要表现为局部血肿，患肢肿胀、麻木、疼痛、乏力，搏动性肿块局部有嗡嗡声，胸闷，心悸，气急等。瘘口小的动静脉瘘一般可自行闭合。如动静脉瘘瘘口较大，则需要手术阻断动静脉分流。疑似动静脉瘘患者的处置可参考假性动脉瘤的处置。

4）盆腔血肿或腹膜后血肿：常由股动脉穿刺时穿刺部位偏高，股动脉损伤后无法压迫止血所致。腹膜后血肿不易被识别，最初常表现为轻微腹痛，腹部超声可探及局部液性暗区或血肿存在，腹腔穿刺抽出不凝血即可确诊。护理措施主要包括：①密切观察患者意识、心率、血压、腹部包块变化。②保持静脉通路畅通，2小时内大量补液、输血1500～2000ml。③遵医嘱应用止血药物。④经上述处理后，若患者生命体征平稳，可行保守治疗。若患者生命体征不稳定且血肿进行性增大，血肿内有搏动，提示出血较多，需马上配合医生准备手术止血。

（2）栓塞综合征：常见于肿瘤及血管的栓塞性治疗，是由于靶器官栓塞后缺血或坏死而产生的一系列症状。主要表现为发热、疼痛、胃肠道反应等。体温一般波动在37.5～38.5℃，持续1周左右。38.5℃以下，无须特殊处理，3～5天自然缓解。如体温高于38.5℃，应警惕继发性感染，遵医嘱查血常规、血培养，必要时行超声、CT等影像学检查。疼痛程度、持续时间与栓塞的部位、范围及患者的耐受程度等因素有关，一般可耐受，症状严重者排除其他并发症后可遵医嘱适当给予止痛药物。有胃肠道反应者可遵医嘱使用止吐、胃黏膜保护药物。

（3）急性动／静脉血栓形成和肺栓塞：由于介入手术操作过程中，导管与导丝表面可能形成血凝块，血凝块脱落，造成动／静脉血管栓塞，术后局部加压包扎过紧、时间过长，容易引起下肢静脉血回流障碍，甚至导致深静脉血栓形成，静脉血栓脱落导致肺栓塞。动脉血栓主要表现为患肢颜色苍白、发凉、麻木、感觉异常；下肢静脉血栓主要表现为患肢肿胀、皮色发红、皮温较健侧高，甚至出现水疱。肺栓塞表现为胸痛、呼吸困难、咯血等。护理：评估患者有无导致动／静脉血栓形成的高危因素；评估局部加压包扎松紧度是否合适，避免过度加压包扎以影响肢体血液循环，定时检查患者有无动／静脉血栓形成的症状。指导患者术肢做踝泵运动，促进下肢血液循环，非术肢可自由屈伸。一旦发生动／静脉血栓形成和肺栓塞，按相应疾病处理。

（4）对比剂肾病：主要为使用碘对比剂所致的急性肾功能损害。常表现为使用对比剂后24～72小时，血清肌酐浓度较基线上升25%以上，或两者差值的绝对值升高44.2mmol/L。预防措施：使用对比剂前询问病史，有肾脏疾病、糖尿病、高血压、痛风等疾病的患者需慎用碘对比剂。充分水化，术前6～12小时至术后24小时内，静脉补液或口服补液≥100ml/h，以促进对比剂排出。水化过程中严密监测血压、脉搏等生命体征，严防肺水肿、急性心力衰竭等发生。已有肾功能不全者注意监测尿量及血清肌酐水平的变化情况。

（5）血管迷走神经反射（vasovagal reflex，VVR）：又称血管迷走反射或迷走神经反射。较少见，常发生于介入术后拔除血管内鞘管时。表现为血压迅速下降（＜90/60mmHg）、心率进行性减慢（＜50次／分）、头晕、面色苍白、出汗、皮肤湿冷、恶心及呕吐、呼吸减慢、躁动等，可伴有胸闷、气短，严重者可出现神志模糊、意识丧失等。一旦发生，应立即降低穿刺点按压力度并紧急处理，遵医嘱立即给予阿托品 0.5 ～ 1mg 静脉注射；若血压下降（收缩压＜ 80mmHg），遵医嘱给予多巴胺静脉泵入；同时予以心电监护、给氧等。

（6）穿刺处感染：少见。主要表现为穿刺处红、肿、热、痛等局部感染征象。应保持穿刺点敷料干洁，注意观察伤口有无渗血、汗湿、尿湿等，有异常及时更换；注意监测体温，有无畏寒、发热等全身感染征象以及血常规变化，发现异常及时通知医生处理。

（7）尿潴留：主要表现为腹部膨隆，排尿困难。预防：术前进行床上排尿、排便训练，术后提供隐蔽的排尿环境，使患者安心排尿。如已经发生尿潴留，指导患者腹部肌肉放松，对患者膀胱区进行按摩或热敷，协助患者改变体位，听流水声诱导排尿；无效时予以导尿。

二、非血管性介入诊疗围术期护理要点

（一）术前护理

除无需进行血运评估外，术前护理要点基本同"血管性介入诊疗围术期护理要点"的"术前护理"。

（二）术中护理

基本同"血管性介入诊疗围术期护理要点"的"术中护理"。

（三）术后护理

1. 体位与活动　一般术后卧床休息 12 ～ 24 小时，病情允许即可下床活动。留置引流管者妥善固定，防止引流管扭曲、折叠、牵拉，保持引流通畅；注意观察引流液的颜色、性状和量，更换敷料或引流袋时注意无菌操作，防止引流液逆流，预防感染；如有异常，及时报告医生并配合处理。

2. 饮食　基本同"血管性介入诊疗围术期护理要点"的饮食护理。

3. 常见并发症的观察和护理

（1）穿刺部位渗血：轻微者无需处理，注意及时更换敷料。严重者予以加压包扎。

（2）脏器 / 血管损伤出血：可出现腹腔或胸腔内出血。术后应监测患者生命体征的变化，胸部穿刺者观察有无胸痛、咳嗽、咯血、呼吸困难等表现；腹部穿刺者观察有无腹痛、腹胀、腹部压痛和反跳痛、肌紧张等表现。内出血早期血压无明显变化，最早表现为心率加快，对心率加快的患者，应提高警觉，如无因发热等因素引起的心率加快，应注意有无内出血的可能，严密监测，早发现，早处理。如怀疑出血可行超声检查或诊断性穿刺，静脉输液、输血，完善检查，必要时行血管造影再决定栓塞治疗或外科手术。

（莫　伟　李　琴）

第三章 介入诊疗常用药物用药护理

第一节 碘对比剂与栓塞剂

一、碘对比剂

（一）药物概述

对比剂（曾称造影剂），是指为增强影像观察效果而注入（或服用）人体组织或器官的化学制品。临床常用的是碘对比剂（iodine contrast medium），是碘与不同物质化合形成含碘的对比剂，在介入诊疗过程中使用能够有效增强患者内脏、器官、组织的对比度，进一步清晰地反映其形态、轮廓、大小等病变情况。理想的对比剂应具备以下特点：①低抗原性、低渗、非离子型、对比性强、显影清晰；②亲水性好、黏稠度低、化学毒性小、安全、无生物活性；③理化性质稳定、不易变质；④价格低廉、使用方便。

（二）药物分类

1. 按照对比剂渗透压的不同，可将其分为高渗、次高渗和等渗对比剂 3 种类型。

2. 按照对比剂结构的不同，可将其分为单体对比剂和二聚体对比剂。

3. 按照对比剂溶于水后是否发生电离，可将其分为离子型对比剂和非离子型对比剂。离子型对比剂溶于水后发生电离，常见的有复方泛影葡胺等；非离子型对比剂不属于盐类，溶于水后不发生电离，不产生离子，对血液渗透压影响小，现临床应用广泛（表 3-1-1，表 3-1-2）。

表 3-1-1 常用碘对比剂的分类和理化性质

分类	结构	通用名	英文名	分子质量	碘含量（mg I /ml）	渗透压（mOsm/L）
第 1 代（高渗对比剂）	离子型单体	泛影葡胺	Ditriazoate	809	306	1530
第 2 代（次高渗对比剂）	非离子型单体	碘海醇	Iohexol	821	300、350	680、830
		碘帕醇	Iopamidol	777	300、370	616、796
		碘普罗胺	Iopromide	791	300、370	590、770
		碘佛醇	Ioversol	807	320、350	710、790
		碘美普尔	Iomeprol	777	400	726
	离子型二聚体	碘克酸	Ioxaglate	1270	320	600
第 3 代（等渗对比剂）	非离子型二聚体	碘克沙醇	Iodixanol	1550	320	290

表 3-1-2 临床常用对比剂

药名	主要适应证	主要副作用	药理特点	特殊注意事项
泛影葡胺注射液	脏器和周围血管造影；CT 增强扫描；其他各种腔道、瘘管造影	以皮肤症状为主，如瘙痒、荨麻疹，还可出现面色潮红、血管炎等	属于离子型对比剂	1. 使用前需做碘过敏试验 2. 有使血液凝固作用，在造影操作（尤其进行介入治疗操作）时应注意凝血的发生 3. 避光冷藏保存

续表

药名	主要适应证	主要副作用	药理特点	特殊注意事项
甲泛葡胺注射液	椎管内蛛网膜下腔造影；脑池造影；心、脑血管及冠状动脉造影	以皮肤症状为主，如瘙痒、荨麻疹，还可出现面色潮红、血管炎等	为第一代非离子型单体对比剂，渗透压低，耐受性好，性质不稳定	无特殊
碘帕醇注射液	全身血管造影；头部和体部CT增强扫描及静脉排泄性尿路造影；适用于儿童	同上	为第二代非离子型单体对比剂，含碘量高，渗透压低，耐受性好，性质稳定	1. 尽量缩短血液与注射器、导管接触时间，以防可能发生的凝血现象 2. 如果用皮质激素作为预防用药，它与对比剂有配伍禁忌，故不能混合在一个注射器内使用
碘海醇注射液	全身血管造影；头部和体部CT增强扫描及静脉排泄性尿路造影；适用于儿童	同上	为单环非离子型水溶性对比剂。水溶液稳定，毒性很小。以原形经肾排出，24小时排出100%。由于渗透压低，毒性小，故可广泛应用于蛛网膜下腔造影	1. 尽量缩短血液与注射器、导管接触时间，以防可能发生的凝血现象 2. 如果用皮质激素作为预防用药，它与对比剂有配伍禁忌，故不能混合在一个注射器内使用
碘佛醇注射液	全身血管造影；头部和体部CT增强扫描及静脉排泄性尿路造影；适用于儿童	同上	为一种新型的含三个碘原子的低渗非离子型对比剂	1. 本品有多种含量制剂：碘佛醇160、碘佛醇240、碘佛醇300、碘佛醇320、碘佛醇350 2. 周围血管造影一般用低浓度；中等浓度仅用于必须将对比剂快速注入的主动脉造影（如腹主动脉），远端注射对比剂观察下肢动脉包括髂动脉的病变等；大剂量的尿路造影时可用较高浓度的对比剂动脉造影
碘克沙醇注射液	全身血管造影；头部和体部CT增强扫描及静脉排泄性尿路造影；适用于儿童	同上	非离子型二聚体对比剂，低渗透压，具有无限水溶性，耐受性好。分子量大，黏稠度高	无特殊

（三）用药护理

1. 使用碘对比剂前，应做好以下三点。

（1）询问患者或监护人：①既往有无使用碘对比剂出现中、重度不良反应史；②有无哮喘；③有无糖尿病；④有无肾脏疾病；⑤有无肾脏手术；⑥有无使用肾毒性药物或其他影响肾小球滤过率（GFR）的药物；⑦有无高血压；⑧有无痛风病史；⑨有无其他药物不良反应或过敏史；⑩有无脱水、充血性心力衰竭现象。

（2）需要高度关注的相关疾病：①甲状腺功能亢进尚未治愈者禁忌使用碘对比剂；②糖尿病肾病患者使用碘对比剂需要咨询内分泌专科医生和肾脏病专科医生。

（3）应向患者或其监护人告知对比剂使用的适应证、禁忌证、可能发生的不良反应和注意事项。建议签署"碘对比剂使用患者知情同意书"。

2. 使用碘对比剂的原则

（1）遵循产品说明书中规定的剂量和适应证范围。

（2）使用方式如下。①血管内注射：静脉内注射和动脉内注射；②非血管内使用：口服；经自然或人工或病理通道输入。需注意：对比剂经血管外各种通道输入，有可能被吸收进入血液循环，产生与血管内用药相同的不良反应。

（3）碘对比剂存放条件必须符合产品说明书要求；使用前建议加温至37℃。

（4）尽量避免使用高渗对比剂及离子型对比剂，如果确实需要使用，建议使用能达到诊断目的最小剂量。避免短时间内重复使用诊断剂量碘对比剂。如果确有必要重复使用，建议 2 次使用碘对比剂间隔时间≥ 14 天。

（5）使用肾毒性相关药物者，需停用肾毒性药物至少 24 小时再使用碘对比剂；严重肾功能不全者尽量选用不需要含碘对比剂的影像学检查方法或可以提供足够诊断信息的非影像学检查方法。

3. 不良反应的防治护理

（1）对比剂肾病（contrast induced nephropathy，CIN）：是指排除其他原因的情况下，血管内途径应用碘对比剂后 48 ～ 72 小时血清肌酐升高至少 44μmol/L（0.5mg/dl）或超过原基础值的 25%。

CIN 的危险因素如下所述。①疾病因素：肾功能不全、糖尿病、充血性心力衰竭及近期应用肾毒性药物，据文献报道，造影前原有肾功能不全是发生 CIN 最重要的独立危险因素。②对比剂的渗透压与黏度：渗透压高于血液的对比剂会导致肾血管的收缩，黏滞度较高的对比剂与血液混合，可引起通过微循环的血流一过性减慢，从而引起肾功能障碍。③对比剂的剂量：患者对比剂用量没有最小安全剂量，需根据患者手术要求确定。对比剂安全使用的最大剂量 V_{max}（ml）=5ml× 体重（kg）/ 血清肌酐水平（ml/dl）。对比剂总量最好控制在 300 ～ 400ml，并且需充分水化。CIN 与对比剂用量呈剂量依赖性关系，一般用量在 2ml/kg 以内相对安全。④给药途径：静脉内注射含碘对比剂诱发急性肾损伤的风险低于动脉内注射。

CIN 的预防措施如下。①评估基础肾功能：肾小球滤过率＜ 30ml/（min·1.73m²）的重度肾功能不全的患者使用对比剂进行冠状动脉造影时须严格控制对比剂的用量；对于已有肾功能损害的糖尿病患者进行冠状动脉造影时，须终止其他肾毒性药物及停止服用二甲双胍。据文献报道，对比剂可使原有肾功能不全者发生肾衰竭达 10% ～ 20%。②使用对比剂前询问病史，有肾脏疾病、糖尿病、高血压、痛风等疾病的患者须慎用对比剂。③水化：使用对比剂前 6 ～ 12 小时至使用后24 小时内，对患者给予水化。动脉内用药者：对比剂注射前 6 ～ 12 小时静脉内补充 0.9% 生理盐水，或 5% 葡萄糖加 154mmol/L 碳酸氢钠溶液，不少于 100ml/h；注射对比剂后亦应连续静脉补液，不少于 100ml/h，持续 24 小时；提倡联合应用静脉补液与口服补液以提高预防对比剂肾病的效果。静脉内用药者：采用口服补液方式，注射对比剂前 4 ～ 6 小时开始，持续到使用对比剂后 24 小时口服水或生理盐水，使用量为 100ml/h；限制对比剂用量，使用后及时监测肾功能，延长对比剂使用间隔时间（两次使用间隔在 14 天以上）。

（2）对比剂血管外渗：原因主要如下。①药物和技术因素：药物高渗，使用高压注射器，注射流率过高。②患者因素：不能进行有效沟通配合；被穿刺血管情况不佳，如下肢静脉和远端小静脉，或化疗患者、老年、糖尿病患者血管硬化等；淋巴和 / 或静脉回流受损。

预防措施如下。①静脉穿刺选择合适的血管，细致操作。②使用高压注射器时，选用与注射流速率匹配的穿刺针头和导管。③对穿刺针头进行恰当固定。④与患者沟通取得配合。

（3）碘对比剂全身不良反应：主要的危险因素如下。①既往有使用碘对比剂全身不良反应病史，症状包括荨麻疹、支气管痉挛、明显的血压降低、抽搐、肺水肿等。②哮喘。③与治疗现疾病有关药物引起的过敏反应。

预防措施如下。①一般预防：建议使用非离子型碘对比剂；不推荐预防性用药；对比剂使用前加温到 37℃；患者注射对比剂后需留观 30 分钟才能离开检查室。②建立抢救应急通道：建议建立与急诊室或其他临床相关科室针对碘对比剂不良反应抢救的应急快速增援机制，确保不良反应发生后，需要的情况下，临床医生能够及时赶到抢救现场进行抢救。

处理措施如下。①急性不良反应（对比剂注射后 1 小时内出现的不良反应）：恶心 / 呕吐，一过性的采用支持疗法；重度的持续时间长的考虑适当给予止吐药物。荨麻疹，散发的、一过性的，包括观察在内的支持性治疗，散发的、持续时间长的，应考虑适当的组胺 H1 受体阻滞剂肌内或静脉注射。支气管痉挛、喉头水肿等给予氧气面罩吸氧，遵医嘱用药。②迟发性不良反应（对比剂注射后 1 小时至 1 周内出现的不良反应）：对比剂给药后出现各种迟发性症状（恶心 / 呕吐、头痛、发热等），但许多症状与对比剂应用无关，临床需注意鉴别，对症治疗，与其他药物引起的皮肤反应的治疗相似。

二、栓 塞 剂

（三）药物概述

栓塞剂是指通过动脉或静脉内导管将栓塞材料选择性地注入病变组织或器官的供血血管内，使之发生闭塞、血供中断，以达到控制出血、治疗肿瘤以及消除病变器官功能的目的，这些栓塞材料即称为"栓塞剂"（表3-1-3）。它的主要作用有止血、阻断肿瘤供血、抑制肿瘤生长、治疗曲张的静脉、灭活部分脏器、外科术前准备、预防术中出血。

表 3-1-3　临床常用栓塞剂

药名	主要适应证	主要副作用	药理特点	特殊注意事项
碘化油注射液	1. 支气管、子宫输卵管、鼻窦、腮腺管以及其他腔道和瘘管造影 2. 预防和治疗地方性甲状腺肿、地方性克汀病及肝肿瘤的栓塞治疗	1. 过敏反应 2. 碘中毒 3. 使结核病灶恶化 4. 引起异物反应，生成肉芽肿 5. 进入血管发生肺动脉栓塞	长效栓塞剂	1. 碘过敏者禁用 2. 甲状腺功能亢进、甲状腺肿瘤患者禁用 3. 近期大咯血、急性呼吸道感染或肺炎禁做支气管造影；月经期或其他子宫出血、妊娠等禁做子宫输卵管造影 4. 注射时宜选用较粗大的针头，采用深部肌内注射，避免损伤血管引起油栓
聚乙烯醇泡沫栓塞微粒	血管介入术中血管丰富的肿瘤以及动静脉畸形的血管内栓塞	1. 异位栓塞 2. 过敏反应 3. 继发性持续出血 4. 导管堵塞	长效栓塞剂，对血管进行机械性堵塞	1. 与非离子型对比剂充分混合使用 2. 选择适中的栓塞微粒 3. 不要使用锥形头输送导管，以防堵塞导管头部
栓塞弹簧圈	血管内的栓塞治疗	1. 异位栓塞 2. 过敏反应 3. 继发性持续出血 4. 导管堵塞	长效栓塞剂，对血管进行机械性堵塞	1. 直径应大于栓塞血管，直径约 2mm 2. 术中不能继续推送弹簧圈时应及时停止，更换新的导管和弹簧圈后再进行栓塞治疗
吸收性明胶海绵	各种富血管性实质脏器肿瘤的栓塞治疗	1. 异位栓塞 2. 过敏反应 3. 继发性持续出血 4. 导管堵塞	不溶于水，在体内可降解，被机体吸收，使血管再通，为再次治疗留下通路	无特殊

理想的栓塞材料应符合以下要求：①无毒、无抗原性，具有良好的生物相容性；②能迅速闭塞血管，能按需要闭塞不同口径、不同流量的血管；③易经导管传送，不黏管，易取得、易消毒。

（二）药物分类

1. 按物理性质分类

（1）固体栓塞剂：聚乙烯醇颗粒（PVA）、吸收性明胶海绵颗粒、弹簧圈等。

（2）液体栓塞剂：碘化油、正丁基 -2- 氰丙烯酸盐（NBCA）、Onyx 胶等。

2. 按作用时间分类

（1）长期栓塞剂：栓塞作用达 1 个月以上，主要有不锈钢圈、聚乙烯醇颗粒、碘油、鱼肝油酸钠、无水乙醇、药物微球（囊）等。

（2）短期栓塞剂：作用时间在 2 天以内，主要有自体血凝块及可降解淀粉（DSM）等。

（3）中期栓塞剂：作用时间位于长、短期栓塞剂作用时间之间，主要为吸收性明胶海绵条（颗粒）。

3. 按作用部位分类

（1）近端栓塞剂：栓塞弹簧圈、吸收性明胶海绵等。

（2）末梢栓塞剂：主要有聚乙烯醇（PVA）颗粒、碘油、鱼肝油酸钠、药物微球（囊）等，无水乙醇，可以永久损伤血管内皮细胞，造成动脉及肿瘤内血窦的完全闭塞。

4. 按吸收性分类

（1）可吸收性栓塞剂：主要有自体血凝块、自体组织、吸收性明胶海绵等。

（2）不可吸收性栓塞剂：主要有无水乙醇、鱼肝油酸钠、碘油、微球颗粒、可脱离球囊、不锈钢圈和聚乙烯醇（PVA）颗粒等。

▌（三）用药护理

1. 用药注意事项

（1）充分了解栓塞剂的作用时间和使用方法。

（2）了解被栓塞病灶的性质和情况、栓塞剂对被栓塞脏器血液循环的影响。

（3）了解被栓塞脏器的代偿能力及可能出现的并发症。

（4）注意避免误栓。栓塞物质在使用中，必须保证能够在 X 线或其他影像手段下显影，释放或留置的全程必须在 X 线或其他影像手段监视下完成，否则易造成异位栓塞、过度栓塞或栓塞物质反流。

2. 不良反应防治护理 固体栓塞剂在使用过程中可能存在栓塞不完全、易堵塞血管、远端移位等弊端，从而导致疾病的复发或严重的异位栓塞；液体栓塞剂在使用过程中因黏度低而易被血液冲刷掉，操作过程中易发生粘连，使用时需要配合使用有毒的有机溶剂，从而易导致血管痉挛和坏死。所以术中掌握栓塞程度是十分重要的，严密观察病情变化是及时发现并发症的必要前提。栓塞治疗后，不论选择哪种栓塞剂，均会有不同程度的疼痛、发热等反应，应做好生命体征监测，对症处理。

（1）发热：介入栓塞治疗属有创性操作，术中及术后有发生感染的风险。此外，介入治疗后肿瘤坏死组织的吸收可引起吸收热，机体对栓塞剂的吸收也会引起发热。

（2）疼痛：疼痛一般在术后几分钟内即可发生，1 ~ 2 天达到高峰，以后逐渐缓解，最长可持续 1 ~ 2 周。动脉栓塞使肿瘤动脉供血减少甚至消失导致局部组织缺氧和水肿，从而引发疼痛。术前向患者讲解手术过程及可能出现的并发症，以增强患者的心理承受能力，提高患者的疼痛阈值以及适应能力，必要时遵医嘱给予镇痛药物，同时密切观察用药疗效。

（黄　宇）

第二节　止血与抗凝、抗血小板、溶栓药物

一、止血药物

▌（一）药物概述

止血药是指能促进血液凝固而使出血停止的药物。止血药（表 3-2-1）主要通过增强体内凝血因素或抑制抗凝血因素，促使凝血，以达到止血目的。其主要作用：①使局部血管收缩而止血；②作用于凝血过程，缩短凝血时间；③改善血管壁功能，增强毛细血管对损伤的抵抗力，降低血管通透性；④抑制纤维蛋白溶酶（纤溶酶）的活性。

表 3-2-1　临床常用止血药物

通用名	剂量和用法	主要适应证	主要副作用	药理特点	特殊注意事项
维生素 K_1 注射液	肌内注射或静脉滴注，每次 10mg/次，每日 2 次，必要时可用 50mg	1. 梗阻性黄疸、胆瘘、慢性腹泻、早产儿及新生儿出血 2. 预防药物继发性维生素 K 缺乏症	1. 局部可见红肿和疼痛 2. 较大剂量可致新生儿和早产儿溶血性贫血、高胆红素血症及黄疸 3. 在红细胞葡萄糖 6- 磷酸脱氢酶（G6PD）缺乏症患者可诱发急性溶血性贫血	促使部分凝血因子具有活性，与 Ca^{2+} 结合，再与带有大量负电荷的血小板磷脂结合，使血液凝固正常进行	1. 对先天性或严重肝病所致的低凝血酶原血症无效 2. 禁用于高凝状态、G6PD 酶缺乏者

续表

通用名	剂量和用法	主要适应证	主要副作用	药理特点	特殊注意事项
氨甲苯酸	0.1～0.3g/次，溶于5%葡萄糖或等渗氯化钠10～20ml缓慢注射，每日最大剂量0.6g	因纤维蛋白溶解亢进而引起的出血	过量可致血栓形成，并可能诱发心肌梗死	抑制纤维蛋白的溶解，产生止血效果	有血栓形成倾向或血栓栓塞病史患者禁用
氨甲环酸	（0.1～0.3）g/次，每日不超过0.6g	1. 预防和治疗由纤维蛋白溶解亢进而引起的出血 2. 血友病患者术前后的辅助治疗	1. 胃肠道不良反应 2. 头痛、耳鸣、瘙痒 3. 静脉注射过快可产生直立性低血压、心律失常、惊厥或肝损伤，偶有药物过量所致血栓形成	抑制纤维蛋白的溶解，产生止血效果	有血栓形成倾向或血栓栓塞病史患者禁用
巴曲酶	1000～2000U，静脉注射、肌内注射、皮下注射或局部用药	各种出血性疾病	1. 注射部位出血，偶有轻度皮下瘀斑 2. 头痛、头晕耳鸣、恶心、呕吐、上腹不适、皮疹、发热	能促进血小板聚集，促进纤维蛋白原降解，促进出血部位的血栓形成和止血	对出现低血压及心率减慢者应停用，并注意观察血压及心率的变化
凝血酶	局部止血：50～1000U/ml，敷于创面 消化道止血：50～500U/ml，口服	各种出血性疾病	偶见过敏反应	仅具有止血功能，无血栓形成危险	1. 弥散性血管内凝血（DIC）及血液病所致的出血不宜使用本品 2. 使用期间注意观察患者的出、凝血时间
垂体后叶素	肌内注射：每次5～10U 静脉滴注：每次10U	大咯血	心悸、恶心、头痛、面色苍白、出汗、胸闷、腹痛、便意、尿少及血压升高	使肺动脉收缩，降低肺动脉压，促使破解的肺血管凝血	冠状动脉粥样硬化性心脏病、高血压、肺源性心脏病、心力衰竭等患者及孕妇禁用
酚妥拉明	1～2mg+去甲肾上腺素1mg+5%葡萄糖注射液500ml静脉滴注	1. 心肌梗死，咯血 2. 感染脓毒症休克	1. 直立性低血压 2. 鼻塞、瘙痒、恶心、呕吐	降低周围血管阻力，直接扩张血管，增加心肌收缩力	勿与铁剂配伍
去甲肾上腺	1～2mg+5%葡萄糖注射液或葡萄糖氯化钠注射液100ml静脉滴注	各种休克	1. 剂量过大出现头痛、呕吐、心率减慢、高血压、抽搐等 2. 浓度高时局部皮肤苍白甚至引起缺血性坏死 3. 使用时间过长引起血管持续强烈收缩，使组织缺氧情况加重	具有很强的血管收缩作用，使全身小动脉与小静脉收缩（但冠状血管扩张），外周阻力增高，血压上升	1. 长时间持续使用可能导致不可逆性休克 2. 避光储存 3. 随时监测血压，调整给药速度，使血压保持在正常范围内 4. 不宜与偏碱性药物配伍注射
酚磺乙胺	250～750mg，每日2～3次，肌内注射或静脉滴注，用5%葡萄糖注射液稀释	1. 防治血管脆弱所致的出血 2. 血小板不足或其他原因出血	恶心、头痛、皮疹、暂时性低血压等	促使凝血活性物质释放，缩短凝血时间	不可与氨基己酸注射液混合使用
注射用生长抑素	静脉泵入，连续给药18～72小时	1. 严重急性食管静脉曲张出血 2. 严重急性胃或十二指肠溃疡出血 3. 胰腺外科术后并发症的预防和治疗 4. 胰、胆和肠瘘的辅助治疗 5. 糖尿病酮症酸中毒的辅助治疗	少数有恶心、眩晕、面红	1. 抑制促胃液素和胃酸以及胃蛋白酶的分泌，治疗上消化道出血 2. 减少胰腺的内分泌和外分泌，预防和治疗胰腺外科术后并发症 3. 抑制胰高血糖素的分泌，有效治疗糖尿病酮症酸中毒	1. 治疗初期会导致血糖水平短暂下降 2. 糖尿病患者使用本品后，每隔3～4小时应测试1次血糖浓度 3. 尽可能连续给药，换药间隔最好不超过3分钟

（二）药物分类

1. 作用于血管的止血药　垂体后叶素、酚磺乙胺、去甲肾上腺素。

2. 抗纤维蛋白溶解药　氨甲苯酸、氨甲环酸、氨基己酸。

3. 促进凝血因子活性的止血药　蛇毒血凝酶、巴曲酶、维生素 K。

4. 凝血因子制剂　人凝血因子Ⅷ（hFⅧ）、人凝血因子Ⅸ（hFⅨ）或人凝血酶原复合物（PCC）、纤维蛋白原、重组人活化凝血因子Ⅶ（rhFⅦa）。

5. 其他　鱼精蛋白，抑酸剂，生长抑素，奥曲肽，雌、孕激素，局部止血材料和药物（止血海绵、生物蛋白胶、止血粉和止血纱布）。

（三）用药护理

1. 严格掌握用药指征　主要适应证：①已知凝血因子缺乏，如血友病；②有易出血病史，经常出现瘀斑，出血后凝血慢，或者术前检查凝血延长 1 倍以上者；③年老体虚，有手术病史或出血病史者，而无血栓性疾病病史者；④大量出血者；⑤术中发现有明显的广泛性渗血、明确的凝血功能障碍可以应用止血药物。

2. 严格掌握止血药的剂量，避免因剂量不当带来不良事件　如过量应用抗纤维蛋白溶解药会诱发下肢静脉、脑及肺部血栓形成，甚至造成心肌梗死；过量应用巴曲酶会导致止血作用降低等。

3. 有血栓形成倾向或栓塞病史者禁用或慎用抗纤维蛋白溶解药氨基己酸、氨甲苯酸，禁用或慎用巴曲酶。注意鱼精蛋白高浓度快速注射时可发生低血压、呼吸困难，应缓慢静脉注射 10 分钟以上。严重肝病患者慎用维生素 K。凝血酶原复合物应用带滤网的输液器，并注意变态反应的发生。

二、抗凝血药

（一）药物概述

抗凝药物是指通过干扰机体生理性凝血过程而阻止血液凝固的药物，临床主要用于防止血栓形成和阻止已经形成的血栓进一步发展（表 3-2-2）。其主要作用：①阻止血小板的凝集和破坏，妨碍凝血活酶的形成；②对抗凝血活酶，妨碍凝血酶原变为凝血酶；③抑制凝血酶从而阻碍纤维蛋白原变为纤维蛋白。抗凝药物用于治疗已形成的深静脉血栓，联合阿司匹林作用于不稳定型心绞痛和心肌梗死的治疗，在血液透析当中预防体外循环中的血凝块形成，在外科术中用于静脉血栓形成中度或高度危险的情况，以及预防静脉血栓栓塞性疾病。

表 3-2-2　临床常用抗凝药物

通用名	剂量和用法	主要适应证	主要副作用	药理特点	特殊注意事项
肝素	预防血栓：5000U 皮下注射或静脉滴注 治疗血栓：首剂 5000U，余量缓慢静脉滴注，监测 APTT、PT	1. 血栓栓塞性疾病 2. 心肌梗死、脑梗死、心血管手术及外周静脉术后血栓防治 3. 早期 DIC 4. 体外抗凝	1. 出血 2. 血小板减少症 3. 过敏反应 4. 长期应用可引起脱发、骨质疏松和骨折	凝血酶间接抑制剂： 1. 抗凝作用 2. 抗动脉粥样硬化作用 3. 抗炎作用	密切观察血常规及凝血功能
低相对分子质量肝素	120U/kg，每日 2 次，皮下注射 1mg/kg，每日 2 次，皮下注射	血栓栓塞性疾病	1. 出血 2. 血小板减少症 3. 过敏反应 4. 长期应用可引起脱发、骨质疏松和骨折	凝血酶间接抑制剂： 1. 抗凝作用 2. 抗动脉粥样硬化作用 3. 抗炎作用	密切观察血常规及凝血功能

续表

通用名	剂量和用法	主要适应证	主要副作用	药理特点	特殊注意事项
水蛭素	1U/kg，静脉滴注	1.DIC 2. 不稳定型心绞痛 3. 血液透析中血栓形成 4. 急性冠脉综合征 5. 预防 PTCA 冠状动脉再阻塞	1. 出血 2. 血压降低	凝血酶直接抑制剂，是最强的凝血酶特异性抑制剂，具有强而持久的抗血栓作用	密切观察血常规及凝血功能
华法林	治疗量 10～15mg/d，测 PT 后调整至 2～15mg/d	1. 防治血栓性疾病 2. 与抗血小板药物合用，减少外科大手术、人工瓣膜置换术的静脉血栓发生率	1. 自发性出血 2. 胃肠道反应，粒细胞增多 3. 肝损害	维生素 K 拮抗剂	密切观察血常规及凝血功能
利伐沙班	每日一次，每次 10mg	预防静脉血栓形成	1. 出血和贫血 2. 恶心、GGT 升高和转氨酶升高	作用于 Xa 因子活性中心，对凝血酶诱导的血小板聚集无直接作用，不影响初级止血功能	1. 过敏患者禁用 2. 密切观察凝血功能 3. 孕妇及哺乳期妇女禁用

注：DIC：弥散性血管内凝血；APTT：活化部分凝血酶原时间；PT：凝血酶原时间；PTCA：经皮冠状动脉腔内血管成形术；GGT：谷氨酰转移酶

（二）药物分类

1. 凝血酶间接抑制剂　肝素、低相对分子质量肝素。

2. 凝血酶直接抑制剂　水蛭素。

3. 维生素 K 拮抗剂　香豆素类。

4. 体外抗凝药　枸橼酸钠。

（三）用药护理

1. 用药注意事项

（1）严格按医嘱用药，给药途径准确。有明显肝、肾功能不良及血压过高的患者慎用，孕妇及产后妇女慎用。

（2）尽量避免应用增强或减弱抗凝作用的药物与食物（如阿司匹林等）、富含维生素的食物（如深色蔬菜、蛋黄、猪肝等）。

（3）密切观察治疗效果和不良反应。

2. 不良反应防治护理　主要是出血，尤其用药过量可导致自发性出血。应监测凝血酶原时间。减少不必要的倾入性操作（如血管穿刺）。观察皮肤（包括注射部位）及黏膜（口腔、鼻腔、消化道、泌尿道）有无出血，伤口渗血情况及尿、便颜色，女患者注意月经量。出现异常及时停药、报告医生处置。如引起严重出血，可静脉注射鱼精蛋白进行急救（鱼精蛋白 1mg 可中和 125U 肝素）。

三、抗血小板药物

（一）药物概述

血小板是由巨核细胞产生、没有基因组 DNA 但含有巨核细胞来源的信使 RNA 及蛋白质翻译系统的无核细胞，在初期止血和血栓形成中起着重要作用。血小板的活化在动脉粥样硬化和动脉血栓以及其他心脑血管疾病的发生、发展中具有重要作用，因此，目前抗血小板治疗已成为预防和治疗动脉系统血栓的重要策略。抗血小板药主要针对血小板激活过程中的不同环节起作用，包括：抑制花生四烯酸代谢；影响环核苷酸代谢、增加血小板内环磷酸腺苷（cAMP）含量；血小板糖蛋白（GP）Ⅱb/Ⅲa 受体拮抗；腺苷二磷酸（ADP）受体拮抗；凝血酶受体拮抗；5-羟色胺

（5-HT）受体拮抗。

（二）药物分类

经典的抗血小板聚集药物主要分四类：血栓烷 A_2（thromboxane A_2，TXA_2）抑制剂、ADP（adenosine diphosphate）受体拮抗剂、磷酸二酯酶（phosphodiesterase，PDE）抑制剂和血小板膜糖蛋白Ⅱb/Ⅲa（glycoprotein，GPⅡb/Ⅲa）受体抑制剂（表 3-2-3）。

表 3-2-3　临床常用抗血小板药物

通用名	作用	副作用	作用机制	特殊注意事项
阿司匹林肠溶片	1. 具有抗血栓的作用，抑制血小板聚集，防止血栓形成，治疗和预防短暂性脑缺血发作、脑血栓、冠心病、心肌梗死、偏头疼、人工心脏瓣膜，以及动静脉瘘和其他手术后的血栓形成、血栓闭塞性脉管炎等 2. 是应用最广泛的解热、镇痛和抗炎药，也是作为比较和评价其他药物的标准制剂	1. 胃肠功能紊乱：最常见。表现为恶心、呕吐、腹痛，大剂量长期服用可引起胃炎、隐性出血，加重溃疡形成和消化道出血 2. 中枢神经不良反应：多在服用一定疗程后出现可逆性耳鸣、听力下降 3. 过敏反应：表现为哮喘、荨麻疹、血管神经性水肿或休克。多为易感者，服药后迅速出现呼吸困难，严重者可致死亡，称为阿司匹林哮喘。有的是阿司匹林过敏、哮喘和鼻息肉三联症，往往与遗传和环境因素有关 4. 肝、肾功能损害：与剂量大小有关，损害均是可逆性的，停药后可恢复	1. 是血栓烷A2（TXA2）抑制剂 2. 通过不可逆性抑制环氧化酶（cyclooxygenase，COX）。使血小板内花生四烯酸转化TXA2受阻，导致血小板释放和聚集抑制，阻止血栓形成	1. 个体间的差异可影响药物抑制血小板聚集的效果，并且阿司匹林抵抗与导致动脉粥样硬化因素（如糖尿病、高血脂和肥胖）有关，缓解这些因素可能有助于阿司匹林抵抗的减轻 2. 用本品的患者需外科手术时应停药 3. 肝损伤、有出血倾向患者慎用 4. 活动性溃疡病或其他原因引起的消化道出血，血友病或血小板减少症，有阿司匹林或其他非甾体抗炎药过敏史者，尤其是出现哮喘、神经血管性水肿或休克者禁止使用
硫酸氢氯吡格雷片	预防和治疗因血小板高聚集状态引起的心、脑及其他动脉的循环障碍疾病	偶见胃肠道反应（如腹痛、消化不良、便秘或腹泻）、皮疹、皮肤黏膜出血，罕见白细胞减少和粒细胞缺乏	为血小板聚集抑制剂，能选择性地抑制ADP与血小板受体的结合，随后抑制激活ADP与糖蛋白GPⅡb/Ⅲa复合物，从而抑制血小板的聚集。本品也可抑制非ADP引起的血小板聚集，不影响磷酸二酯酶的活性。可通过不可逆地改变血小板ADP受体，使血小板的寿命受到影响	1. 可引起外周血管扩张，故低血压患者应慎用 2. 与肝素合用可引起出血倾向。有出血倾向患者慎用
双嘧达莫	1. 可用于人工心脏瓣膜或人工血管移植术后预防血栓形成、心肌梗死后2级预防、周围血管病变、缺血性脑血管病、肾脏病变（Ⅰ型膜性增生性肾小球肾炎）等 2. 它还可用于改善微循环，加肝素以及口服抗凝血药的抗凝血作用。对血栓形成和弥散性血管内凝血有一定的预防效果 3. 该药还有抗病毒作用	可有乏力、头痛、眩晕、晕厥、胃肠道不适等，减量或停药后缓解	其主要机制为抑制磷酸二酯酶活性，提高血小板中cAMP含量，从而抑制血小板的聚集	1. 低血压患者慎用 2. 不能与其他药物混合注射 3. 服药期间，不宜饮茶及咖啡以免茶碱对抗腺苷作用，促进冠脉收缩 4. 由于双嘧达莫有可能导致发生冠状动脉"窃血"现象，反而使得冠状动脉缺血更加严重，故而已经不被推荐用于心绞痛

（三）用药护理

注意监测血小板及血栓弹力图等，其余护理措施参见本节抗凝药物"用药护理"部分。

四、溶栓药物

（一）药物概述

溶栓药物是指使无活性的纤维蛋白溶酶原转变成有活性的纤维蛋白溶酶，纤维蛋白溶酶迅速水解纤维蛋白和纤维蛋白原，导致血栓溶解的药物（表3-2-4）。主要用于各种血栓性疾病（如急性心肌梗死、脑梗死、肺静脉栓塞等）的治疗。

表 3-2-4 临床常用溶栓药物

通用名	主要适应证	主要副作用	药理特点	特殊注意事项
链激酶	1. 治疗血栓栓塞性疾病 2. 适用于心肌梗死早期治疗	1. 出血 2. 过敏反应 3. 寒战、发热、头痛 4. 血压降低	促使纤溶酶原转变为纤溶酶，迅速水解血栓中纤维蛋白，溶解血栓	不应与抗凝药物或抑制血小板聚集药合用
尿激酶	1. 治疗血栓栓塞性疾病 2. 适用于心肌梗死早期治疗	1. 出血 2. 过敏反应 3. 寒战、发热、头痛 4. 血压降低	没有抗原性，不引起过敏反应	不应与抗凝药物或抑制血小板聚集药合用
阿尼普酶	1. 治疗血栓栓塞性疾病 2. 适用于心肌梗死早期治疗	1. 出血 2. 过敏反应 3. 寒战、发热、头痛 4. 血压降低	具有选择性作用，全身纤溶作用弱	不应与抗凝药物或抑制血小板聚集药合用
瑞替普酶	1. 治疗血栓栓塞性疾病 2. 适用于心肌梗死早期治疗	出血	溶栓疗效高，见效快，耐受性好	不需要按体重调整给药剂量
组织型纤溶酶原激活剂	1. 肺栓塞 2. 急性心肌梗死	出血	溶栓作用强，对血栓有选择性，作用快，再灌注率高	不需要按体重调整给药剂量

（二）药物分类

1. 第一代纤维蛋白溶解药 链激酶、尿激酶。
2. 第二代纤维蛋白溶解药 组织型纤溶酶原激活剂、阿尼普酶。
3. 第三代纤维蛋白溶解药 雷特普酶。

（三）用药护理

1. 用药注意事项
（1）严格掌握溶栓疗法的适应证和禁忌证，药物现配现用。
（2）用药过程中，定期监测凝血时间、凝血酶原时间、血小板、纤维蛋白原含量。当出现异常时应及时停止溶栓疗法。
2. 不良反应防治护理
（1）出血：密切观察患者意识、颅内压增高症状和体征，溶栓前一定要控制血压。其余参见本节抗凝药物护理部分。
（2）其他少见的并发症有血压下降、发热、寒战、恶心、呕吐、头痛等。注意密切观察，报告医生对症支持处理，必要时停药。

（黄 宇）

第三节　血管活性药物

一、药物概述

血管活性药物（vasoactive agents）是指可以通过调节血管舒缩状态，改善血管功能，维持稳定的血流动力学从而保证重要脏器血流灌注的一类药物。血管活性药物分为血管加压药、血管扩张药、正性肌力药。血管活性药物临床应用广泛，在介入医学领域常用于心血管性疾病、休克的急救、血管造影、出血及肿瘤的栓塞性治疗。

二、药物分类

（一）血管加压药

血管加压药通过收缩皮肤、黏膜血管和内脏血管，增加外围阻力，使血压回升，从而保证重要生命器官的微循环血流灌注。临床应用以肾上腺素能受体兴奋药多见。常用于收缩血管的拟交感神经药有去甲肾上腺素、肾上腺素、多巴胺、间羟胺、异丙肾上腺素、甲氧明和多巴酚丁胺。

（二）血管扩张药

1. 以扩张静脉为主的药物　主要是硝酸酯类，如硝酸甘油和硝酸异山梨酯，主要作用是扩张静脉，使静脉容量增加，回心血量减少，降低心脏负荷，减轻肺水肿和呼吸困难症状。

2. 以扩张动脉为主的药物　常用药物如酚妥拉明，它通过阻断突触或 α1 和 α2 受体，引起血管扩张和血压降低，也能对抗肾上腺素和去甲肾上腺素引起的血管收缩反应产生拮抗作用。

3. 以扩张动脉、静脉的药物　硝普钠可扩张小动脉和小静脉，降低心脏前、后负荷，改善心力衰竭症状。

（三）正性肌力药

正性肌力药能选择性增强心肌收缩力，主要用于治疗心力衰竭。常用的有洋地黄类、非洋地黄类和儿茶酚胺类。洋地黄类：地高辛、毛花苷 C、毒毛花苷等；非洋地黄类：氨力农、米力农、依诺昔酮等；儿茶酚胺类：多巴胺等。

三、用药护理

1. 用药注意事项

（1）药物宜现配现用，使用前掌握各类血管活性药物的药理特点及输注要求，明确其适应证、禁忌证、配伍禁忌及主要不良反应。

（2）宜选择中心静脉通路输注，紧急情况下可选择外周大静脉输注。建议选择单独血管通路并使用注射泵进行输注。

（3）在输液瓶或注射器上醒目标注使用血管活性药物的名称、剂量、速度、使用时间等重要信息，并悬挂警示标识。

（4）应与医生确认预期治疗目标，使用前后及全程监测血压、心率及心律、呼吸、血氧饱和度。初始使用或剂量调整时，应每 5 ～ 15 分钟监测一次；稳定后至少每小时监测一次。

（5）应告知患者血管活性药物输注过程中的注意事项。使用血管扩张药物尤其不要突然改变体位或擅自下床。

（6）输注过程中密切观察用药效果和不良反应，观察注射泵的给药速度和剩余药量是否正常。

2. 不良反应防治护理　血管活性药物常见的不良反应可有头痛、头晕、胃肠道不良反应、心律失常、呼吸困难、高血压或直立性低血压等。严格遵循用药注意事项可减少不良反应的发生，一般减量或停药后症状可消失。部分药物易发生注射部位静脉炎或外渗，需尽可能选择中心静脉输注，如不得已使用外周静脉输注时，应积极采取预防静脉炎的相关措施。

3. 特殊血管扩张药物硝普钠使用的注意事项

（1）只宜静脉滴注。

（2）该药品对光敏感，溶液稳定性较差，溶液应新鲜配制。保存与应用不应该超过 24 小时。溶液内不能加入其他药品。新配制的溶液为淡棕色，如颜色变蓝、绿或暗红色，说明已与其他物质起反应，应舍弃重换。要采用避光输液器或者输液器要用铅箔、不透光材料包裹使其避光。

（3）药液有局部刺激性，谨防外渗，推荐自中心静脉输入。为按计划达到合理降压，最好使用输液泵，滴液速度每分钟按体重不应超过 10μg/kg，从小剂量开始。

（4）经治疗病情稳定，应缓慢撤药。患者同时使用其他降压药时，本品用量要减少。

（5）药物使用过程中，经常监测血压。长期大剂量使用硝普钠会出现硫氰化物蓄积中毒，若静脉滴注时间超过 72 小时需检测血中硫氰酸水平。

（6）脑血管或冠状动脉供血不足时，对低血压的耐受性降低，需慎用硝普钠。脑病或其他原因颅内压增高时，扩张脑血管可进一步增高颅内压。

（7）甲状腺功能减退或维生素 B_{12} 缺乏时，使用该药可加重病情。

（8）肺功能不全时，该药物可能加重低氧血症。代偿性高血压（如动静脉分流或动脉狭窄）时禁用本药物。

4. 特殊血管扩张药物尼莫地平使用的注意事项

（1）脑水肿及颅内压增高患者须慎用。

（2）尼莫地平的代谢产物具有毒性反应，肝功能损害应当慎用。

（3）同时应监测血压及心率，定期复查肝功能。尼莫地平可引起血压降低，在高血压合并蛛网膜下腔出血或脑卒中患者中，应注意减少或暂时停用降血压药物或减少尼莫地平的用药剂量。

（4）可产生假性肠梗阻，表现为腹胀、肠鸣音减弱，如出现症状应当减少用药剂量，注意观察患者的生命体征。

（5）避免与 β 受体阻滞剂或其他钙通道阻滞剂合用。

（黄　宇　莫　伟）

第四节　化疗药物

一、药物概述

化疗药物也称为细胞毒性药物，是指主要通过影响肿瘤细胞的核酸和蛋白质结构与功能，直接抑制肿瘤细胞增殖和诱导肿瘤细胞凋亡的药物。化疗药物通过作用在肿瘤细胞生长繁殖的不同阶段，抑制或杀死肿瘤细胞。其目的是阻止肿瘤细胞的增殖、浸润、转移并最终杀灭癌细胞。化疗药物内科治疗的给药方式主要是静脉，而在介入医学领域，化疗药物可以通过肿瘤供血动脉直接给药，结合肿瘤血管的栓塞治疗，大大提高了药物对肿瘤的杀伤效果且降低了全身不良反应。

二、药物分类

1. 按药物来源　一般分为六类：烷化剂、抗代谢药、抗生素、植物药（表 3-4-1）、激素及其他类型。

表 3-4-1　临床常用化疗药物

类型	药名	用量	主要副作用	特殊注意事项
烷化剂 细胞周期非特异性药物	顺铂	40~80mg	主要毒性作用为肾毒性和听力损害以及消化道反应，大剂量时出现骨髓抑制	1. 下列患者用药应特别慎重：既往有肾病史、造血系统功能不全、听神经功能障碍得用药前曾接受其他化疗或放射治疗以及非顺铂引起的外周神经炎等 2. 治疗前后、治疗期间和每一疗程之前应做如下的检查：肝功能、肾功能、全血计数、血钙以及听神经系统功能、神经系统功能等检查。此外，在治疗期间，每周应检查全血计数，才可重复下一疗程 3. 治疗期间与化疗后，男女患者均需严格避孕；治疗后若想受孕，需事先进行遗传学咨询 4. 顺铂与可能影响注意力集中、驾驶和机械操作能力 5. 本品应避免接触金属（如铝金属注射针器等） 6. 在化疗期间与化疗后，患者必须饮用足够的水
	卡铂	200~300mg	主要毒性作用为肾毒性和听力损害以及消化道反应，大剂量时出现骨髓抑制，比顺铂副反应明显减轻	1. 使用前后应检查血常规及肝、肾功能，治疗期间，应每周检查白细胞，血小板至少1~2次 2. 用药前后，严格监测患者的肾功能和血常规
	奥沙利铂	85mg/m²	胃肠道、血液系统以及神经系统反应	使用时宜用葡萄糖溶液溶解，患者尽量避免接触冷水、金属制品
	环磷酰胺	500~1000mg/m²	骨髓抑制反应较为常见，用药后血常规1~2周达最低值，3~5周可恢复，白细胞下降较血小板下降明显。常见食欲减退及恶心、呕吐、少见腹泻，可引起口腔炎，胃肠黏膜溃疡	本药的代谢产物对尿路有刺激性，应用时应给患者多饮水，大剂量应用时应给予尿路保护剂美司钠，利尿同时给予尿路保护剂美司钠，保持尿量2000~3000ml/d。近年研究显示，提高药物剂量强度，能明显增加疗效，当大剂量用药时，除应密切观察骨髓功能外，尤其要注意非血液学毒性（如心、肌炎、中毒性肝炎及肺纤维化等）。当肝肾功能损害，骨髓转移或既往接受多程化疗时，环磷酰胺的剂量应减少至治疗量的1/2~1/3。因为本品需在肝内活化，所以腔内给药无直接作用；环磷酰胺水溶液仅能稳定2~3小时，最好现配现用
抗代谢药 细胞周期非特异性药物	甲氨蝶呤		胃肠道反应主要为恶心、呕吐、腹泻，严重时有血便；对血小板也有一定影响，严重时可出现全血细胞下降，还有脱发、皮炎、色素沉着、间质性肺炎等	本品为橙黄色结晶或结晶性粉末，在水、乙醇中几乎不溶，在稀碱液中易溶，在稀碱溶液中微溶。甲氨蝶呤口服吸收迅速，空腹更完全，吸收完全，其浓度约为血浆浓度的4~8倍，肾脏、脾及皮肤药量亦较多，用药6小时内尿中排出41%，24小时内排出90%。临床适用于急性白血病、恶性葡萄胎、骨肉瘤、肺癌、头颈部癌、乳腺癌、绒毛膜上皮癌、宫颈癌、结肠癌等

类型	药名	用量	主要副作用	特殊注意事项
抗代谢药 细胞周期 非特异 性药物	氟尿嘧啶注射液	静脉注射：按体重一日 10～20mg/kg，连用 5～10 日，每疗程 5～7g（甚至 10g）	骨髓抑制和消化道反应	除单用本品较小剂量作为放射增敏剂外，一般不宜和放射治疗同用
	培美曲塞	规格为 0.1g 时：每支 100mg 药品用 4ml 的 0.9% 的氯化钠注射液（无防腐剂）溶解成浓度为 25mg/ml 的培美曲塞溶液 规格为 0.2g 时：每支 200mg 药品用 8ml 的 0.9% 的氯化钠注射液（无防腐剂）溶解成浓度为 25mg/ml 的培美曲塞溶液	神经障碍、运动神经元病、腹痛、肌酐升高、中性粒细胞减少性发热、无中性粒细胞减少性感染、变态反应/过敏和多形红斑；发生率≤1% 的临床相关的毒性反应包括室上性心律失常	有下列情况者慎用： 1. 肝功能明显异常 2. 感染、出血或发热超过 38℃者 3. 明显胃肠道梗阻 4. 脱水或酸碱、电解质平衡失调者 1. 肾功能下降的患者：对于肌酐清除率为 45ml/min 的患者，不应给予培美曲塞治疗 2. 骨髓抑制：培美曲塞可以引起骨髓抑制，包括中性粒细胞、血小板减少和贫血 3. 叶酸及维生素 B_{12} 的补充治疗：接受培美曲塞治疗时应接受叶酸和维生素 B_{12} 的补充治疗，可以预防或减少治疗相关的血液学或胃肠道不良反应
抗生素	多柔比星	20～80mg/m²	骨髓抑制、脱发、消化道反应、心脏毒性	静脉注射后其血药浓度迅速下降。药物多以原形从胆道排出，所以，胆道阻塞时用药量应酌减。动脉内给药的一次性剂量为 20～80mg/m²，灌注时间宜短，以保持较高的血药浓度，一般不超过 30 分钟
	表柔比星	浓度不超过 2mg/ml	骨髓抑制、脱发、消化道反应、心脏毒性	不可肌内注射和鞘内注射
	博来霉素	1. 动脉内给药： 将药物 5～15mg 溶于适量后 0.9% 氯化钠溶液或溶液，直接腕式动脉内注射或延续灌注 2. 静脉给药： 用 5～20ml 的 0.9% 氯化钠溶液或 5% 葡萄糖溶液 5ml 溶液，溶解 15～30mg 的药物，缓慢静脉滴入，如果明显发热时，则应减少药物单次使用量为 5mg 或更少，同时可以增加使用次数	1. 呼吸困难、咳嗽、胸痛、肺部啰音等 2. 手指、脚趾、关节处皮肤肥厚和色素沉着，引起趾甲变色脱落，脱发 3. 骨髓抑制作用有较轻微 4. 心电图改变、心包炎症状，但可自然消失，无长短期 5. 肝细胞脂肪浸润伴肝大 6. 少数患者有有食欲减退、恶心、少见呕吐、腹泻、口腔炎及口腔溃破 7. 治疗期间可出现肿瘤坏死引起的出血，应特别注意	以下情况禁用： 1. 对本品过敏者 2. 水痘患者 3. 白细胞计数低于 2.5×10⁹/L 者

续表

类型	药名	用量	主要副作用	特殊注意事项
植物药	长春新碱		引起神经系统毒性，主要表现为四肢麻木、感觉异常、腱反射消失；还可致便秘、麻痹性肠梗阻、脑神经麻痹，表现为上眼睑下垂及声带麻痹；患者用药后多感全身无力、疲乏，偶致脱发、恶心、呕吐；可见发热，偶致偏瘫以及各系统的永久性神经损害；静脉反复注射可致血栓性静脉炎	静脉注射后迅速分布至各组织，进入肝内较多，肿瘤组织亦可选择性地浓集药物；单独应用于实体瘤疗效不突出，但常为联合化疗的药物之一，与其他抗瘤药合用缓解期可明显延长
	依托泊苷	浓度每毫升不超过0.25mg	骨髓抑制、脱发、消化道反应、心脏毒性	1. 本品不宜静脉推注，静脉滴注时速度不得过快，至少半小时，否则容易引起低血压、喉痉挛等过敏反应 2. 不得作胸腔、腹腔和鞘内注射 3. 本品在动物中有生殖毒性及致畸，并可经乳汁排泄，孕妇及哺乳期妇女慎用 4. 用药期间应定期检查周围血常规和肝、肾功能 5. 本品稀释后马上使用，若有沉淀产生严禁使用

2. 按药物对细胞增殖周期不同时相的作用 分为两大类。

（1）细胞周期非特异药物：主要影响 DNA 分子的复制或功能，用于增殖细胞群的各期，如烷化剂、糖皮质激素及大部分抗癌抗生素。

（2）细胞周期特异性药物：仅对细胞增殖群的某一期有作用，主要包括作用于 M 期的长春新碱及作用于 S 期的抗代谢药等。

三、用药护理

1. 用药注意事项

（1）严格掌握化疗指征：穿刺活检确诊的术前新辅助化疗患者应尽快开始化疗，术后伤口愈合（一般术后 1 个月）后开始辅助化疗。

（2）化疗剂量确定：化疗前必须测量身高和体重，准确估算患者的体表面积。

（3）化疗前还应做到：①评估化疗前血常规及心、肝、肾功能检查结果；②为减少药物渗漏损伤组织，应建立中心静脉导管通路。

（4）溶媒选择：药品由于其化学结构性质等不同，一旦选择了错误的溶媒，就可能产生一系列变化，包括 pH 改变、沉淀、降解等，进而影响疗效，甚至导致严重不良反应。

（5）静脉滴速：化疗药物的给药速度取决于药物的有效血药浓度、局部组织浓度、药物不良反应等诸多因素。若滴速慢则不能达到有效药物浓度，抗瘤效果差，而有些药物滴速过慢，可导致组织分布更加广泛，半衰期延长，使药物不良反应增大。

（6）给药顺序：化疗方案的给药顺序应遵循以下三个原则。①药物相互作用原则。②细胞动力学原则：多数化疗药物对 G_0 期细胞的敏感性较差。故建议周期非特异性药物先用，周期特异性药物后用。③刺激性原则：非顺序依赖性药物联合化疗时，应先用对组织刺激性较强的药物，后用刺激性小的药物。因为治疗开始时静脉尚未受损，结构稳定，有耐受能力。

2. 不良反应防治护理

（1）消化道反应：恶心呕吐是最常见的不良反应。防治护理：①化疗前对患者及其家属进行恶心呕吐不良反应的健康教育，指导其对症状进行观察记录和采取相应的处理对策。②在肿瘤相关治疗开始前充分评估呕吐风险，制定个体化呕吐防治方案。主要考虑年龄，性别，既往妊娠呕吐史，低乙醇摄入史，既往化疗的呕吐情况，晕动病史，是否处于焦虑状态，既往对止吐药物的反应，是否使用过阿片类药物，是否存在完全或不完全肠梗阻，是否有前庭功能障碍，是否存在脑转移、电解质紊乱、尿毒症及肝功能异常等情况。在充分的风险评估之后再有针对性地给予止吐药物。

（2）骨髓抑制：①化疗前检查血常规及骨髓情况，严格掌握适应证。②化疗期间注意患者的血常规变化，如果白细胞 $< 4.0 \times 10^9/L$、血小板 $< 80 \times 10^9/L$ 要暂停化疗，并遵医嘱予对症处理，使用升白细胞、升血小板药物等。③加强保护性隔离、提高免疫力、防止感染等对症支持治疗，如饮食调整和中药调理。

（3）心脏毒性：常表现为心内传导紊乱和心律失常，极少数出现心包炎和急性左心衰竭。应该注意以下几点：①治疗前识别和评估发生心脏毒性的高风险人群并制定预防策略；②在化疗前给予心脏保护药物可以预防心脏毒性；③治疗中进行心脏毒性的动态监测和评估，拟定出现心脏毒性后的治疗措施；④蒽环类药物的心脏毒性有急性、慢性和迟发性，治疗完成后还要继续进行心脏毒性监测和评估（无症状的高风险患者，需要在治疗结束后 6～12 个月行超声心动图检查）。

（4）肝毒性：伴有或不伴有乏力、食欲减退、肝区胀痛及上腹部不适等消化道症状，胆汁淤积明显者可出现全身皮肤黄染，少数患者可有发热、皮疹、嗜酸性粒细胞增多和关节痛等过敏表现。化疗期间密切监测肝功能，注意合并用药对肝脏的影响；合并病毒性肝炎者，监测病毒载量，必要时进行抗病毒治疗；对有肝脏基础病变的患者可以考虑预防性使用肝病治疗药物，出现肝损害给予积极治疗；化疗后注意随访监测。

（黄　宇）

第四章 介入诊疗疾病常见危急值及处置

第一节 血液化验危急值

血液化验危急值是临床工作中常见的危急值，本节主要介绍介入诊疗相关疾病常见的化验危急值的临床意义和基本的护理措施，具体的处理还需结合每个患者的诊断和病情综合分析（表 4-1-1 ～表 4-1-6）。

表 4-1-1　血常规化验危急值处置

项目	正常值	危急值	临床意义	护理措施
红细胞 RBC	成年男性：$(4.0 \sim 5.5) \times 10^{12}/L$ 成年女性：$(3.5 \sim 5.0) \times 10^{12}/L$ 新生儿：$(6.0 \sim 7.0) \times 10^{12}/L$	—	1. 红细胞增多常见于严重的慢性心、肺疾病，以及携氧能力低的异常血红蛋白病等 2. 红细胞减少见于各种贫血	卧床休息，监测生命体征变化，协助医生查找原因，积极治疗原发病
白细胞 WBC	成人：$(4 \sim 10) \times 10^{9}/L$ 新生儿：$(15 \sim 20) \times 10^{9}/L$ 6 个月～ 2 岁：$(11 \sim 12) \times 10^{9}/L$	$< 2 \times 10^{9}/L$	多见于感染、血液系统疾病、物理化学因素损伤、自身免疫性疾病、单核 - 吞噬细胞系统亢进等。有引发严重致命性感染的可能，甚至引发败血症	给予保护性隔离措施，积极预防和控制感染，做好空气消毒，遵医嘱给予免疫抑制剂、升白细胞药和停用骨髓抑制作用的化疗药物等
		$> 50 \times 10^{9}/L$	多见于急性感染、严重的组织损伤、急性大出血、急性中毒、白血病及恶性肿瘤等	给予保护性隔离措施，防治感染和出血，协助医生做好骨髓穿刺等相关检查的准备
血红蛋白 Hb	成年男性：$120 \sim 160g/L$ 成年女性：$110 \sim 150g/L$ 儿童：$120 \sim 140g/L$ 新生儿：$170 \sim 200g/L$	$< 50g/L$	常见于急性大量失血或慢性严重贫血，随时有休克、多脏器功能障碍综合征的可能	密切监测生命体征变化，血压、脉搏、呼吸、心率等，观察引流液颜色、量，注意有无活动性出血。遵医嘱给予补液、输血、止血等治疗措施
		$> 200g/L$	常见于红细胞增多症。可有血栓形成或器官梗死的风险，亦可有出血风险	密切监测生命体征变化，遵医嘱做好放血治疗准备
血小板 PLT	$(100 \sim 300) \times 10^{9}/L$	$< 50 \times 10^{9}/L$	常见于再生障碍性贫血、放射性损伤、急性白血病、原发性血小板减少性紫癜、上呼吸道感染、脾大、血液稀释等。严重时会有自发性出血倾向，可导致颅内出血、消化道出血等严重并发症	严密监测生命体征，卧床休息，避免磕碰、受伤、劳累、情绪激动等，遵医嘱给予输注血小板或升血小板药物治疗，同时针对病因进行治疗
		$> 800 \times 10^{9}/L$	常见于骨髓增生性疾病，急性感染、急性溶血、脾脏切除术后、某些癌症等。极易出现血栓并发生命危险	密切监测生命体征，针对不同血栓性疾病给予护理措施，同时积极治疗原发病

注："—"表示未界定危急值

表 4-1-2　凝血功能化验危急值处置

项目	正常值	危急值	临床意义	护理措施
凝血酶原时间 PT	男性为 11～13.7 秒 女性为 11～14.3 秒	＜8 秒	多见于血栓前高凝状态和血栓性疾病、长期口服避孕药、先天性凝血因子 V 增多症等。血栓性疾病发生风险高	密切监测生命体征，卧床休息，遵医嘱给予抗凝、抗聚治疗，积极治疗原发病
		＞30 秒	见于先天性或继发性凝血因子 Ⅱ、V、Ⅶ、Ⅹ 缺乏症和低（无）纤维蛋白原血症、获得性肝病、弥散性血管内凝血、原发性纤溶症、维生素 K 缺乏症或使用抗凝剂等，可有严重的出血倾向。临床上应用抗凝剂（如肝素、华法林等），应密切监测该指标	密切监测生命体征，卧床休息，立即停止抗凝血药物（如肝素、华法林）及抗血小板聚集药物，注意有无出血征象，避免磕碰、受伤、劳累、情绪激动等，必要时遵医嘱给予输注凝血因子、血小板、冷冻血浆等治疗。积极治疗原发病
活化部分凝血活酶时间 APTT	31.5～43.5 秒	＜20 秒 成人及儿童＞75 新生儿＞90	多见于高凝状态、血栓栓塞性疾病、心脑血管病变、肺梗死和深静脉血栓形成等	密切监测生命体征，卧床休息，遵医嘱给予抗凝药物治疗，去除病因及诱因
			多见于血浆 Ⅷ、Ⅸ、Ⅺ 因子含量严重减少，即重症甲、乙、丙型血友病，也见于凝血酶原和纤维蛋白原明显减少时。严重时会有自发性出血倾向，可导致颅内出血、消化道出血等严重并发症	密切监测生命体征，卧床休息，立即停止抗凝药物及抗血小板聚集药物，严密观察有无出血征象，避免磕碰、受伤、劳累、情绪激动等，去除病因及诱因，必要时遵医嘱给予输注凝血因子、血小板、冷冻血浆等治疗
纤维蛋白原（FBG）	2～4g/L	＜1g/L	见于弥散性血管内凝血和肝脏疾病等，为临床溶栓治疗时常用的监测指标，宜控制在 0.7～1.0g/L	注意有无出血倾向，遵医嘱输注纤维蛋白原、冷沉淀、冷冻血浆等。积极治疗原发病
			见于高凝状态、休克、大手术后、血栓形成和动脉粥样硬化等	遵医嘱积极治疗原发病，戒烟、禁酒、规律清淡饮食和适量运动等
D- 二聚体	＜0.5mg/L	＞0.5mg/L	见于血管内血栓形成、肺栓塞、深静脉血栓形成、弥散性血管内凝血、外科术后、恶性肿瘤、长期卧床等。D- 二聚体是诊断静脉血栓、溶栓监测及弥散性血管内凝血的重要指标，具有一定的临床诊断价值	遵医嘱应用抗凝药物治疗，预防血栓形成。建议进行下肢深静脉超声检查，以及上肢深静脉血栓的检查，明确有无肢体深静脉血栓形成

表 4-1-3　电解质化验危急值处置

项目	正常值（mmol/L）	危急值（mmol/L）	临床意义	护理措施
钾（K）	3.5～5.5	＜2.8	见于钾丢失过多或摄入不足，如呕吐腹泻、禁食胃肠引流，服用排钾利尿剂，还有碱中毒、心功能不全等。易于导致心律失常、麻痹性肠梗阻、乏力、嗜睡甚至昏迷，严重时可因室性心动过速、心室颤动等导致死亡	密切监测生命体征变化，绝对卧床休息，动态复查心电图，备除颤仪，立即停用排钾药物，遵医嘱给予补钾治疗，去除病因
		＞6.0	见于急性或慢性肾衰竭、肾上腺皮质功能低下及应用保钾利尿剂等导致钾排出量减少，或高钾饮食、输注过多含钾液体等，溶血、挤压伤、组织缺氧、胰岛素缺乏等。可出现呼吸肌麻痹、严重心律失常而导致心跳、呼吸骤停	密切监测生命体征变化，立即停用含钾食物及药物，遵医嘱应用葡萄糖酸钙、葡萄糖＋胰岛素、呋塞米等药物降低血钾浓度，必要时给予血液透析治疗
钠（Na）	135～145	＜125	见于钠丢失过多或摄入不足，如呕吐、腹泻、胃肠引流、严重肾盂肾炎、肾皮质功能不全、糖尿病、抗利尿激素应用过多，大量出汗只补充水分，大面积烧伤、创伤等。严重时可导致脑水肿而危及生命	监测生命体征变化，卧床休息，保持呼吸道畅通，限制水分摄入，遵医嘱利尿，必要时输注高渗盐水

续表

项目	正常值 (mmol/L)	危急值 (mmol/L)	临床意义	护理措施
钠（Na）	135～145	＞160	多由水分丢失所致。表现为神志先兴奋后抑郁、淡漠、肌无力、肌张力增高、腱反射亢进，甚至抽搐、昏迷而死亡，可出现颅内出血，颅内血栓形成等	监测生命体征变化，卧床休息，防跌倒、防坠床、防误吸，保持呼吸道畅通，停止输入含钠药物和食物，定时复测电解质。积极治疗原发病
钙（Ca）	135～145	＜1.5	见于甲状旁腺功能减退，体内维生素D缺乏，使钙吸收障碍，慢性肾炎尿毒症，严重肝炎，长期低钙饮食或吸收不良。可出现神经肌肉痉挛，如手足抽搐、喉痉挛等。严重者可导致心室颤动等心律失常而死亡	密切监测生命体征变化，绝对卧床休息，保持呼吸道通畅，备除颤仪，补充钙剂，积极治疗原发病
		＞3.5	见于甲状旁腺功能亢进、维生素D过多症、多发性骨髓瘤等。可出现神志不清或昏迷，易出现心律失常而导致死亡	卧床休息，增加尿钙排泄，必要时给予血液透析治疗，积极治疗原发病

表 4-1-4　肾功能化验危急值处置

项目	正常值	危急值	临床意义	护理措施
尿素氮（N）	2.86～7.14mmol/L	＞30mmol/L	常见急性肾小球肾炎、肾病晚期、肾衰竭、慢性肾盂肾炎、中毒性肾炎等	监测生命体征变化，记录出入水量，限制蛋白质摄入，积极治疗原发病
肌酐（Cre）	44～143μmol/L	＞650μmol/L	见于急性肾损伤或肾衰竭	监测生命体征变化，记录出入水量，限制液体量，立即停用肾毒性药物，防治高血钾、代谢性酸中毒、急性心力衰竭等并发症

表 4-1-5　心功能化验危急值处置

项目	正常值	危急值	临床意义	护理措施
血清肌钙蛋白 I	＜0.1μg/ml	＞0.5μg/ml	是诊断急性心肌梗死及心肌坏死的敏感标志物	监测生命体征变化，绝对卧床休息，避免劳累、情绪激动，保持环境安静，动态复查心电图，必要时给予急诊手术、介入治疗
N 末端前脑钠肽 BNP	＜100pg/ml	＞400pg/ml	见于急性心力衰竭或慢性心力衰竭的严重状态	监测生命体征变化，绝对卧床休息，避免劳累、情绪激动，保持环境安静，动态复查心电图，遵医嘱应用急救药物

表 4-1-6　其他常见血液化验危急值处置

项目	正常值	危急值	临床意义	护理措施
血糖（Glu）	空腹：3.9～6.1mmol/L 餐后：＜11.1mmol/L	＜2.8mmol/L	常见于胰岛细胞瘤、糖代谢异常、严重肝病、垂体功能减退、肾上腺功能减退等。严重时可出现意识模糊、昏迷，甚至死亡	卧床休息，保持呼吸道通畅，注意生命体征变化，使用胰岛素者立即停用胰岛素，遵医嘱给予葡萄糖等药物治疗，动态监测血糖，积极治疗原发病
		＞28.0mmol/L	见于糖尿病、慢性胰腺炎、心肌梗死、甲状腺功能亢进。易发生高渗性糖尿病昏迷，酮症酸中毒而导致多器官功能衰竭，甚至死亡	保持呼吸道通畅，注意生命体征变化，控制血糖，动态监测血糖变化，维持酸碱平衡，去除病因和诱因
血氨	10～47μmol/L	—	血氨升高，见于肝脏疾病、门静脉压过高、肠道蛋白质腐败等。肝功能衰竭时肝合成尿素能力下降。门体静脉侧支循环开放，肠道产氨增多直接进入体循环，使血氨增高	卧床休息，监测生命体征和意识改变，防跌倒、防坠床，保持呼吸道通畅。去除加重或诱发肝病的因素，及时控制感染，纠正水、电解质和酸碱平衡紊乱，保持大便通畅，减少肠内毒物的生成和吸收。应用降氨药物，如谷氨酸钾和谷氨酸钠

续表

项目	正常值	危急值	临床意义	护理措施
血培养	未见细菌生长	见细菌生长,为阳性	血培养阳性,常见的革兰氏阴性菌有痢疾杆菌、伤寒杆菌、大肠埃希菌、变形杆菌、铜绿假单胞菌、百日咳杆菌、霍乱弧菌及脑膜炎双球菌等。常见的革兰氏阳性菌有金黄色葡萄球菌、链球菌、肺炎双球菌、炭疽杆菌、白喉杆菌、破伤风杆菌等	卧床休息,注意生命体征变化,高热者遵医嘱应用药物降温和物理降温,根据血培养细菌种类和药敏试验规范抗感染治疗

注:"—"表示未界定危急值

（李玉莲）

第二节　心电图危急值

心电图危急值是指危及患者生命的心电图表现,可导致严重的血流动力学异常,甚至威胁患者生命。本节介绍的心电图危急值主要包括疑似急性冠脉综合征、严重快速心律失常、严重缓慢性心律失常、电解质紊乱所致心律失常等,是介入诊疗中较常见的临床急危重症,应做到及时识别、早诊断,配合医生实施紧急救治。

一、疑似急性冠脉综合征

1. 常见危急值报告　①首次发现疑似急性心肌梗死。②疑似再发急性心肌梗死。

2. 紧急处置

（1）一般处理:患者立即绝对卧床休息,予以上氧、心电监测,监测心率、心律、血压等生命体征的变化。安抚患者,消除紧张焦虑情绪,必要时遵医嘱给予镇痛、镇静治疗。

（2）遵医嘱药物治疗:①抗心肌缺血。如硝酸酯类药物、β受体阻滞剂等。②抗血小板聚集。排除禁忌证者,应尽早予以阿司匹林、氯吡格雷等药物。③抗凝。若无明显禁忌证,均应予以抗凝治疗。④调脂。无禁忌证者,均应尽早使用他汀类药物降脂治疗。

（3）冠状动脉血运重建术:①介入治疗。无血运重建禁忌证者,均应尽早行冠状动脉造影检查,了解冠脉病变情况后酌情行冠状动脉血运重建。②冠状动脉旁路搭桥术。适用于病变严重、有多支血管病变和左心功能不全的患者。

二、严重快速心律失常

1. 常见危急值报告　①心室扑动、心室颤动。②室性心动过速,心室率＞150bpm,持续时间≥30s或持续时间不足30s伴血流动力障碍。③尖端扭转型室性心动过速,多形性室性心动过速,双向性室性心动过速。④各种类型室上性心动过速,心室率≥200bpm,伴血流动力学障碍。⑤心房颤动伴心室预激,最短RR间期≤250ms。

2. 紧急处置

（1）根据快速心律失常的类型,采取不同的措施,积极治疗原发病。

（2）如甲状腺功能亢进、严重的贫血、感染等疾病所导致快速心律失常,原则上一边治疗原发病,一边遵医嘱应用控制心率的药物,比如β受体阻滞剂等。

（3）阵发性室上性心动过速急性发作时,可选择药物控制复律或电复律,必要时可施行介入射频消融术根治。

（4）心房扑动、心房颤动若发作时长超过48小时,建议施行抗凝治疗,必要时选择电复律或射频消融手术。

（5）室性心动过速、心室颤动,一旦发生,则需紧急电复律除颤,同时治疗原发病,预防再发。

三、严重缓慢性心律失常

1. 常见危急值报告 ①严重心动过缓（心室率小于 35 次 / 分）、高度及三度房室传导阻滞。②长 RR 间期伴症状≥ 3.0 秒；无症状≥ 5.0 秒。

2. 紧急处置 起搏治疗是严重缓慢性心律失常的主要治疗方式。对恶性缓慢性心律失常（如遗传性心律失常）反复出现室性心动过速、心室颤动，可在患者体内置入自动转复除颤器，以挽救患者生命。

四、电解质紊乱所致心律失常

1. 常见危急值报告 ①提示严重低钾血症心电图表现（QT/QT-u 间期显著延长、出现快速心律失常，并结合临床实验室检查）。②提示严重高钾血症的心电图表现（窦室传导，并结合临床实验室检查）。

2. 紧急处置

（1）低血钾紧急处置：遵医嘱口服或静脉药物补钾，病情允许者多食含钾高的食物。

（2）高血钾紧急处置：①药物治疗：钙剂，静脉推注 10% 葡萄糖酸钙溶液，可降低心肌细胞膜兴奋性，拮抗高血钾导致的心肌毒性反应。排钾利尿剂，如呋塞米。静脉滴注 5% 葡萄糖溶液加胰岛素，促进钾离子向细胞内转移。②限制血钾摄入，避免进食富含钾的食物，如香蕉、橘子等。③必要时行血液透析治疗。

（李玉莲）

第三节 影像学危急值

影像学检查主要包括放射科的 X 线检查、CT、MRI、CTA 以及超声科各部位检查，通常报告危急值时最基本的护理措施包括心电监护、给氧、建立静脉通路及病情观察等。本节主要介绍常见的可以介入诊疗干预的影像学危急值和紧急情况下最有针对性的处置与护理措施。

一、放射科危急值

（一）循环系统

1. 常见危急值报告 ①急性主动脉综合征。②有破裂风险的真性动脉瘤：腹主动脉瘤直径 3 ～ 5cm 伴有疼痛症状或者瘤体大于 5cm。③急性大动脉栓塞。④急性心脏压塞。⑤室壁瘤。⑥各种原因导致的血管损伤，包括假性动脉瘤、活动性出血等。

2. 紧急护理处置 ①立即绝对卧床休息，上氧、上心电监测，监测血压、心率、血氧等生命体征的变化，注意有无胸痛、胸闷等症状，预防心源性休克或心搏骤停的发生。②诊断明确者，遵医嘱予以镇静、镇痛治疗。③药物支持治疗。急性主动脉综合征、有破裂风险的大动脉瘤给予药物降压、控制心率；急性大动脉栓塞，尽早给予溶栓治疗。④必要时行急诊介入手术或外科手术治疗。

（二）神经系统

1. 常见危急值报告 ①脑出血。②蛛网膜下腔出血。③脑疝。④急性大面积脑梗死。

2. 紧急护理处置 ①立即绝对卧床休息，上氧、上心电监测，保持气道通畅，必要时行机械通气。出血性脑卒中无禁忌证者，予以床头抬高，预防呕吐窒息，备吸引器。密切观察生命体征、意识及瞳孔的变化。②遵医嘱有效控制血压，避免血压急剧下降或升高。③颅高压时，快速静脉给予甘露醇、甘油果糖等高渗液体降颅压。④缺血性脑卒中时，尽早遵医嘱给予抗凝、抗聚药物治疗。⑤必要时行急诊介入手术或外科手术治疗。

（三）呼吸系统

1. 常见危急值报告 ①气管、支气管异物。②张力性气胸或气胸致肺压缩≥ 50%。③肺动脉栓塞。④双肺弥漫性肺水肿或急性呼吸窘迫综合征（ARDS）。

2. 紧急护理处置　①绝对卧床休息，上氧、上心电监测，保持气道通畅，必要时行机械通气。注意观察血氧、呼吸、血压、脉搏、血气分析值等变化，有无胸闷、气促、颈静脉怒张等症状。②开放性气胸应立即封闭伤口，严重气胸应及时行胸腔穿刺引流，促进肺复张。肺动脉栓塞应尽早行溶栓治疗。③双肺弥漫性肺水肿者，取端坐位，利尿，积极治疗原发病。④必要时行急诊介入手术或外科手术治疗。

■（四）消化系统

1. 常见危急值报告　①消化道穿孔。②绞窄性肠梗阻。③肝、脾、肾等器官破裂。

2. 紧急护理处置　①绝对卧床休息，上氧、上心电监测，保持气道通畅。注意观察血压、脉搏、呼吸、尿量等变化，有无压跳、反跳痛、腹肌紧张等腹膜炎征象。严防出血性和感染性休克的发生。②嘱患者禁饮禁食，必要时行胃肠减压。③开通静脉通路，遵医嘱予以止血、抑酸、补液、升压、抗感染等药物治疗。④必要时行急诊介入手术或外科手术治疗。

二、超声科危急值

■（一）循环系统

1. 常见危急值报告　①大面积心肌坏死。②大量心包积液合并心脏压塞。③心脏增大合并急性心力衰竭。④心脏破裂。⑤心腔内发现游离血栓。⑥急性主动脉综合征。⑦有破裂风险的真性动脉瘤：腹主动脉瘤直径 3 ～ 5cm 伴有疼痛症状或者瘤体大于 5cm。⑧急性动、静脉栓塞（下肢静脉游离血栓形成）。⑨各种原因导致的血管损伤，包括假性动脉瘤、活动性出血等。

2. 紧急护理处置　同放射科危急值（循环系统）紧急护理处置。

■（二）呼吸系统

1. 常见危急值报告　肺栓塞。

2. 紧急护理处置　①绝对卧床休息，上氧、上心电监测，保持气道通畅，必要时行机械通气。注意观察血氧、呼吸、血压、脉搏、血气分析值等变化，有无胸闷、气促、胸痛等症状。②尽早行溶栓治疗，必要时行急诊介入手术或外科手术治疗。

■（三）消化系统

1. 常见危急值报告　①急性创伤见腹腔积液，疑似肝、脾或肾等内脏器官破裂出血。②急性胆囊炎考虑胆囊化脓并急性穿孔。③急性化脓性胆道梗阻。④急性坏死性胰腺炎。⑤消化道穿孔、急性肠梗阻。

2. 紧急护理处置　同放射科危急值（消化系统）紧急护理处置。

■（四）生殖系统

1. 常见危急值报告　①怀疑异位妊娠破裂并腹腔内出血。②晚期妊娠出现羊水过少、心率过快（＞ 160 次 / 分）或过慢（＜ 110 次 / 分）。③子宫破裂。④胎盘早剥、前置胎盘并活动性出血。⑤胎儿心跳停止。

2. 紧急护理处置　①绝对卧床休息，上氧、心电监测，保持气道通畅。注意观察血压、脉搏、尿量等变化，预防出血性休克的发生。②开通静脉通路，遵医嘱予以止血、补液、升压、抗感染治疗。③予以保胎治疗，必要时紧急行剖宫产术。出血量大且难以控制时，必要时行急诊介入止血或外科手术治疗。

（李玉莲）

第二篇 常见疾病介入护理

第五章 循环系统疾病介入护理

第一节 冠状动脉粥样硬化性心脏病

【案例导入】

唐某，男，52岁，因胸痛伴左侧肩背部放射痛5小时入院。

患者诉5小时前突发胸痛，呈胸前区持续压榨性疼痛，休息后不缓解，伴肩背部放射痛、头晕、出汗、胸闷、气促，有恶心、呕吐，呕吐物为胃内容物，全身乏力及咽部不适，无畏寒发热、腹痛腹胀、黑矇视物模糊等不适。起病以来，饮食、睡眠一般，精神紧张，大小便正常，体重无明显减轻。

患者汉族，初中文化，自由职业，离异，独居，育有1子1女，家庭情况一般，居民医保，吸烟20余年，未戒烟，每天20支，饮酒10余年，每日50ml白酒，无过敏史。

体格检查：入院测T 36.5℃，P 92次/分，R 20次/分，BP 128/79mmHg，神志清楚，精神欠佳。双肺呼吸音清，未闻及明显干、湿啰音，心音可，各瓣膜区未闻及心脏病理性杂音及心包摩擦音。

辅助检查：心电图提示窦性心律不齐，异常Q波；V_3、V_4、V_5导联ST段呈弓背抬高。心脏彩超：EF：62%，左心室舒张功能减退，收缩功能尚可。肌钙蛋白：9.2ng/ml，CK-MB：22.4U/L，甘油三酯：2.1mmol/L，总胆固醇：5.68mmol/L，高密度脂蛋白：1.15mmol/L，低密度脂蛋白：4.21mmol/L。

初步诊断：①冠心病；②急性前壁心肌梗死。拟尽快完善相关检查后行冠状动脉造影术，必要时行介入手术。

请思考：

1. 该患者主要的护理问题有哪些？
2. 冠状动脉介入治疗术后严重的并发症有哪些，如何护理？
3. 患者病情稳定后准备出院，如何给予用药指导？

一、疾病概述

冠状动脉粥样硬化性心脏病（coronary atherosclerotic heart disease）指冠状动脉发生粥样硬化引起管腔狭窄或闭塞，导致心肌缺血缺氧或坏死而引起的心脏病，简称冠心病（coronary heart disease，CHD），也称缺血性心脏病。

根据其发病特点和治疗原则的不同分为两大类：①慢性冠状动脉病（chronic coronary artery disease，CAD），也称慢性心肌缺血综合征（chronic myocardial ischemia syndrome）：包括稳定型心绞痛、缺血性心肌病和隐匿性冠心病等。②急性冠状动脉综合征（acute coronary syndrome，ACS）：包括不稳定型心绞痛（unstable angina，UA）、非ST段抬高型心肌梗死（non-ST-segment elevation myocardial infarction，NSTEMI）和 ST 段抬高型心肌梗死（ST-segment elevation myocardial infarction，STEMI）。

冠状动脉血供发生急剧减少或中断，造成相应的心肌严重而持久的缺血导致心肌坏死即为急性心肌梗死（acute myocardial infarction，AMI），分为 ST 段抬高型心肌梗死和非 ST 段抬高型心肌梗死，属急性冠脉综合征中的严重类型。其症状与梗死的血管部位、大小、侧支循环情况密切相关。

因冠状动脉介入围术期护理措施基本一致，本节以急性心肌梗死为例介绍。

二、专科检查与护理

1. 实验室检查　血常规、出凝血时间、血型、凝血酶原时间、肝功能、肾功能、血糖、血脂、电解质、血清心肌坏死标志物、脑钠肽等。

2. 心电图检查　常规心电图、运动负荷试验、动态心电图等有助于冠心病的判断、定位、范围、病情的估计演变和预后。

3. 影像学检查

（1）心脏超声检查：M 型超声心动图、二维超声心动图、多普勒超声心动图、实时三维心脏超声等，有助于了解心室壁的运动和左心室的功能，诊断室壁瘤和乳头肌功能失调，检测心包积液及室间隔穿孔等并发症。

（2）冠状动脉造影：是目前公认的冠心病检查的金标准，可提供冠状动脉病变的部位及狭窄程度的预估信息，对冠心病的治疗至关重要。冠状动脉狭窄根据直径变窄百分率分为四级。① Ⅰ级：25%～49%。② Ⅱ级：50%～74%。③ Ⅲ级：75%～99%（严重狭窄）。④ Ⅳ级：100%（完全闭塞）。一般认为管腔直径减少 70%～75% 或以上会严重影响血供。

4. 护理配合　心电图和心脏超声检查前，不宜剧烈运动，宜在安静情况下检查，同时注意不宜空腹及暴饮暴食，以免影响检查结果。冠状动脉造影护理配合参见本节介入手术术前、术中、术后护理。

三、对症支持护理

1. 缓解胸痛

（1）休息：急性期 12 小时内卧床休息，保持环境安静，限制探视。

（2）给氧：鼻导管给氧，氧流量 2～5L/min，增加心肌氧的供应，减轻缺血和疼痛。

（3）止痛治疗：遵医嘱应用硝酸酯类药物扩张冠状动脉血管以缓解胸痛，严密监测血压的变化，下壁心肌梗死、可疑右心室心肌梗死或明显低血压患者（收缩压低于 90mmHg）应慎用。必要时遵医嘱给予吗啡或哌替啶止痛，注意有无呼吸抑制等不良反应及镇痛效果的观察。

（4）遵医嘱及时实施再灌注治疗（如溶栓治疗）或 PCI 术。

2. 预防心律失常

（1）严密观察心电监测，及时发现心率及心律的变化。

（2）监测电解质和酸碱平衡状况。

（3）准备好急救药物和抢救设备，如除颤仪、临时起搏器等，做好随时抢救准备。如发现频发室性期前收缩，成对出现或呈非持续性室性心动过速，多源性或 RonT 现象的室性期前收缩及严重的房室传导阻滞时，应立即通知医生，遵医嘱使用利多卡因等药物。如发生室性心动过速、心室颤动，应首选直流电电击除颤；若出现高度房室传导阻滞、心动过缓低血压综合征宜用阿托品等治疗，无效则安装临时起搏器治疗。

3. 预防心力衰竭

（1）严密观察患者有无呼吸困难、咳嗽、咳痰、少尿、颈静脉怒张、低血压、心率加快等，听诊肺部有无湿啰音。

（2）避免情绪激动、饱餐、用力排便等可加重心脏负担的因素。

（3）必要时做好有创血流动力学监测，一旦发生心力衰竭，则按心力衰竭进行护理。

4. 防治低血压及休克　动态观察患者有无血压下降，是否伴有烦躁不安、面色苍白、皮肤湿冷、脉细而快、大汗淋漓、少尿、神志迟钝，甚至晕厥。如发现患者有血压下降趋势应及时汇报医生，遵医嘱给予升压、补液等处理。

5. 防治血栓　遵医嘱应用抗血小板、抗凝药物，注意用药个体化、有无出血等不良反应。严格遵医嘱按时按量服药，严禁擅自停药、增减药量或变换其他药物。

6. 舒适护理　冠心病患者病情未稳定前应卧床休息，保持环境安静，减少探视，防止不良刺激。病情稳定后可逐渐开始康复活动，对病情较为严重，有并发症的患者，卧床时间应适当延长。

7. 饮食指导　由流质、半流质饮食，逐步过渡到普通饮食。应选择清淡、易消化的食物，并做到少食多餐，避免饱餐、刺激性食物，禁烟酒。多食用粗纤维食物，适量补充水分，保持大便通畅。

8. 心理支持　主动告知患者疾病进展、治疗等相关信息，及时解释监护仪器等设备的作用和注意事项。给予心理安慰，态度和蔼亲切，运用娴熟的护理技术给患者提供安全感，对特别焦虑、紧张的患者，可允许家属探视甚至陪伴，适当收听轻缓音乐。

四、介入手术方法

冠状动脉造影术＋经皮冠状动脉腔内成形术＋冠状动脉支架置入术（CAG+PTCA+PCI）：经桡动脉（最常用）、肱动脉或股动脉穿刺，在DSA引导下将造影导管送至主动脉根部，分别插入左、右冠状动脉口，注入对比剂使冠状动脉及其主要分支显影，明确狭窄部位后（图5-1-1），予球囊扩张术、支架置入术（图5-1-2），复查造影见血管狭窄消失，远端血供恢复，拔除导管，穿刺部位予压迫止血、加压包扎。

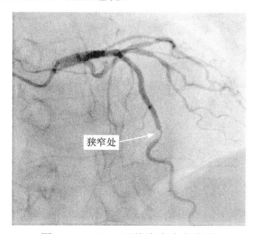

图 5-1-1　DSA 示前降支中段狭窄

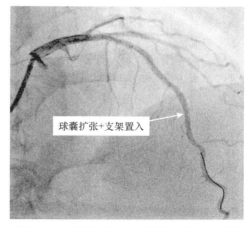

图 5-1-2　球囊扩张＋支架置入后 DSA 图像

五、术前护理

1. 参见第一篇第二章第三节中"一、血管性介入诊疗围术期护理要点"的"术前护理"部分。

2. 术前口服血小板聚集药物。行急诊 PCI 者，遵医嘱服用负荷剂量的阿司匹林（300mg）和氯吡格雷（300～600mg）或替格瑞洛（180mg）。

3. 行桡动脉穿刺者，术前应行血管通畅试验，即 Allen 试验。方法：让患者用力握拳，将手中的血液驱至前臂，检查者用双手拇指分别压住前臂远端的尺、桡动脉，不让血流通过，让患者伸展手，这时患者手部苍白，然后放开压迫的尺动脉，让血流通过，则全手迅速变红。重复上述试验，然后放开压迫的桡动脉，让血流通过，则全手也迅速变红。如果放开尺动脉或桡动脉压迫后，手部仍苍白则表示该动脉有病变。

六、术中护理

1. 参见第一篇第二章第三节中"一、血管性介入诊疗围术期护理要点"的"术中护理"部分。

2. 防治心律失常。导管定位时、造影时、球囊扩张和可能出现再灌注心律失常时，备好除颤仪和急救药物，如利多卡因、胺碘酮、阿托品等。如心律及血压有异常变化，立即报告医生并采取有效措施。出现再灌注性心律失常可遵医嘱应用胺碘酮、利多卡因、普萘洛尔等药物对抗。

七、术后护理

1. 参见第一篇第二章第三节中"一、血管性介入诊疗围术期护理要点"的"术后护理"部分。

2. 病情观察 密切关注患者胸痛、胸闷、呼吸困难等症状，倾听患者主诉，记录发作的程度及频次。

3. 饮食指导 低盐低脂清淡饮食，保持大便通畅，不宜进食牛奶、豆制品等胀气食物。指导患者合理饮水，术后 4 小时尿量保持在 500 ~ 1000ml，以利于对比剂排出，心功能不全患者根据心力衰竭程度限制入水量。

4. 并发症护理

（1）急性冠状动脉闭塞：多表现为血压下降、心率减慢或增快、心室颤动，应立即报告医生，尽快恢复冠状动脉血流。

（2）心肌梗死：为病变处急性血栓形成所致。术后要注意观察患者有无胸闷、胸痛症状及心电图、心肌坏死标志物的变化；遵医嘱按时按量给药，如抗血小板、抗凝药物以预防支架内血栓。一旦发生急性血栓所致心肌梗死，立即做好急诊 PCI 的术前准备。

（3）冠状动脉穿孔导致心脏压塞：一般发生在术中或术后数小时内。一旦发生，可引起严重的血流动力学障碍，进而出现严重的胸闷、憋气、呼吸困难、血压下降、心率加快。应遵医嘱给予升压药和快速补液，如血压仍不能回升，心音低钝，床旁超声提示心包积液，立即做好心包穿刺的准备，协助医生处理。

（4）桡动脉穿刺血管并发症：①前臂血肿。一旦发生血肿，应重新包扎，标记血肿范围，防止血肿继续扩大。②桡动脉闭塞。术中充分抗凝、术后及时减压能有效预防桡动脉闭塞。③骨筋膜室综合征。为严重的并发症，较少发生，若出现此种情况，应尽快行外科手术。

八、康复指导

1. 疾病知识指导 冠心病的二级预防为恢复期的防治重点。

（1）向患者及其家属介绍心脏结构、功能、冠状动脉病变，药物治疗的作用及运动的重要性。

（2）危险因素宣教：向患者及其家属介绍冠心病的危险因素，生活行为与冠心病的影响关系。告知积极治疗高血压、高脂血症、糖尿病等疾病，尽可能将血压控制到 140/90mmHg 以下，伴有糖尿病、明显靶器官损害者应尽可能控制在 130/80mmHg 以下。

（3）避免诱发因素：应避免过劳、情绪激动、饱餐、寒冷刺激、过度训练和竞技性运动。

（4）复查：告知患者定期复查心电图、血糖、血脂等。

2. 饮食指导 饮食宜清淡易消化、低盐低脂，每天摄入盐量应小于 6g（相当于啤酒瓶一瓶盖），心力衰竭患者应每天小于 3g；多食高蛋白、高维生素及富含粗纤维的食物，如牛奶、豆制品、瘦肉、鱼、禽、新鲜蔬菜水果；保持大便通畅；避免暴饮暴食，宜少量多餐。

3. 运动指导

（1）运动形式：鼓励患者进行每周 3 ~ 5 天，每次 30 ~ 60 分钟的中等强度有氧锻炼，如步行、登山、游泳、骑车、打太极拳、练八段锦等。辅以日常活动，如散步、园艺、家务，每周 2 次的抗阻训练，包括哑铃、弹力带等。

（2）运动量：合适运动量的主要标志是运动时稍有汗，轻度呼吸加快但不影响对话，晨起时感觉舒适，无持续的疲劳感和其他不适感。

4. 用药指导 患者出院后应遵医嘱按时按量服药，不擅自增减药量，自我监测药物不良反应。

（1）硝酸酯类药物（如硝酸异山梨酯、硝酸甘油等）：告知硝酸甘油使用注意事项。①随身携带，避光保存。②发生心绞痛立即舌下含服硝酸甘油，最多可连服 3 次。③服用后应取坐位或卧位。④若服用 3 次仍无效则高度怀疑心肌梗死，应立即就医。⑤药瓶开封后每 6 个月更换 1 次，以确保疗效。⑥避免与酒、咖啡、浓茶同时服用。

（2）抗血小板药物（如阿司匹林、氯吡格雷等）：若出现大便颜色、尿色异常以及牙龈、口腔、皮肤黏膜有出血倾向等情况，及时就医。告知患者当服用阿司匹林出现胃部不适症状时，及时就医，可遵医嘱服用质子泵抑制剂和胃黏膜保护剂。

（3）β 受体拮抗剂（如酒石酸美托洛尔、琥珀酸美托洛尔等）：用药过程中注意观察有无心动过缓、乏力、四肢发冷等不良反应。

（4）调脂药物（如阿托伐他汀、瑞舒伐他汀等）：定期复查肝功能。

5. 生活方式指导

（1）控制体重：在饮食治疗基础上，结合运动和行为治疗等综合治疗。坚持每日同一时间测定血压和体重。体重如果 1 天增加 1kg 以上要引起注意。检查手足的水肿情况，记录尿量。

（2）日常生活：①可以做一些力所能及的家务劳动，如洗衣、做饭等，注意循序渐进。②建议使用淋浴，水温避免过冷过热，脱衣、擦拭身体时动作不可过快，沐浴时间不宜过长。③发病或术后半年内尽量避免驾驶车辆。④经过康复训练后可适当进行性生活。

（3）戒烟限酒：戒烟及不吸二手烟，坚定戒烟成功的信心，避免复吸。有饮酒习惯者尽量少喝或不喝，对于饮酒者应限制每天乙醇入量，建议成年男性＜ 25g/d，相当于 50 度白酒 50ml 或葡萄酒 250ml，或啤酒 750ml，成年女性＜ 15g/d。肝肾功能不全、高血压、心房颤动、受孕者不应饮酒。

（4）防止感染：注意个人卫生，保暖防寒，避免去人群聚集的地方，预防季节性呼吸道感染。

6. 心理家庭社会支持 向患者及其家属介绍疾病健康知识、介入治疗的目的及重要性以及冠心病救治知识，准确评估其心理状态，给予个体化心理辅导；养成健康的生活习惯，鼓励其多与家人或朋友沟通交流，培养兴趣爱好，注意劳逸结合。

【案例参考答案】

1. 该患者主要的护理问题有哪些？

答：①疼痛——胸痛：与心肌缺血坏死有关。②活动无耐力：与心肌氧的供需失调有关。③潜在并发症：心律失常、急性心力衰竭、休克、猝死。

2. 冠状动脉介入治疗术后严重的并发症有哪些，如何护理？

答：①急性冠状动脉闭塞：一旦发现患者血压下降、心率减慢或增快、心室颤动，应立即报告医生，尽快恢复冠状动脉血流。②心肌梗死：术后要注意患者有无胸闷、胸痛症状、心电图、心肌坏死标志物的变化，遵医嘱按时按量给药，如抗血小板、抗凝药物以预防支架血栓。一旦发生急性血栓所致心肌梗死，立即做好急诊 PCI 的术前准备。③冠状动脉穿孔导致心脏压塞：遵医嘱给予升压药和快速补液，血压仍不能回升，心音低钝，床旁 B 超示心包积液，应立即做好心包穿刺的准备，协助医生处理。

3. 患者病情稳定后准备出院，如何给予用药指导？

答：指导患者遵医嘱按时按量服药，不擅自增减药量，自我监测药物不良反应。①硝酸酯类药物：告知药物注意事项，如随身携带硝酸甘油，避光保存；药瓶开封后每 6 个月更换 1 次，以确保疗效；如发生心绞痛立即舌下含服，最多可连服 3 次；服用后应取坐位或卧位;若服用 3 次仍无效则高度怀疑心肌梗死,应立即就医;避免与酒、咖啡、浓茶同时服用。
②抗血小板药物:若出现大便颜色、尿色异常以及牙龈、口腔、皮肤黏膜有出血倾向,及时
就医。告知患者当服用阿司匹林出现胃部不适症状时,及时就医,遵医嘱服用质子泵抑制剂
和胃黏膜保护剂。③β受体拮抗剂:用药过程中注意观察有无心动过缓、乏力、四肢发冷等
不良反应。④调脂药物:定期复查肝功能。

(肖丽艳)

第二节　先天性心脏病

【案例导入】

申某,女,53 岁,因"发现心脏杂音 40 余年,气短、乏力 2 个月"入院。

40 余年前体检发现心脏杂音,因不影响日常生活,未进一步治疗。2 个月前因"气短"
就诊,超声心动图提示"室间隔缺损(膜周部),房间隔膨出瘤",全心大;房室水平左向右
分流。门诊以"室间隔缺损;房间隔膨出瘤"收住入院。发病以来患者神志清楚,一般情况可,
体重无明显改变。

患者汉族,初中文化,务农,初潮 12 岁,绝经 8 年,21 岁结婚,育有 2 子,配偶及二
子均体健,家庭经济情况良好。既往体质可,剧烈活动后无明显胸闷、气短、心悸,无口唇
发绀、蹲踞等现象。否认高血压、糖尿病、肝炎、结核等疾病。无家族性遗传病史。

体格检查:入院测 T 36℃,P 87 次/分,R 20 次/分,BP 129/79mmHg,体形中等,发
育正常。全身皮肤黏膜无黄染及出血点,口唇无发绀及苍白,扁桃体无肿大。颈静脉无怒张。
胸廓对称,双侧呼吸活动度一致,双肺呼吸音清晰,未闻及干、湿啰音及胸膜摩擦音。心前
区无隆起,心界不大,心尖冲动位于左侧第 5 肋间锁骨中线内 0.5cm 处,未触及心包摩擦感,
胸骨左缘第 2～4 肋间可扪及震颤,心界向左扩大,心率 87 次/分,律齐,心音有力,肺
动脉瓣第二音(P2)无亢进,胸骨左缘第 2～4 肋间可闻及全期粗糙样杂音,向心前区传导,
毛细血管搏动征、水冲脉、枪击音阴性。腹软,无压痛及反跳痛,肝脾肋下未触及,肠鸣音
4 次/min。四肢活动正常,双下肢无水肿,无杵状指、趾。生理反射存在,病理反射未引出。

辅助检查:超声心动图示室间隔缺损(膜周部),房间隔膨出瘤,全心大;房室水平左向
右分流。

初步诊断:室间隔缺损(膜周部);房间隔膨出瘤。拟行经皮室间隔缺损封堵术。

请思考:

1. 该患者主要的护理问题有哪些?

2. 介入术中护理应关注的重点有哪些?

3. 先天性心脏病介入封堵术最严重的并发症是什么?应如何紧急处置?

一、疾病概述

先天性心脏病(congenital heart disease)又称先天性心脏畸形(congenital heart deformity),
指在胚胎发育时期由于心脏及大血管的形成障碍或发育异常而引起的解剖结构异常,或出生后应
自动关闭的通道未能闭合(在胎儿属正常)的情形,约占各种先天畸形的 28%。

根据血流动力学结合病理生理变化,先天性心脏病可分为发绀型和非发绀型,也可根据有无
分流分为三型:左至右分流型(如房间隔缺损、室间隔缺损、动脉导管未闭)和右至左分流型(如
法洛四联症、大血管错位)、无分流型(如肺动脉狭窄、主动脉缩窄等)。

（一）房间隔缺损

房间隔缺损（atrial septal defect，ASD）是房间隔在胚胎发育过程中发育不良所致左右心房间隔存在异常通道，是一种常见的先天性心脏病，占全部先天性心脏病的6%～10%，多见于女性。房间隔缺损分为继发孔型ASD（约80%）、原发孔型ASD（约15%）、静脉窦型ASD（约5%）和冠状静脉窦型ASD（＜1%）4种类型。

病史和体征与缺损大小、分流量的多少、有无合并其他畸形有关。若为单纯型且缺损小，常无症状。缺损大者多数病例由于肺充血而有劳累后胸闷、气急、乏力。婴幼儿易发生呼吸道感染，并可影响发育、心前区隆起，心尖冲动向左移位呈抬举性搏动等。胸骨左缘Ⅱ～Ⅲ肋间有2～3级柔和吹风样收缩期杂音，不伴细震颤，三尖瓣区有短促舒张期杂音，肺动脉瓣区第二音亢进及有固定性分裂。合并肺动脉高压者部分患者有肺动脉喷射音及肺动脉瓣区有因肺动脉瓣相对性关闭不全的舒张早期泼水样杂音。

（二）室间隔缺损

室间隔缺损（ventricular septal defect，VSD）是由胚胎期室间隔发育不全所致心室之间留有异常通道，是最常见的先天性心脏病，占全部先天性心脏病的20%～30%。根据缺损的部位，分为膜周部（约80%）、肌部（5%～20%）、双动脉瓣下（约5%）和流入道缺损（约5%），其中膜周部VSD和肌部VSD可通过介入方法治疗。

缺损小可无症状。缺损大者，症状出现早且明显影响发育，表现为心悸、气喘、乏力和易肺部感染。严重时可发生心力衰竭。合并明显肺动脉高压时，可出现发绀。本病易罹患感染性心内膜炎。心尖冲动增强并向左下移位，典型体征为胸骨左缘Ⅲ～Ⅳ肋间有4～5级粗糙收缩期杂音，向心前区传导，伴收缩期细震颤。分流量大时，心尖部可闻及功能性舒张期杂音。肺动脉瓣第二音亢进及分裂。

（三）动脉导管未闭

动脉导管未闭（patent ductus arteriosus，PDA）是常见的先天性心脏病之一，占先天性心脏病的12%～15%。动脉导管是胎儿期血液循环的重要通道，出生后10～15小时发生功能性闭合，80%在出生后3个月解剖性关闭，若持续开放并产生一系列病理生理改变，即称动脉导管未闭。

导管细小者临床上可无症状。导管粗大者影响生长发育，体格瘦小、无力、疲乏、多汗，易合并呼吸道感染，由于存在左向右的分流，导致肺循环血流量增加，左心负荷加重。合并肺动脉高压，肺动脉扩张压迫喉返神经可引起声嘶。查体胸骨左缘2～3肋间可闻及连续性机器样杂音，以收缩期为主，向颈背部传导。分流量大者因相对性二尖瓣狭窄而在心尖部可闻及较短的舒张期杂音及肺动脉高压时P2亢进。由于肺动脉分流使主动脉舒张压下降，脉压增大，可出现周围血管征，如水冲脉、甲床毛细血管搏动等。中度肺动脉高压时，可出现差异性青紫。动脉导管未闭按照形态一般分为五型：管型、漏斗型、窗型、哑铃型和瘤型。

（四）法洛四联症

法洛四联症（tetralogy of Fallot）是指由肺动脉流出道狭窄、室间隔膜部缺损、主动脉右移、骑跨和右心室肥大扩张4种心脏及大血管畸形构成的组合性先天性心脏病。它是最常见的发绀型先天性心脏病，占先天性心脏病的12%～14%。

本节以先天性心脏病中常见的室间隔缺损介入封堵术为例介绍介入手术围术期护理。

二、专科检查与护理

1. 实验室检查　血常规、血型、凝血时间、肝功能肾功能、电解质等。

2. 心电图 VSD 患者缺损小者心电图无异常或电轴左偏。缺损中度大或以上者，示左心室或左、右心室肥大。

3. X 线检查 VSD 患者 X 线下小型缺损者心影多无改变。缺损中度大时可引起肺血流增加，心影有不同程度向左增大。大型室间隔缺损者可见肺动脉及其主要分支明显扩张，肺血管影增强，严重肺动脉高压时，肺野外侧带反而清晰，左、右心室均增大。

4. 超声心动图 VSD 患者超声心动图可见左心房、左 / 右心室内径增大，室间隔回音有连续中断，多普勒超声由缺损右室面向缺孔和左室面追踪可探测到最大湍流（图 5-2-1）。

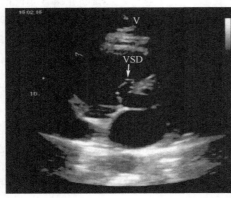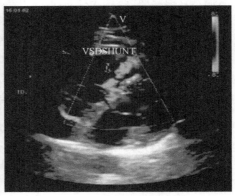

图 5-2-1　彩超示室间隔缺损

5. 心导管检查 VSD 患者心导管检查测量心脏各腔室、瓣膜与血管构造及功能的检查，其目的是明确诊断心脏和大血管病变的部位和性质、病变是否引起血流动力学改变及其程度。右心室水平血氧含量高于右心房 0.9% 容积以上，表明心室水平由左向右分流，偶尔导管可通过缺损到达左心室。导管检查亦可测量心室水平分流量和肺循环阻力。

6. 护理配合 参见本章第一节专科检查护理配合部分。

三、对症支持护理

1. 防治感染 VSD 易引发感染性心内膜炎、心内赘生物，或合并肺部感染及心力衰竭等。超声提示有赘生物时，患者应卧床休息，严密观察有无肺栓塞、脑栓塞征象，重点观察神志、瞳孔、肢体活动等。感染性心内膜炎患者动态监测体温变化。合并肺部感染患者要做好病情和症状观察，观察痰液颜色、性状和气味等，环境每日通风两次，每次 30 分钟，保持室内温度、湿度适宜。遵医嘱应用抗生素，做好发热护理与用药观察。

2. 防治心力衰竭 患者出现气短、气促等症状时，协助医生评估患者右心室和肺动脉压情况，患者有呼吸困难时停止活动，卧床休息，遵医嘱给予吸氧、用药和病情监测。

3. 心理护理 讲解疾病相关知识，告知患者介入手术方法和效果，介绍成功案例，给予心理安慰，消除患者及其家属的紧张和恐惧，帮助患者保持安静、放松，避免过度紧张。

四、介入手术方法

VSD 经导管封堵术（transcatheter closure）全身或局部浸润麻醉后，经股动脉、股静脉穿刺，置入血管鞘，全身肝素化，依次行右心导管检查、左心导管检查和肺动脉测压；左心室及升主动脉造影（图 5-2-2），建立股静脉—右心房—右心室—VSD—左室—主动脉—股动脉轨道。由股静脉端沿轨道插入输送鞘至右心房与右冠导管相接，将输送鞘沿导丝送至主动脉弓顶部，后撤扩张管头端至右心室后，缓慢回撤输送鞘管至主动脉瓣下，然后由动脉端推送交换导丝及右冠或其他导管至左心室心尖，使输送鞘头端顺势指向左心室心尖部。封堵器（一般比缺损直径大 2 mm）与装载系统和输送钢缆连接好，沿输送鞘送至鞘管头端，固定输送钢缆回撤输送鞘；在左心室腔内打开左心室侧伞盘，然后将输送鞘和输送钢缆一起后撤使封堵器左心室侧伞盘紧贴室间隔左心室面。打开封堵器腰部及右心室侧伞盘，使其腰部卡在 VSD 上，双盘"夹住"室间隔（图 5-2-3）。重复左心室造影、升主动脉造影以及超声心动图检查，确认无明显残余分流、无新发主动脉瓣关闭不全、三尖瓣关闭不全，封堵器位置、形态良好后，逆时针旋转输送钢缆释放封堵器（图 5-2-4）。超声再次评估封堵器形态、位置及主动脉瓣功能。情况良好拔出输送鞘，压迫穿刺点后，绷带加压包扎。

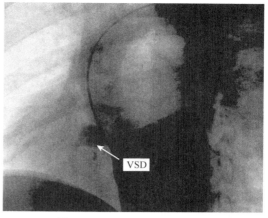

图 5-2-2 DSA 示室间隔缺损

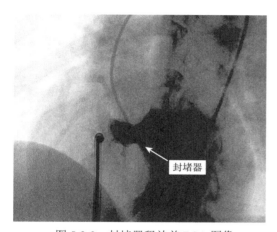

图 5-2-3 封堵器释放前 DSA 图像

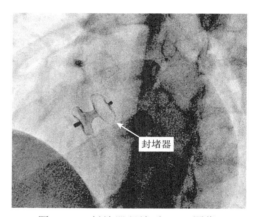

图 5-2-4 封堵器释放后 DSA 图像

五、术前护理

1. 参见第一篇第二章第三节中"一、血管性介入诊疗围术期护理要点"的"术前护理"部分。

2. 全身麻醉患者术前禁饮 2～4 小时，禁食 4～6 小时。局部麻醉患者不需禁食，术前不宜进食过饱，以清淡易消化不易产气食物为佳。

六、术中护理

1. 参见第一篇第二章第三节中"一、血管性介入诊疗围术期护理要点"的"术中护理"部分。

2. 患者入手术室后做好身份识别及各项安全核查工作。婴幼儿的核查工作前移，手术室护士协同手术医生、麻醉医生和患者第一监护人逐项核对相关内容。

3. 特殊准备。做好患者尤其是婴幼儿的射线防护。

4. 备好急救药品（如阿托品、利多卡因、多巴胺、间羟胺）；抢救仪器处于完好备用状态；备好并发症耗材，如抓捕器、活检钳等。

5. 维持静脉输液通畅，准确及时给药；穿刺成功后遵医嘱给予肝素；根据手术时间每小时追加肝素。

6. 进行导管检查术时配合，连续测量压力，及时准确记录压力数据，必要时分段采血行血气分析。术中护理要点如下。

（1）测压前校准好零点（一般采用仰卧位时第 4 肋间隙前胸壁至床面中点作为零点校准位，

代表左心房所在水平）。

（2）首次导管检查或有心腔内分流患者应采集腔静脉、右心各腔室、肺动脉血测定血氧饱和度。

（3）记录腔静脉、右心各腔室、肺动脉压力，需要采血行血气分析时，做好标识以防检验数值出错。

（4）漂浮导管测定肺动脉楔压（PAWP）。

（5）导管所获压力值均须在呼气末采集。

7. 术中并发症防治护理

（1）栓塞性并发症：空气栓塞、急性心肌梗死、脑卒中或体循环栓塞等，应密切观察患者的临床表现和心电图、检测压力的变化。高度怀疑空气栓塞的患者，应立即停止操作，嘱患者连续咳嗽，快速评估气道稳定性、呼吸情况以及进行对症支持治疗，包括高流量吸氧、提高心率、机械通气、输液、血管加压药等，甚至高级生命支持。

（2）心律失常：导管在室间隔左心室面操作时易引发传导阻滞，封堵器压迫易引发心律失常，如室性期前收缩、室性心动过速等，术中关注患者主诉，严密观察心电图变化，发现异常告知医生停止操作即可恢复。

（3）心包积液／心脏压塞：患者出现胸闷、胸痛、心悸、血压下降甚至呼吸困难等症状，应高度警惕心脏压塞。常见原因是操作者在推送导管、导引导丝和输送鞘过程中导致心房穿孔、肺静脉破裂。合并心脏压塞必须立即停止操作，严密监测心率、血压和心包积液容量变化。做好患者的安慰，缓解紧张情绪；心动超声观察心包积液量，给予鱼精蛋白中和肝素，准备心包穿刺器械，积液量迅速增加立即行心包穿刺。持续监测患者生命体征，观察心率、血压和血氧饱和度，重视患者主诉，有无头晕和出汗等，遵医嘱用药、补液和输血。

（4）封堵器脱落：如封堵器型号不合适或操作不当，可脱落或影响流出道而导致患者血流动力学不稳定。封堵器脱落常常进入肺循环，如患者突发心悸、胸闷胸痛、呼吸困难、发绀、大汗淋漓、心律失常等，考虑有封堵器脱落可能，即刻复查造影、心动超声明确诊断，并做好患者安慰和抢救用物、药品的准备。脱落的封堵器可用介入抓捕器捕获或外科手术取出。

七、术后护理

1. 参见第一篇第二章第三节"一、血管性介入诊疗围术期护理要点"的"术后护理"部分。先天性心脏病的婴幼儿介入术后容易躁动导致穿刺点出血，必要时遵医嘱给予镇静剂。避免咳嗽、打喷嚏、用力排便、憋尿等增加动脉压及腹腔压力的因素。

2. 术后复查　术后第二天做胸部 X 线、心电图和心动超声的检查，观察封堵器的位置及有无残余分流。

3. 并发症护理

（1）封堵器移位或脱落：封堵器脱落可发生在术中和术后，发生率为 0.20% ～ 0.62%。术后应立即进行心电监测，密切观察心电图的变化，听诊心脏有无杂音，结合患者主诉，尤其是变换体位引起期前收缩增多及胸部明显不适者，应立即报告医生，复查超声心动图，并采取积极措施处理。余参见本节"术中并发症防治护理"。

（2）血栓形成：操作中若将气体带入左心系统、术中肝素化不足、器械肝素盐水冲洗不完全、各种器械表面的细小血栓脱落等，均可导致冠状动脉和脑动脉的栓塞；术后因左心房压力低，血流缓慢，封堵器周围内皮化形成前，也易导致血栓形成。术后应用肝素及抗血小板药物抗凝，并注意观察有无出血征象。

（3）心律失常：封堵器脱落可引起房性期前收缩、室性期前收缩等心律失常，封堵器盘面压迫房间隔组织引起房间隔水肿而导致房室传导阻滞。重视患者主诉，缓解患者紧张情绪，遵医嘱静脉注射地塞米松 5mg/d，连续 3 天，必要时安置临时心脏起搏器。

（4）残余分流：明显的残余分流见于多孔型 VSD 封堵治疗的患者，封堵器未能完全覆盖入口和出口。多孔型 VSD 应保证封堵器的左侧面完全覆盖入口。患者注意休息，避免过度疲劳或剧烈哭闹等，监测患者心功能状况，预防心力衰竭和诱发心律失常的症状。残余分流还可导致患者抵抗力低下，预防呼吸道感染。

（5）机械性溶血：多发生在介入术后 24 小时内，发生率为 4.7% ～ 7.1%，残余分流可导致高速血流通过封堵器而引起溶血，表现为酱油色尿、寒战、贫血和肾功能不全等。应严密观察患者尿量和颜色，大部分患者可通过使用糖皮质激素及充分水化、碱化尿液等治疗得到控制。如系封堵器引起的分流并发溶血，也可再放置封堵器或弹簧圈。血红蛋白＜ 70g/L，应考虑外科手术取出封堵器。

八、康 复 指 导

1. 疾病知识指导

（1）向患者及其家属介绍先天性心脏病介入手术后的并发症观察，药物治疗的作用及运动的重要性。术后 2 个月内避免剧烈活动，如长跑、打球等，防止封堵器脱落。学生可适量参加体育活动，避免熬夜、疲劳。注意观察有无胸闷、呼吸困难等。术后短期内避免做磁共振成像，避免接触磁场。规范服用抗血小板聚集药物 3 ～ 6 个月，监测药物不良反应。

（2）避免危险因素：向患者及其家属宣教先天性心脏病的危险因素，避免诱发因素。出院后注意休息，注意保暖，预防上呼吸道感染及其他感染。

（3）定期复查：常规术后 24 小时、1 周、3 个月、6 个月和 1 年复查超声心动图、心电图，必要时复查胸部 X 线平片。

2. 饮食指导　饮食宜清淡易消化、低盐高蛋白、高维生素及富含粗纤维的食物，不宜多食巧克力等富含咖啡因的食物；保持大便通畅；避免暴饮暴食。

【案例参考答案】

1. 该患者主要的护理问题有哪些？

答：①活动无耐力：与缺损引起的循环压力异常有关。②潜在并发症——肢体血供障碍：与穿刺损伤和血栓有关。③潜在并发症——出血：与置入封堵器抗凝治疗有关。④焦虑与恐惧：与患者封堵后自主神经功能紊乱有关。

2. 介入术中护理应关注的重点有哪些？

答：①备齐抢救药品、物品和器械，以备急需。②术中关注患者的精神状态，主动询问是否有不适，密切观察生命体征，发现异常及时报告并应对处理。③遵医嘱使用肝素抗凝，手术时长每超过 1 小时应追加补充肝素。④严密观察病情变化，保持静脉通路畅通，密切观察各种并发症的发生。

3. 先天性心脏病介入封堵术中最严重的并发症是什么？应如何紧急处置？

答：先天性心脏病介入封堵术中最严重的并发症是封堵器脱落。紧急处理：①术中发现封堵器脱落，医护人员保持冷静，切勿在手术间讨论病情。如患者症状明显、恐慌情绪严重，专人陪护安慰患者，分散患者注意力。②严密观察患者心电监护，做好病情观察和护理记录。③遵医嘱按时按量补充肝素，操作时间较长时，每小时追加肝素一次，必要时监测活化凝血酶时间（ACT），防止血栓形成。④根据封堵器脱落的位置、封堵器类型、大小和患者的情况，准备抓捕器、网篮、异物钳或活检钳等使用介入方法捕获封堵器，减少患者的损伤。⑤持续 DSA 和心动超声观察患者的病情变化，准备紧急进行外科手术。

（肖　娟）

第三节 心律失常

一、疾病概述

　　心律失常（arrhythmia）指心脏跳动的节律紊乱，包括节律和频率的异常。心脏冲动的起源和节律、传递顺序以及冲动在心脏各部位的传递速度中任一环节发生异常都可导致心律失常。按照心律失常时心率的快慢，可分为快速性心律失常和缓慢性心律失常；按照引发心律失常的原因，可分为非器质性心律失常和器质性心律失常，前者是指心脏本身没有病变，后者是指心脏本身存在疾病，如风湿性心脏病、冠心病等。以下简单介绍临床常见的几种快速性心律失常和缓慢性心律失常。

（一）快速性心律失常

　　1. 心房扑动（atrial flutter，AF）**与心房颤动**（atrial fibrillation，Af）　分别简称房扑、房颤，是由于心电活动在心房内折返而引起的心律失常，心电图表现为P波消失，代之以连续的、形状大小一致和规则的锯齿样波（心房扑动波F）或小而不规则、形态不一致的基线波动（心房颤动波f）。两者均属于常见的心律失常，多发生于风湿性心脏病、冠心病、甲状腺功能亢进症、心肌病、高血压等患者，也可发生于无器质性心脏病者（特发性心房颤动）。近年来有人认为二者可能与病毒感染或传导组织退行性变或自主神经功能不稳定等因素有关。

　　心房颤动是由于病理原因导致心房产生250～600次/分不规则的心房激动频率。心跳往往快且不规则，有时可以达到100～160次/分，而且节律不整齐，心房失去有效的收缩功能。根据发作持续的时间心房颤动可分为：①阵发性心房颤动：持续时间小于7天，一般小于48小时，多为自限性，但反复发作。②持续性房颤：持续时间大于7天，一般不能自行复律，药物复律的成功率较低，常需电复律。③长期持续性心房颤动：持续时间大于 1 年，药物复律的成功率低，用射频消融等方法可转复。④永久性心房颤动：复律失败不能维持窦性心律或没有复律适应证。

2. 室上性心动过速（supraventricular tachycardia，SVT）　是指起源于心房或房室结性的心动过速。临床通常指心率在 140 次 / 分以上，难以区分为房性和房室结性的心动过速。阵发性室上性心动过速是室上性心动过速的一种亚型，以规则性的心动过速和突然发作突然中止为特征，主要分为房室折返性心动过速和房室结折返性心动过速。

3. 室性期前收缩（premature ventricular beat）　又称室性早搏，指在窦性激动尚未到达心室之前，心室中某一起搏点提前发生激动，引起心室除极。可偶发或频发，可不规则或规则地在每一个或每数个正常搏动后发生，形成二联律或联律性期前收缩。室性期前收缩可见于正常人，或见于器质性心脏病患者，常见于冠心病、风湿性心脏病、高血压心脏病、心肌病等。期前收缩亦可见于奎尼丁、普鲁卡因胺、洋地黄或锑剂中毒；血钾过低；心脏手术或心导管检查时对心脏的机械刺激等。

4. 室性心动过速　连续 3 个或 3 个以上室性期前收缩为室性心动过速，心率多在 100 次 / 分以上。

■（二）缓慢性心律失常

1. 窦性心动过缓（sinus bradycardia）　是窦房结自律性降低所致的窦性心律失常，其频率在 60 次 / 分以下。成人静息时窦性心律的频率为 60 ～ 100 次 / 分。

2. 窦房传导阻滞（sinoatrial block）　是指窦房结冲动传导至心房的过程中发生延缓或阻滞。按照阻滞程度可分为三类：①一度窦房传导阻滞，窦房结至心房传导延缓；②二度窦房传导阻滞，部分激动不能下传，又分为二度Ⅰ型和二度Ⅱ型；③三度窦房传导阻滞，窦房结激动完全不能下传心房，传导完全中断。

3. 窦性停搏（sinus arrest）　是指窦房结一个或多个心动周期中不能产生冲动。窦房结是人体心脏的正常起搏点，可以规律地产生冲动，向整个心脏传导，刺激心脏，完成心脏搏动。若是窦房结不能产生冲动，心脏将停止跳动，表现为黑矇、短暂意识障碍或者晕厥，严重者可发生阿斯综合征，甚至死亡。

4. 房室传导阻滞（atrioventricular block，AVB）　指心脏传导过程中，心房和心室之间的电路异常导致的心律失常，可发生在房室结、希氏束及束支等不同的部位，使得心脏不能正常收缩和泵血。根据阻滞程度的不同，房室传导阻滞可分为一度、二度和三度，且三种类型间可以随着病情的进展发生转化，多见于心肌炎、心肌病和冠心病等。

5. 病态窦房结综合征（sick sinus syndrome，SSS）　是由窦房结病变，导致起搏功能和冲动传导障碍，从而产生多种心律失常的综合表现。患者可在不同时间出现一种以上的心律失常，常同时合并心房自律性异常，部分患者同时有房室传导功能障碍。发作时会出现发作性头晕、黑矇、心悸、乏力和运动耐力下降等。

本节主要以心房颤动射频消融术为例介绍介入围术期护理。

二、专科检查与护理

1. 实验室检查　血常规、血型、凝血功能、肝肾功能、血清抗体检测等。

2. 心电图检查　12 导联动态心电图，心房颤动主要体征是心律绝对不规则，心音强弱不等，患者脉搏次数少于心搏数，称为脉搏短绌。心房扑动时心律可规则或不规则、视心房与心室传导比例而定，如规则地按比例传导（3∶1 和 6∶1 等）。

3. 经食管超声　术前 24 ～ 48 小时行经食管超声检查排除左心房血栓，特殊情况下如患者无法接受可行左心房增强 CT 扫描替代。心房颤动最主要的危害就是动脉血栓栓塞，经食管超声是检查左心房或者是左心耳是否存在血栓。

4. 超声心动图 心房颤动患者超声心动图可见心房增大，主要表现在左心房测量值前后径及心尖四腔左心房容积大于正常值；二尖瓣口的血流频谱由正常的 EA 双峰表现为 E 峰单峰；当继发形成血栓时，就会表现为在增大的左心房内看到团块中等回声，一般心房颤动血栓最早容易出现在左心房的心耳中，表现为左心耳透声不好。

5. 护理配合 参见本章第一节中"专科检查与护理"的"护理配合"部分。

三、对症支持护理

1. 心力衰竭的预防与观察 心房颤动发生的时候有可能出现血压下降、心功能下降心力衰竭发作。应积极对症用药，纠正心力衰竭。同时积极治疗原发病，如高血压，糖尿病与冠心病等。嘱患者按时按量用药，戒烟限酒，低盐低脂饮食，避免过度劳累和熬夜。

2. 动脉血栓栓塞的预防与观察 积极遵医嘱使用抗凝药物（如华法林、达比加群、利伐沙班等），预防心耳处血栓的发生；有条件的患者可以在适应证符合的前提下行左心耳封堵术。

3. 药物/电复律 心房颤动发作时应遵医嘱给予抗心律失常药物，如美托洛尔、胺碘酮、普罗帕酮等。有些患者不能通过药物的方式转为窦性心律，对于此类患者可通过心脏直流电复律转复为窦性心律。

4. 心理护理 稳定患者情绪，嘱咐患者合理休息，保持良好的心态。告知患者疾病治疗的目的、手术方法、手术配合和治疗效果，安慰患者，排除患者的紧张焦虑情绪，使患者能够配合介入手术治疗。

四、介入手术方法

心房颤动射频/冷冻消融术：分别穿刺左股静脉、右股静脉、右颈内静脉或左锁骨下静脉，置入血管鞘，行血管造影，判断血管走向及有无血管畸形，分别送入冠状窦电极和四极标测电极。经右股静脉行房间隔穿刺，穿刺成功后肝素化，送入导丝和长鞘至左心房，经长鞘送入标测电极/消融导管，行左心房三维建模，然后行环肺静脉前庭消融及其他部位消融。消融结束行电生理检查，判断消融效果。术毕，静脉穿刺点局部加压包扎。

五、术前护理

1. 参见第一篇第二章第三节中"一、血管性介入诊疗围术期护理要点"的"术前护理"部分。
2. 遵医嘱术前 30 分钟内预防性使用抗菌药物。

六、术中护理

1. 参见第一篇第二章第三节中"一、血管性介入诊疗围术期护理要点"的"术中护理"部分。
2. 设备准备 备好多导电生理记录仪、程序刺激仪、射频消融仪/冷冻消融仪、三维心脏电生理学标测系统。另外，需备好除颤仪、活化凝血时间检测仪、临时起搏器、简易呼吸气囊等急救设备。

3. 药品准备 镇静镇痛药物，如咪达唑仑、芬太尼；抗心律失常药物，如胺碘酮、尼非卡兰、利多卡因、伊布利特；急救药物，如阿托品、去甲肾上腺素或多巴胺、间羟胺、异丙肾上腺素；止吐药物，如昂丹司琼。

4. 确保静脉通路通畅，术中严密监测患者神志、心率、心律、呼吸、血压等生命体征，必要时监测有创动脉血压。重视患者主诉，关注患者的耐受情况。告知患者术中在给予试验性药物及进行电生理检查电刺激时会有心慌、胸闷、疼痛感等。告知患者这些属正常反应，以消除其紧张情绪，取得配合。进行房间隔穿刺时有可能诱发迷走反射，表现为心率、血压下降、面色苍白、满头大汗等，应立即报告医生停止操作，予以阿托品等急救药物对症支持处理。

5. 房间隔穿刺成功后予以普通肝素 70 ～ 120U/kg，后续每小时追加 1000U，或根据 ACT 结果调节肝素的给药剂量，维持 ACT 在 250 ～ 350 秒。

6.观察患者全体表电极图形，避免电极接触不良，及时排除干扰。

七、术后护理

1.参见第一篇第二章第三节中"一、血管性介入诊疗围术期护理要点"的"术后护理"部分。

2.保持静脉输液通畅，严密监测心率、血压变化。

3.术后每天记录全导联心电图，观察有无各种心律失常及房室传导阻滞，必要时行24小时动态心电图检查。

4.饮食指导　术后避免服用坚硬的食物，如坚果、骨头，给予流质饮食，如稀饭、馄饨、面条等，避免食管黏膜损伤。

5.用药护理　停用静脉镇痛药物，给予质子泵抑制剂，遵医嘱规律服药，抗凝药物服药期间需定期复查凝血功能，注意皮肤、黏膜、牙龈及大小便有无出血征象。

6.并发症护理

（1）急性心脏压塞：是射频消融术后最常见的并发症，若抢救不及时，严重者可致死亡。心包穿刺引流是缓解心脏压塞的首选方法。发生急性心脏压塞时，由于静脉回流受阻明显，致心排血量锐减，患者立即出现恶心、呕吐、头晕、血压明显下降，早期心率增快、呼吸急促，后出现心室颤动、抽搐、昏迷、心脏停搏。可遵医嘱静脉注射鱼精蛋白中和肝素，静脉注射多巴胺、间羟胺升压，并用微量泵维持多巴胺入量，加大补液量和速度。同时，做好配血、输血、床旁影像和心脏超声检查、心包穿刺术的准备。如出血量多、心脏压塞症状未解除或反复出现，即做好外科开胸手术的准备。

（2）急性左心衰竭：为心房颤动射频消融术后常见的并发症之一，主要表现为心率加快、血压升高、胸闷、气促、呼吸困难等。急性左心衰竭发作时协助患者迅速取半卧位，予以高流量乙醇湿化氧气吸入、静脉注射西地兰及呋塞米、微量泵注射硝普钠等，同时应监测有创动脉血压，控制补液速度。嘱患者卧床休息，避免劳累，进食勿过饱，保持大便通畅，以免加重心脏负荷。

（3）肺静脉狭窄：是心房颤动射频消融术后的并发症，乃由热损伤所致，表现为胸痛、呼吸困难、咳嗽、咯血、继发感染和与肺动脉高压等，但由于同侧肺静脉代偿性扩张，有时肺静脉狭窄很重甚至完全闭塞，患者也可以没有症状。

（4）血栓栓塞：为心房颤动三维射频消融术后常见的并发症，发生率为1.3%～5.2%。血栓栓子形成后容易造成肢体远端、头颅等部位发生栓塞。下肢为血栓栓塞的好发部位，主要表现为下肢皮温下降、发麻等。脑栓塞发生后根据栓塞部位出现相应的症状和体征，如四肢活动障碍、口齿不清、吞咽困难等。

（5）左心房食管瘘：为心房颤动三维射频消融术后较少但最严重见的并发症，发生率为0.001%～0.003%。因左心房后壁为食管，心房颤动消融治疗肺静脉隔离时有可能损伤食管黏膜。术后6～10天出现的延迟发热或寒战，无论是否伴有神经系统症状，均需立即行胸部CT平扫，排除左房食管瘘。确定发生左心房食管瘘后立刻进行外科手术急救。

（6）气胸：发生与肺叶损伤有关，患者表现为胸闷、气促等。及时给予患者高流量吸氧，若气胸小于肺叶30%时多数能吸收，若＞70%应行胸腔闭式引流术，同时做好引流管护理措施。

（7）肺静脉狭窄：如果出现持续性胸闷、气短、咳嗽、咯血，需行肺静脉增强CT扫描，明确是否存在肺静脉狭窄，如果确诊重度狭窄，需要尽早行球囊扩张＋支架置入术，亦可选择心外科肺静脉修复术，单根肺静脉闭塞还可选择肺叶切除术。

八、康复指导

1.疾病知识指导

（1）向患者及其家属介绍心律失常的有关知识；指导患者积极治疗原发病；避免各种诱发因素，如劳累、剧烈运动、感染、情绪激动或紧张等。

（2）按医嘱使用抗心律失常药物，患者不得随意增减药物剂量或擅自停药向患者说明药物的名称、剂量、用法、作用及不良反应。

2. 生活方式指导　嘱患者劳逸结合、生活规律，保证充足的休息与睡眠。心动过缓者避免过度屏气，以免兴奋迷走神经加重心动过缓。

3. 饮食指导　戒烟酒；避免饱餐；避免刺激性食物，如咖啡、浓茶等；补充富含纤维素的食物；保持大便通畅。

4. 心理家庭社会支持　主动告知患者疾病进展、治疗等相关知识，给予心理安慰，排除患者焦虑抑郁等情绪。

【案例参考答案】

1. 该患者主要的护理问题有哪些？

答：①潜在并发症：血栓栓塞：与血栓脱落有关。②焦虑或恐惧：与血栓栓塞有关。③活动无耐力：与心律失常导致心排血量减少有关。

2. 如果患者突发脑动脉栓塞，应如何紧急处置？

答：脑动脉栓塞是心房颤动的最常见并发症之一，其发作比较突然，一旦发作往往会猝然晕倒、不省人事，伴口角歪斜、语言不利、半身不遂等，如果不及时抢救，往往会危及生命。急救措施：①保持呼吸道通畅，及时清除口鼻分泌物、呕吐物，以防堵塞气道；装有活动性义齿者，要取出义齿；②立即心电监护，监测生命体征情况，如呼吸和心跳已经停止，立即心肺复苏；③遵医嘱禁食禁饮；④遵医嘱用药，准备好急救药品及物品；⑤必要时做好术前准备，急诊行介入手术取栓。

3. 射频消融术后最严重的并发症是什么？如何观察护理？

答：左心房食管瘘是射频消融术后最严重的并发症，虽然罕见，但却是致命的并发症。观察护理：密切观察患者有无胸痛、胸前烧灼感等症状，一旦发现立即报告医生处理。①立即行胸部 CT 扫描，明确食管瘘程度。②密切观察患者生命体征、意识的变化，谨防患者出现低血压、意识模糊、高热、呕吐、寒战等临床症状，遵医嘱对症用药。③紧急准备外科手术，备齐相关器械进行食管瘘修补术。④术后转至监护室持续监测患者生命体征，遵医嘱给予生命支持与抗感染治疗。

（周云英）

第四节　心脏瓣膜疾病

【案例导入】

患者周某，女，73 岁，因胸闷、头晕半年余入院。

患者约半年前无明显诱因出现头晕、胸闷不适，无胸痛、咳嗽、乏力、咯血、头痛、晕厥、肢体抽搐等不适。曾至医院就诊，诊断为"心脏瓣膜病、主动脉瓣狭窄"，门诊以"主动脉瓣狭窄"收入院。患者目前活动尚可，无明显胸闷、胸痛发作，自发病以来，患者饮食尚可，精神、睡眠欠佳，大、小便通畅，体重无明显变化。既往无病史。

体格检查：入院 T 36.4℃，P 73 次／分，R 20 次／分，BP 118/73mmHg，神志清楚，双肺呼吸音清音，未闻及干、湿啰音。腹肌软，无压痛，无反跳痛。双下肢无凹陷性水肿。

辅助检查：入院心电图示窦性心律，ST-T 改变，胸部 DR 示心影增大，心脏彩超示主动脉瓣退行性变并重度钙化，主动脉瓣重度狭窄并轻度关闭不全，左心房增大，左心室壁增厚，升主动脉增宽，二尖瓣、三尖瓣少量反流。

　　初步诊断：主动脉瓣狭窄；拟尽快完善相关检查后行经导管主动脉瓣置换术。

请思考：

　　1. 该患者的主要护理问题有哪些？

　　2. 经导管主动脉瓣膜置换术后有哪些常见并发症？如何观察护理？

一、疾 病 概 述

　　心脏的四个瓣膜分别为二尖瓣（位于左心房和左心室之间）、三尖瓣（位于右心房和右心室之间）、主动脉瓣（位于左心室和主动脉之间）和肺动脉瓣（位于右心室和肺动脉之间），它们起到单向阀门的作用，保证血流单方向运动，在保证心脏的正常功能中起重要作用。心脏瓣膜疾病是指各种原因所致瓣膜及其附件结构与功能异常，从而限制瓣膜的正常关闭或开放，继而引起一系列临床症状的心脏疾病。心脏瓣膜病的结构改变大致分为狭窄和关闭不全。当瓣膜狭窄时，心腔压力负荷增加；瓣膜关闭不全时，心腔容量负荷增加。这些血流动力学改变可导致心房或心室结构改变及功能失常，最终出现心力衰竭、心律失常等临床表现。

（一）瓣膜狭窄

　　1. 二尖瓣狭窄（mitral stenosis）　是指心室舒张时二尖瓣开放受限的现象。本病多为风湿热的后遗症，极少数为先天性狭窄或老年性二尖瓣环或环下钙化。风湿热，即草绿色链球菌感染，感染后导致机体免疫组织对心脏瓣膜产生自身免疫性攻击，引起瓣膜的炎症反应，继而引起瓣膜结构和功能改变。二尖瓣发生粘连或瓣叶变形等可出现二尖瓣狭窄。正常二尖瓣口面积为 $4 \sim 6cm^2$；二尖瓣口面积缩小至 $1.5 \sim 2.0cm^2$ 时，为轻度狭窄；$1.0 \sim 1.5cm^2$ 为中度狭窄；小于 $1cm^2$ 为重度狭窄。

　　其临床表现主要有呼吸困难、咯血、咳嗽、心悸，少数患者可有胸痛、晕厥；查体心尖区舒张期隆隆样杂音、心尖区第一心音（S1）亢进和开瓣音、P2 亢进。若合并快速性心房纤颤、肺部感染等，可发生急性左心衰竭。有胸痛者，常提示合并冠心病、严重主动脉瓣病变或肺动脉高压（致右室缺血）等。出现晕厥者少见，如反复发生晕厥多提示合并主动脉瓣狭窄、左心房球形血栓并发肺栓塞或左房黏液瘤等。如患者左心房扩大和肺动脉扩张可挤压左喉返神经而引起声音嘶哑，压迫食管可引起吞咽困难。肺水肿为重度二尖瓣狭窄的严重并发症，患者突然出现重度呼吸困难，不能平卧，咳粉红色泡沫样痰，双肺布满湿啰音，如不及时抢救，可致死。长期的肺淤血可引起肺动脉高压、右心衰竭而使患者出现颈静脉怒张、肝大、直立性水肿和胸腔积液、腹水等；右心衰竭发生后，患者的呼吸困难减轻，发生急性肺水肿和大咯血的危险性减少。

　　2. 三尖瓣狭窄（tricuspid stenosis）　三尖瓣瓣膜纤维化增厚，边缘有赘生物生长，三个瓣膜相互粘连或融合，形成三角形狭窄瓣孔，病变也可延及腱索和乳头肌。本病多见于女性，绝大多数由风湿热所致，但单独风湿性三尖瓣狭窄极为少见，几乎都伴有二尖瓣和／或主动脉瓣病变。

　　其临床表现主要有疲乏、颈部有搏动性不适感、食欲缺乏、恶心、呕吐或嗳气等。查体可闻及三尖瓣区舒张期杂音：于胸骨左缘第 4、5 肋间至胸骨中线间听到一个响度较弱、低频而柔和的舒张中、晚期隆隆样杂音，收缩期前增强不明显可闻及三尖瓣开瓣音；颈静脉怒张，肝大，肝颈回流试验阳性，下肢水肿，甚至有周围性发绀。

　　3. 主动脉瓣狭窄（aortic stenosis）　主要由风湿热的后遗症、先天性主动脉瓣结构异常或老年性主动脉瓣钙化所致。左心室流出道的出口为主动脉口，成人主动脉瓣口面积大于 $3.0cm^2$。当主动脉瓣口的面积缩小至正常的 1/3 或更多时，就会对血流产生影响。瓣口面积减小于 $1.5cm^2$ 时为轻度狭窄；$1.0cm^2$ 时为中度狭窄；小于 $1.0cm^2$ 时为重度狭窄。其主要临床表现：代偿期可无症状；瓣口重度狭窄时，患者大多有倦怠、呼吸困难、心绞痛、眩晕或晕厥，甚至突然死亡。

4. 肺动脉瓣狭窄（pulmonary stenosis） 是指由于各种原因致肺动脉瓣结构改变，造成右心室收缩时，肺动脉瓣无法完全张开导致的一系列血流动力学改变，一般是指室间隔完整、肺动脉瓣口狭窄的先天性心脏畸形。其发生率约占先天性心脏病的 8% ～ 10%。根据右心室收缩压及跨瓣压差，疾病严重程度分为 4 种。①轻度狭窄：右心室收缩压 < 60mmHg，跨瓣压差 < 50mmHg；②中度狭窄：右心室收缩压 60 ～ 120mmHg，跨瓣压差 50 ～ 100mmHg；③重度狭窄：右心室收缩压 > 120mmHg，跨瓣压差 > 100mmHg；④极重度狭窄：右心室收缩压 > 180mmHg，跨瓣压差 > 100mmHg。对于轻度狭窄者，不需要外科手术治疗；对于中度及以上狭窄者，选择行经皮球囊扩张术或外科手术。患儿一旦哭闹或剧烈活动，都可导致急性缺氧发作。

（二）瓣膜关闭不全

1. 二尖瓣关闭不全（mitral insufficiency） 常与二尖瓣狭窄同时存在，也可单独存在，分为原发性（或器质性）二尖瓣关闭不全和继发性（或功能性）二尖瓣关闭不全。原发性二尖瓣关闭不全是由影响二尖瓣复合体的一个或多个组件的病变导致，而继发性二尖瓣关闭不全是瓣环扩张和瓣下结构几何扭曲（继发于左心室重塑和不同步）的后果，最常与左心室重塑、心肌病和冠状动脉疾病相关。

慢性二尖瓣反流时，左心室对慢性容量负荷过度的代偿为左心室舒张末期容量增加，心肌代偿性离心性扩大和肥厚，更有利于左心室舒张末期容量的增加。此外，左心室收缩期将部分血液排入低压的左心房，室壁压力下降快，有利于左心室排空。因此，在失代偿期可维持正常每搏输出量多年。

2. 三尖瓣关闭不全（tricuspid insufficiency） 多由肺动脉高压及三尖瓣扩张引起。后天性单纯的三尖瓣关闭不全可发生于类癌综合征，因类癌斑块常沉着于三尖瓣的心室面，并使瓣尖与右心室壁粘连，从而引起三尖瓣关闭不全，此类患者多同时有肺动脉瓣病变。三尖瓣关闭不全的程度对心脏负荷的改变非常敏感，当合并肺动脉高压时，可出现心排血量减少和体循环淤血的症状，病情发展较快。查体表现胸骨左缘下端闻及局限性吹风样的全收缩杂音，吸气时因回心血量增加可使杂音增强，呼气时减弱。

3. 主动脉瓣关闭不全（aortic insufficiency） 指主动脉瓣关闭时瓣膜口不能完全闭合，使一部分血液反流。约 2/3 的主动脉关闭不全为风湿性心脏病所致。由于风湿性炎性病变使瓣叶纤维化、增厚、缩短、变形，影响舒张期瓣叶边缘对合，可造成关闭不全。主动脉瓣反流引起左心室舒张末期容量增加，使每搏容量增加和主动脉收缩压增加，而有效每搏量降低。

本节以案例中的主动脉瓣狭窄为例介绍介入围术期护理。

二、专科检查与护理

1. 实验室检查 血常规、血型、凝血功能、肝肾功能、肌钙蛋白等。

2. 影像学检查 X 线检查提示心影正常或左心室轻度增大，左心房也可能出现轻度扩大，升主动脉根部常见狭窄后扩张。侧位透视下可见主动脉瓣钙化，晚期亦可出现肺淤血的征象。CT 是经导管主动脉瓣膜置换术围术期的核心检查，是术前入路及人工瓣膜选择的"金标准"。经胸超声心动图（TTE）和经食管超声心动图（TEE）可以对心脏整体及主动脉瓣的形态学与功能学状态进行准确判定。

3. 其他诊断性检查 根据临床症状、心底部主动脉瓣区收缩期喷射性杂音可协助诊断。

4. 护理配合 参见本章第一节专科检查护理配合部分。

三、对症支持护理

1. 心力衰竭与心绞痛的护理 其治疗原则一般采取对症治疗，如果患者出现心力衰竭可以使用利尿剂、血管紧张素转换酶抑制剂、强心类药物治疗等；如患者出现心绞痛可遵医嘱服用硝酸酯类、钙通道阻滞剂缓解症状；同时还要积极治疗易导致血流动力学不稳定的心律失常。

2. 心理护理 心脏瓣膜病大多数为慢性疾病，易发生于居住环境和经济条件较差的人群，并反复发作，患者及其家属承受沉重的经济负担和心理压力，因而易产生焦虑、恐惧、消极等不良情绪。护士应关心患者，评估患者存在的心理问题，采取针对性措施，嘱患者注意休息，保持心情愉快，避免情绪激动，防止因活动和激动引发急性心力衰竭。

四、介入手术方法

经导管主动脉瓣置换术（transcatheter aortic valve replacement，TAVR）根据患者情况选择全身麻醉或者局部麻醉，消毒铺巾。穿刺外周静脉（常用股静脉或锁骨下静脉）置入临时起搏器，提示有效起搏后，分别穿刺左、右股动脉送入猪尾导管至无冠窦底与左心室，造影并测跨瓣压差。按 80U/kg 肝素化，并维持患者体外凝血时间（ACT）250～300 秒。经右股动脉送入球囊至主动脉瓣，临时起搏 120～220 次/分，使主动脉压力下降至 50mmHg 后快速充盈扩张球囊，同步造影示球囊充分膨胀未见瓣膜反流（图 5-4-1），并可见左、右冠状动脉显影，随后负压球囊退出主动脉瓣口，暂停起搏。接着选择合适瓣膜，在 DSA 透视和心脏彩超指导下使瓣膜精确定位并且释放瓣膜（图 5-4-2），观察心电监护未见束支阻滞及房室传导阻滞。再次测量左心室与主动脉的跨瓣压差，如果跨瓣压差非常小或没有压差，手术过程未出现其他并发症，说明介入手术成功，结束手术。

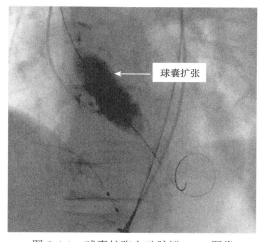

图 5-4-1 球囊扩张主动脉瓣 DSA 图像

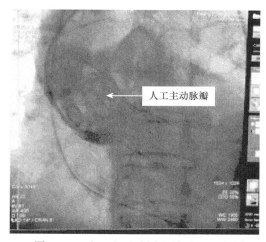

图 5-4-2 人工主动脉瓣释放后 DSA 图像

五、术前护理

参见第一篇第二章第三节中"一、血管性介入诊疗围术期护理要点"的"术前护理"部分。

六、术中护理

1. 参见第一篇第二章第三节中"一、血管性介入诊疗围术期护理要点"的"术中护理"部分。

2. 手术间空气层流需达到心外科手术要求，需洗手护士。

3. 器械及药品准备 术前检查仪器功能是否正常，配备体外循环仪及 5kg 冰块以预防手术过程中出现瓣膜脱落、动脉栓塞等导致的严重循环障碍的异常情况。将抗凝剂肝素、对比剂、抢救药品（阿托品、多巴胺、肾上腺素、去甲肾上腺素、碳酸氢钠等）及各型号导管、导丝、鞘管、注射器等手术耗材准备齐全，清点无误后取出瓣膜支架，漂洗塑形后置于生理盐水中备用。

4. 并发症的观察 术中可能出现的并发症包括脑卒中、室间隔穿孔、心脏压塞、急性心肌梗死、出血等。应密切观察患者神志、瞳孔和生命体征变化，出现异常立即报告医生并配合抢救。

七、术后护理

1. 参见第一篇第二章第三节中"一、血管性介入诊疗围术期护理要点"的"术后护理"部分，根据患者情况术后酌情予监护室监护。

2. 饮食指导 注意合理搭配，以清淡饮食为主，少用高脂肪饮食、高盐饮食，禁止刺激性饮食及兴奋性药物。

3. 并发症护理

（1）脑卒中：据国内研究报道，TAVR 术后脑卒中的发生率约为 1%，术后 24 小时内高发。护理应密切观察患者神志、瞳孔、肢体活动的变化。

（2）心律失常：①房室传导阻滞。90% 的 TAVR 术后 1 周内可发生不同程度的房室传导阻滞，通常是一过性的。全面评估患者瓣膜钙化情况和既往史，对术前合并室间隔增厚、既往出现束支传导阻滞者，需高度警惕传导阻滞的发生。术后心电监护，合理设置监护仪报警参数，心率不小于 50 次 / 分，设置临时起搏器起搏频率 60 次 / 分，并密切观察起搏心率。遵医嘱给予阿托品静脉注射，异丙肾上腺素静脉滴注，监测患者心率变化及用药后反应，及时调整用药剂量和滴速。②心房颤动。TAVR 术后心房颤动比较常见，据报道，发生率为 14% ～ 53%，可能与患者年龄、术前合并症以及心房纤维化、左心房直径增大等整体生理状况及手术有关。术后 24 小时持续进行心电监护，遵医嘱经深静脉给予盐酸胺碘酮注射液治疗，避免经外周静脉输注引起静脉炎。

（3）瓣膜反流：术后常见并发症之一，与瓣膜位置和膨胀不良有关。术后即刻 B 超判断，轻度瓣膜反流可继续观察。术后需密切监测血流动力学，观察有无呼吸困难、咳粉红色泡沫痰等急性左心衰竭症状，遵医嘱应用强心、利尿等药物。

（4）急性肾功能损害：发生率为 8% ～ 42%，其危险因素主要包括既往合并高血压、糖尿病、长期主动脉瓣狭窄导致低心排血量综合征、长期应用利尿剂、术中对比剂应用、低血压等。需全面评估患者既往病史和高危险因素；密切监测血肌酐浓度针对性预防；精准统计每小时尿量，根据尿量、尿比重及时调整补液量，维持正常的血压，保证肾动脉灌注；通过水化减少对比剂对肾脏的损害。

（5）呼吸道并发症：接受 TAVR 治疗的多为老年患者，术后易发生肺感染、肺不张，导致低氧血症的发生。患者麻醉清醒后评估血气分析及自主呼吸与咳嗽能力，给予充分吸痰后拔管。密切监测呼吸频率及节律、血氧饱和度，观察患者肺部体征，听诊双肺呼吸音，遵医嘱给予抗生素输注及盐酸氨溴索等药物雾化吸入。术后早期避免拍背，使用体外振动排痰，治疗前进行 20 分钟雾化，每日治疗 2 ～ 4 次，每次 5 ～ 10 分钟。病情平稳后取半卧位给予有效拍背以利于排痰，改善呼吸和促进肺复张。如使用有创呼吸机辅助通气，需落实预防呼吸机相关肺炎集束化护理措施。

八、康复指导

1. 疾病知识指导

（1）告知患者术后 1 个月、6 个月及 12 个月完成常规门诊随访，包括常规实验室检查、超声心动图及其他常规功能检查，其中术后建议复查主动脉根部 CT。如出现心悸、头晕、易疲劳感等征象，应及时复诊。

（2）注意控制高血压、高血糖、高血脂等，如有呼吸道及其他慢性疾病，应积极治疗。

（3）遵医嘱继续服用阿司匹林及硫酸氢氯吡格雷等药物防止血栓形成，若用药过程中出现皮下或黏膜异常出血点、血尿以及黑便等表现，立即来院检查治疗。

2. 康复运动指导

（1）监护病房早期运动康复：TAVR 术后患者病情平稳，在主管医生充分评估能够耐受肢体运动并保证安全的前提下，应尽早开始早期运动康复，主要以维持体位、床上翻身和转移为主，辅以局部手法治疗、局部肢体活动和呼吸训练，以减轻患者身体疼痛，促进患者早期离床活动，防止术后血栓形成、肺部感染和肌肉萎缩等情况的发生。

（2）普通病房运动康复：延续监护病房的运动康复的基础上，在康复治疗师指导下继续站立平衡、缓慢步行、上下台阶、低负荷抗阻及运动协调性训练。根据患者情况，酌情增加日常生活动作训练和吸气肌训练。对运动耐力较差的患者，可在康复治疗师、辅助设备的帮助下，进行踏步和八段锦等训练。根据患者个体情况可以进行6分钟步行试验，测试6分钟步行试验的距离，预测最大运动耐量，以此制定运动处方。

（3）出院前再次评估患者伤口、心功能、有无深静脉血栓，进行运动耐力测试。根据评估结果建议出院后尽早到专业的心脏康复机构进行运动康复或接受院外远程医疗康复指导。

3. 生活方式指导　环境温暖通风，生活要有规律、劳逸结合，可进行适当运动，提高机体抵抗力，避免过度劳累，保持心情舒畅，注意防寒保暖，预防感染和风湿活动。

【案例参考答案】

1. 该患者的主要护理问题有哪些？

答：①潜在并发症——猝死：与术后心律失常有关；②潜在并发症——休克：与术中血管性损伤有关；③潜在并发症——心肌梗死：与瓣膜脱落或移位有关；④焦虑与恐惧：与缺乏相关知识，担心手术风险有关。

2. 经导管主动脉瓣置换术后有哪些常见并发症？如何观察护理？

答：经导管主动脉瓣置换术后常见并发症有脑卒中、心律失常、瓣膜反流、血管并发症、急性肾功能损害和呼吸道感染等。观察护理：①密切监测患者神志、瞳孔、生命体征和血氧饱和度，尤其注意老年患者，其术后易发生肺感染、肺不张，导致低氧血症的发生。②术后加强穿刺部位管理，确保加压止血装置位置准确，至少每小时观察一次穿刺部位情况，注意有无出血和血肿发生。③术中出现束支传导阻滞者，应高度警惕术后传导阻滞的发生。术后心电监护，合理设置监护仪报警参数，谨防持续性重度低血压、心电图改变（室性心律失常）。④如果患者TAVR术后出现持续性低血压，无论心电图有无ST段改变，立即报告医生抢救。

（周云英）

第五节　心　肌　病

【案例导入】

张某，男，59岁，因"呼吸困难9年，加重半月"入院。

患者9年前常于季节变化时出现呼吸困难，伴乏力，夜间偶有憋醒，就诊于当地医院，诊断为"扩张型心肌病、心力衰竭"，给予治疗（具体不详）后症状缓解。近半个月以来上述症状再次发作且加重入院。起病以来食欲一般，睡眠差，小便少，体重无明显减轻。

患者汉族，中学文化，务农，已婚，育有二子，妻子及二子均体健，家庭经济情况一般，否认吸烟饮酒史，无过敏史。

体格检查：入院测T 36.0℃，P 80次/分，R 22次/分，BP 104/61mmHg，神志清楚，精神欠佳。颈静脉怒张，双肺呼吸音增粗，双肺肺底可闻及大量湿啰音，心界扩大，心尖部可闻及收缩期杂音，双下肢轻度水肿。

辅助检查：超声心动图示全心扩大，以左心为主，左心室运动弥漫性减低，二尖瓣中量反流、三尖瓣少量反流，肺动脉高压（轻度），心包少量积液，心功能减低射血分数[（EF）：28%，每搏量（SV）：88ml，心排血量（CO）：5.5L/min]。心电图示窦性心律，完全左束支传导阻滞。

初步诊断：扩张型心肌病；心力衰竭；心功能Ⅳ级；心律失常；完全左束支传导阻滞。拟尽快完善相关检查后行心脏再同步化治疗。

请思考：

1. 该患者主要的护理问题有哪些？

2. 如果患者突发急性心力衰竭，应如何紧急处置？

3. 心脏再同步化治疗术后最常见的并发症是什么？如何观察护理？

一、疾病概述

心肌病临床最常见为扩张型心肌病和肥厚型心肌病。

■（一）扩张型心肌病

扩张型心肌病（dilated cardiomyopathy，DCM）是一类以左心室或双心室扩大伴收缩功能障碍为特征的心肌病。该病较为常见，我国发病率为（13～84）/10万。病因多样，约半数病因不详，部分患者有家族遗传性，可能的病因包括感染、非感染的炎症、中毒、内分泌和代谢紊乱、遗传、精神创伤。临床主要表现为活动时呼吸困难和活动耐量下降。随着病情加重可以出现夜间阵发性呼吸困难和端坐呼吸等左心功能不全症状，并逐渐出现食欲下降、腹胀及下肢水肿等右心功能不全症状。

DCM主要介入治疗方法为心力衰竭的心脏再同步化治疗，对于存在左、右心室显著不同步的心力衰竭患者，通过置入带有左心室电极的起搏器，可恢复正常的左、右心室及心室内的同步激动，减轻二尖瓣反流，增加心排血量，改善心功能。

■（二）肥厚型心肌病

肥厚型心肌病（hypertrophic cardiomyopathy，HCM）是一种遗传性心肌病，以心室非对称性肥厚为解剖特点，是青少年运动猝死的最主要原因之一。根据左心室流出道有无梗阻，HCM又可分为梗阻性HCM和非梗阻性HCM。国外报道人群患病率为200/10万。我国有调查显示，患病率为180/10万。最常见的症状是劳力性呼吸困难和乏力，夜间阵发性呼吸困难较少见。1/3的患者可有劳力性胸痛。最常见的持续性心律失常是心房颤动。部分患者有晕厥，常于运动时出现，与室性快速性心律失常有关。

HCM主要介入治疗方法为经皮腔内室间隔心肌消融术，采用无水乙醇（96%～99%乙醇）化学消融，阻断间隔支动脉，造成区域心肌坏死，从而消除室间隔肥厚，改善患者症状和心功能，提高活动耐力和生活质量。HCM对于术后发生心脏传导阻滞风险高危的患者，可考虑双腔起搏器置入术治疗。

本节以扩张型心肌病心脏再同步化治疗（cardiac resynchronization therapy，CRT）为例介绍。

二、专科检查与护理

1. 实验室检查 血常规、电解质、肝功能、肾功能、脑钠肽（BNP）、N末端脑钠肽前体（NT-proBNP）等。

2. 影像学检查 ①胸部X线检查中DCM心影通常增大，HCM心影可以正常大小或左心室增大。②心脏磁共振对于心肌病诊断、鉴别诊断及预后评估均有很高价值。③心肌核素显像可用于除外冠状动脉疾病引起的缺血性心肌病；冠状动脉CT和冠状动脉造影检查有助于除外因冠状动脉狭窄造成心肌缺血、坏死的缺血性心肌病。

3. 其他辅助检查 ①超声心动图：是诊断及评估心肌病最常用的重要检查手段。②心电图：

DCM 可表现为 R 波递增不良、室内传导阻滞及左束支传导阻滞；HCM 通常变化多端，通常可表现为 QRS 波左心室高电压、倒置 T 波和异常 Q 波。③心内膜心肌活检：主要适用于近期出现的原因不明的突发严重心力衰竭。

4. 护理配合 检查前应充分评估患者病情，做好检查过程心力衰竭急性发作的应急预案，医护全程陪检，携带必要的抢救用物。冠状动脉 CT、冠状动脉造影及心导管检查使用碘对比剂，要预防对比剂肾病，注意给予水化治疗。

三、对症支持护理

1. 预防心衰急性发作

（1）休息与活动：保持环境安静，限制探视，减少不必要的干扰，保证患者充分的休息和睡眠时间。心肌病患者一旦病情不稳定，应限制体力活动，卧床休息，以降低心脏负荷，有利于心功能的恢复。病情稳定后，与患者及其家属一起制订并实施每天活动计划，严密监测活动时心率、心律、血压变化，若活动后出现呼吸困难、心律失常等，应停止活动，以此作为限制最大活动量的指征。

（2）心理护理：患病常影响患者日常生活、学习或工作，从而易产生焦虑、烦躁等情绪。告诉患者体力恢复需要一段时间，不要急于求成，当活动耐力有所增加时，应及时给予鼓励。对不愿活动或害怕活动的患者，应给予心理疏导，督促患者完成耐力范围内的活动量。

（3）体重管理：日常体重监测能简单直观地反映患者体液潴留的情况及利尿剂的疗效。

（4）健康指导：指导患者学习疾病知识、养成健康的生活方式、保持平稳的情绪、适当地规避诱因、规范地服用药物等。

2. 心力衰竭急性发作的护理

（1）体位：半卧位或端坐位，双腿下垂。

（2）吸氧：立即高流量鼻导管给氧，严重者采用无创呼吸机持续加压或双水平气道正压给氧。

（3）静脉通道开放，留置导尿管，心电监护及经皮血氧饱和度监测。注意心率、心律、心电图变化。

（4）准备好抢救仪器及药物，一旦发生严重心律失常或急性心力衰竭，立即配合急救护理。

（5）心理护理：医护人员在抢救时必须保持镇静、操作熟练、忙而不乱，使患者产生信任与安全感。避免在患者面前讨论病情，以减少误解。

（6）根据患者病情，遵医嘱控制输液量、输液速度。

四、介入手术方法

心脏再同步化治疗，即三腔起搏器置入术，通过改善房室、室间和 / 或室内收缩同步性增加心排血量，可改善心力衰竭症状、运动耐量、提高生活质量，减少住院率并明显降低病死率。

手术过程：自左侧锁骨下静脉或左侧腋静脉及头静脉将指引导管送入上腔静脉，用 CS 标测导管引导进入冠状静脉窦开口内，撤除 CS 标测电极，分别于右前斜位（图 5-5-1）、左前斜位（图 5-5-2）、正位条件下行冠状静脉窦造影。经长鞘送入导丝入靶静脉（左心室侧静脉、侧后静脉或后静脉，心大静脉为次选），沿导丝送入左心室电极至靶静脉，撑开左心室固定装置，测试起搏参数；在左锁骨下方约 1cm 处经过导丝做长约 5cm 横切口，逐层钝性分离至筋膜，做 5cm×5cm 的囊袋，纱布填塞压迫止血，沿鞘管将电极送至右心室间隔部，调整电极位置进行测试，固定螺旋电极；沿鞘管将电极送至右心房心耳处，调整电极位置进行测试。固定左心室电极，止血、冲洗，连接脉冲发生器，置入囊袋，观察起搏器工作正常，固定脉冲发生器，缝合，消毒，无菌敷料覆盖，胶带固定，X 线透视保留图像（图 5-5-3，图 5-5-4）。

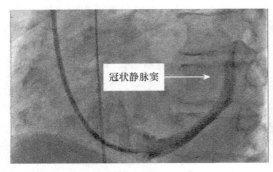

图 5-5-1　冠状静脉窦 DSA 图像（右前斜位）

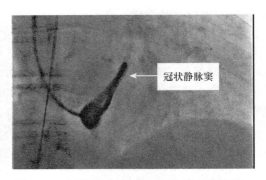

图 5-5-2　冠状静脉窦 DSA 图像（左前斜位）

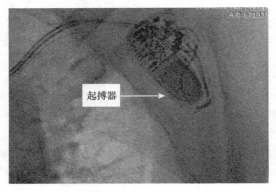

图 5-5-3　起搏器脉冲发生器 DSA 图像

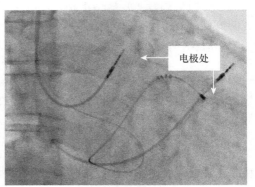

图 5-5-4　起搏器电极 DSA 图像

五、术前护理

1. 参见第一篇第二章第三节中"一、血管性介入诊疗围术期护理要点"的"术前护理"部分。

2. 抗生素过敏试验　建立静脉通道，术前 30 分钟至 2 小时预防性应用抗生素 1 次。

3. 停用抗凝药物　如使用抗凝药物者，需停用至凝血酶原时间恢复在正常范围内。如不能停药者，术前应准备止血药，以备术中使用。

六、术中护理

1. 参见第一篇第二章第三节中"一、血管性介入诊疗围术期护理要点"的"术中护理"部分。

2. 病情观察　严密监测心率、心律、呼吸及血压的变化，发现异常立即通知医生。

3. 心理护理　了解患者术中疼痛情况及其他不适主诉，并做好安慰解释工作，帮助患者顺利配合手术。

七、术后护理

1. 休息与活动　术后将患者平移至床上，保持平卧位 8～12 小时，如患者平卧极度不适，可抬高床头 30°～60°。术侧肢体不宜过度活动，勿用力咳嗽，以防电极脱位，如出现咳嗽症状，尽早应用镇咳药。术后第一次下床活动应动作缓慢，预防跌倒。

2. 病情观察　术后描记心电图，进行心电监护，及时发现有无电极导线移位或起搏器起搏障碍、感知障碍。术后监测体温，观察有无腹壁肌肉抽动、心肌穿孔等表现，及时报告医生并协助护理。出院前常规行胸部 X 线检查和起搏器功能测试。

3. 伤口护理与观察　伤口局部以盐袋加压 6 小时，且每间隔 2 小时解除压迫 5 分钟；或局部加压包扎即可。保持切口处皮肤清洁干燥，严格无菌换药，术后 24 小时换药 1 次，伤口无异常可 2～3 天换药 1 次。观察起搏器囊袋有无肿胀，观察伤口有无渗血、红、肿，患者有无局部疼痛、皮肤变暗发紫、波动感等，及时发现出血、感染等并发症。如切口愈合良好，一般术后第 7 天可拆线。

4. 并发症护理

（1）囊袋局部并发症：包括囊袋积液、囊袋感染等，主要可通过术前充分准备，术中彻底止血，冲洗手术切口、加压包扎部位准确，术后上肢制动以及围术期禁用活血化瘀药物等，防止皮下淤血。若上述措施仍不能有效止血，应及时打开囊袋查找出血点，直接彻底止血；若已发生感染，配合医生局部清创，选择合适部位再次行起搏器置入术，同时对患者进行细菌培养及抗感染治疗。

（2）与电极导线有关的并发症：①电极脱落。早期识别有赖于术后心电图的变化，多与术后过早活动，活动量不当有关；主要通过术前训练患者，术中翻身，用力咳嗽、深呼吸等，检查电极牢固性，术后平卧或左侧卧位 24 小时等措施预防电极脱落。②电极断裂。极少见，主要通过术后定期复查、术侧上肢严防活动过度。

（3）与起搏器有关的并发症：常见的是起搏器工作障碍，可因起搏电池耗尽、高电压、强磁场干扰引起。预防措施：避开核磁共振、激光、理疗等场所，定期随访。

（4）其他并发症：包括心肌穿孔、静脉血栓形成、局部肌肉及膈肌跳动、气胸、血气胸等，应及时发现汇报医生及时处理。

八、康复指导

1. 疾病知识指导　①及早发现心肌病。②指导患者遵医嘱规范用药，如延缓心脏重构药物。③根据个人情况和医嘱定期复查，如复查电解质、超声心动图等。

2. 用药指导　坚持遵医嘱服药，告知患者药物的名称剂量、用法、作用与不良反应。掌握自我调整基本治疗药物的方法：每天测量体重，若 3 天内体重增加 2kg 以上，应考虑已有水钠潴留（隐性水肿），需要利尿或加大利尿剂药量；根据心率和血压调整 β 受体阻断剂、血管紧张素转换酶抑制剂（ACEI）或血管紧张素Ⅱ受体阻滞剂（ARB）的剂量。患者一般 1 ～ 2 个月随访 1 次，病情加重时（如疲乏加重、水肿再现或加重、静息心率增加≥15 ～ 20 次 / 分、活动后气急加重等）及时就诊。

3. CRT 知识指导

（1）告知患者 CRT 的设置频率及使用年限。指导其妥善保管好起搏器随访登记卡（有起搏器型号、有关参数、安装日期品牌等），外出时随身携带，便于出现意外时为诊治提供信息。告知患者应避开强磁场和高电压的场所（如核磁、激光、变电站等），但家庭生活用电一般不影响工作。嘱患者一旦接触某种环境或电器后出现胸闷、头晕等不适，应立即离开现场或不再使用该种电器。随着技术的不断更新，目前移动电话的干扰作用很小，推荐平时将移动电话放置在远离起搏器至少 15cm 的口袋内，拨打或接听电话时采用对侧。

（2）不要随意抚弄置入部位。自行检查该部位有无红、肿、热、痛等炎症反应或出血现象，出现不适立即就医。

（3）活动指导：早期靠近心脏起搏器的手臂只能进行轻微活动，避免剧烈运动，装有起搏器的一侧上肢应避免做用力过度或幅度过大的动作（如打网球、举重物等），以免影响功能或使电极脱落。

（4）定期随访：置入后的随访时间与患者临床情况变化置入的 CRT 类型有关，一般要求置入后 1 个月、3 个月、6 个月各随访 1 次，以后每 3 个月至半年随访 1 次。接近使用年限时，应缩短随访间隔时间，改为每月 1 次或更短一些，在电池耗尽之前及时更换起搏器。

4. 心理家庭社会支持　照顾者指导教育家属给予患者积极的支持，帮助树立战胜疾病的信心，保持情绪稳定，积极配合治疗。必要时教会主要照顾者掌握 CRT 的观察和护理。

【案例参考答案】

1. 该患者主要的护理问题有哪些？

答：①有急性心力衰竭的风险。②焦虑或恐惧：与急性心力衰竭有关。

2. 如果患者突发急性心力衰竭，应如何紧急处置？

答：①体位：半卧位或端坐位，双腿下垂。②吸氧：立即高流量鼻导管给氧，严重者采用无创呼吸机持续加压或双水平气道正压给氧。③静脉通道开放，留置导尿管，心电监护及经皮血氧饱和度监测。注意心率、心律、心电图变化。④同时准备好抢救仪器及药物，一旦发生严重心律失常或急性心力衰竭，立即配合急救护理。⑤心理护理：医护人员在抢救时必须保持镇静、操作熟练、忙而不乱，使患者产生信任与安全感。避免在患者面前讨论病情，以减少误解。护士应与患者及其家属保持密切接触，提供情感支持。⑥在静脉输液前与医生及时沟通，便于在输液时控制输液量及速度。

3. 心脏再同步化治疗术后最常见的并发症是什么？如何观察护理？

答：心脏再同步化治疗术后最常见的并发症是囊袋感染。术后感染的发生大多因为术中囊袋内出现细菌残留，同时细菌也可沿电极扩散至心内膜并发心内膜炎。可表现为切口红肿热痛、严重者有波动感、起搏器/导线不同程度外露等。预防措施：①保持手术室无菌环境要符合要求，操作者无菌观念要强，囊袋松紧度要适宜。②术中冲洗手术切口可减少感染概率。③除常规处理措施外，对糖尿病患者围术期遵医嘱预防性使用抗生素，注意体温变化及血常规有无异常，同时应术前、术后将血糖控制在较理想范围。④若患者营养不良，依据患者自身情况合理加强营养。⑤有效控制囊袋血肿：囊袋感染可继发于囊袋血肿基础上。血肿出现时，可协助医生在严格消毒无菌条件下，用注射针头抽出积血，或拆除缝线一针，挤出积血，加压包扎。⑥若已发生感染，配合医生局部清创，选择合适部位再次行起搏器置入术，同时对患者进行细菌培养及抗感染治疗。

（杨 静）

第六节 动 脉 瘤

【案例导入】

李某，男，64岁，突发胸背部疼痛12小时入院。

既往有脑卒中史，高血压病史20余年，收缩压最高可达200mmHg，舒张压最高可达100mmHg，患者一直自服降压药控制血压，具体用药陈述不清。

体格检查：T 36.7℃，P 90次/分，R 19次/分，BP 153/101mmHg，发育正常。

辅助检查：腹部平软，未见腹壁静脉曲张，无胃肠型及蠕动波，胸背部疼痛明显，无腹肌紧张，未触及腹部包块，肝、脾肋缘下未触及，墨菲征阴性，肝、脾及肾区无叩击痛。腹部移动性浊音阴性，双肾区无叩击痛。肠鸣音正常。双下肢无水肿，双下肢皮肤无色素沉着、静脉曲张。心电图示窦性心律。CTA示主动脉夹层（Stanford B型），累及肠系膜上动脉。

初步诊断：胸主动脉夹层。拟限期行主动脉夹层腔内修复术。

请思考：

1. 该患者主要的护理问题有哪些？

2. 胸主动脉夹层最严重的并发症是什么？如何观察护理？

一、疾病概述

动脉瘤（aneurysm）是由动脉壁的病变或损伤形成的局限性膨出，以搏动性肿块为主要症状，可以发生在动脉系统的任何部位，以肢体主干动脉、腹主动脉和颈动脉较为常见。根据解剖特点，动脉瘤可分为三类。①真性动脉瘤（true aneurysm）：动脉局部向外扩张或膨出（超过正常血管直径的 50%），瘤壁具有全层动脉结构，如腹主动脉瘤、内脏动脉瘤。②夹层动脉瘤（dissecting aneurysm）：动脉内膜因原有病变而破裂，动脉腔的血液经裂口注入中膜层内，使中膜分离，局部形成夹层性血肿或套管样假血管腔。血液进入以后进一步破坏中膜层，甚至破坏内膜层，导致动脉瘤破裂、出血和血栓形成，如胸主动脉夹层。③假性动脉瘤（false aneurysm）：动脉壁破裂后形成血肿，血肿周围纤维包裹成为与动脉腔相通的搏动性肿块，由于没有真正的血管壁结构，仅为血肿机化形成瘤壁，一旦形成即随着反复破裂出血或感染而进行性增大，如未能及时诊断和处理，常导致大出血而危及生命，如股动脉穿刺处出血形成假性动脉瘤。动脉瘤的发病和多种因素有关，可能与高血压、动脉粥样硬化、感染、创伤、血管发育不良、吸烟等因素有关。

（一）腹主动脉瘤

腹主动脉瘤（abdominal aortic aneurysm，AAA）是指腹主动脉呈瘤样扩张，通常直径增大50% 以上的动脉瘤。本病病情凶险，若不及时治疗，常可因瘤体破裂而导致死亡。多数腹主动脉瘤无明确的临床症状，常在体检或腹部手术时发现。少数患者有较明显的腹痛，位置不明确，多位于脐周或中上腹。瘤体破裂前常无先兆，但若腹痛加剧或突发腹部剧痛，则常为瘤体破裂的先兆。

（二）内脏动脉瘤

内脏动脉瘤（visceral artery aneurysm，VAA）是指腹主动脉所属各内脏动脉及其分支的动脉瘤。虽然比较少见，却是一种重要的血管疾病。22% 的内脏动脉瘤常表现为急症，即刻病死率达8.5%。内脏动脉瘤大多为单发，也可多发，有时可同时伴有胸和腹主动脉瘤。内脏动脉瘤通常无症状，少数迅速增大的内脏动脉瘤可有上腹痛，并放射至肩背部。多数内脏动脉瘤瘤体 < 20mm，腹部检查时多无阳性体征，少数较大的动脉瘤可扪及搏动性肿块，偶尔伴有震颤或杂音。最重要的内脏动脉瘤有脾动脉、肝动脉、腹腔干、肠系膜上动脉及肾动脉等动脉瘤。内脏动脉瘤多无明显症状，绝大多数患者是在体检、腹部手术及影像学检查中偶然发现，部分患者有腹部饱胀不适或隐痛。腹痛加剧常为动脉瘤破裂先兆，尤其出现腹部剧痛时，更应警惕动脉瘤发生破裂出血。

（三）主动脉夹层

主动脉夹层（aortic dissection，AD）是主动脉夹层动脉瘤的简称，是指主动脉腔内血液从主动脉内膜破口进入主动脉中膜，形成的壁内血肿沿着主动脉长轴扩展，使中膜分离，造成了主动脉真、假两腔分离的一种病理改变。根据主动脉夹层的部位，主动脉夹层有 Stanford 分型和 DeBakey 分型。临床常用分型为 Stanford 分型：A 型夹层内膜破口均始于升主动脉处，B 型夹层累及降主动脉及其远端。主动脉夹层临床表现多样，其中比较典型的症状是疼痛、高血压、休克、脏器缺血等。该病起病隐匿，诊断率较低，易发生主动脉夹层破裂，病死率极高。

Stanford B 型主动脉夹层首选介入治疗。介入治疗一般选择在亚急性期（起病 14 天～ 2 个月）进行。急诊介入手术指征：AD 破裂出血或先兆破裂；AD 主动脉直径快速增大（每年 > 10mm）；AD 主动脉形成动脉瘤（直径 > 50 ～ 60mm）；疼痛持续不缓解；主动脉壁间血肿及溃疡形成；主动脉重要分支缺血。

动脉瘤介入治疗方法主要为腔内修复术，对于部分内脏动脉瘤还可以采取动脉瘤栓塞术。本节以案例中的胸主动脉夹层进行介绍。

二、专科检查与护理

1. 实验室检查　血常规、血型、凝血功能、肝功能、肾功能、电解质全套、心肌酶、C 反应蛋白、尿淀粉酶、大小便常规检测等。

2. 影像学检查　当血压稳定和疼痛被控制后，需尽快行主动脉造影、CTA 或经食管超声检查，及早明确诊断。

（1）主动脉造影：对于涉及主动脉弓的急性主动脉夹层的诊断，以主动脉造影为最佳诊断方法。常可观察到对真腔有所压迫的假腔，从而明确诊断。

（2）主动脉 CTA：CTA 能进行影像的三维重建，帮助识别血管与毗邻脏器的关系，为手术提供依据，其能够快速诊断主动脉夹层病变，但是某些重要的病理解剖特点常不如主动脉造影观察得清楚。

（3）超声：是一种可接受的、变通的方法，因为它迅速、无创、无须造影剂，能够快速明确有无主动脉瓣关闭不全、左心室舒缩功能受限、心脏压塞。

（4）MRI：对于随访慢性主动脉夹层或主动脉夹层修复后的状态很有价值。造影增强后，常可显示病变。

3. 护理配合　检查时嘱患者勿移动身体，避免用力咳嗽；注意留置针是否有脱出，有无渗血，使用降压药时应严格控制输液泵输液速度；密切观察血压及心率变化，以防夹层破裂。

三、对症支持护理

1. 预防夹层进展破裂

（1）严密监测患者生命体征，持续心电监护，遵医嘱应用硝普钠、β 受体阻滞剂等，将血压尽可能控制在 110/60mmHg 左右，心率控制在 60 ～ 70 次 / 分，可避免夹层血肿进展。

（2）绝对卧床休息，坐起、翻身等动作要慢，避免突然剧烈咳嗽、打喷嚏、用力排便导致腹压增高。多进食高纤维素易消化的食物，保持大便通畅。

（3）镇痛、镇静，保证充足的睡眠，必要时遵医嘱给药。避免情绪激动诱发夹层破裂大出血。

（4）备好抢救用物及药品，随时准备抢救。当瘤体破裂大量失血出现低血容量性休克时，应当立即行抗休克治疗且准备急诊手术。

2. 疼痛管理

（1）使用疼痛评估尺评估患者的疼痛程度。根据评估情况，遵医嘱正确使用镇痛剂。患者在剧烈疼痛时血压增高，及时正确的疼痛护理也有利于血压的控制，减少夹层破裂的危险。如疼痛反复出现，应警惕夹层血肿扩展。

（2）白天可以指导患者通过与陪护聊天、听音乐分散注意力。晚间保持病区安静，创造良好的睡眠环境。

（3）密切监测生命体征，评估患者疼痛部位，排除动脉瘤破裂可能。

3. 内脏动脉缺血症状的评估　查看心电图、心脏彩超、心肌酶等评估心功能；了解肝、肾功能化验结果，结合患者尿量、颜色等评估肝、肾功能；了解患者有无排便、排气，大便颜色、性质、量，查看大便检查结果，评估肠道消化功能。定时观察足背动脉搏动强弱，判断有无下肢灌注不良。发现异常及时报告医生处置。

4. 饮食指导及心理支持　指导患者进食高蛋白、高维生素、低脂、低盐及易于消化的食物，鼓励多饮水，保持大便通畅。对部分便秘患者可予缓泻药。同时多与患者沟通，有针对性地进行心理疏导，稳定患者情绪，减轻患者恐惧心理，增强患者治疗的信心。

四、介入手术方法

主动脉腔内修复术（endovascular aortic repair，EVAR）：局部麻醉＋静脉强化麻醉或全身麻醉下，股动脉穿刺并预置血管缝合器，行全主动脉造影（图 5-6-1）。明确病变位置后，经股动脉入路将覆膜支架释放系统在超硬导丝指引下送入主动脉病变处，在 DSA 下确认位置后，缓慢释放支架，根据需要进行"开窗"或"烟囱"支架置入。再次主动脉造影确认手术效果，检查支架封堵破口情况、远端真腔扩张情况（图 5-6-2）及内脏动脉供血情况，确认后再依次拔管，股动脉处血管缝合器处理，其他动脉穿刺处加压包扎。

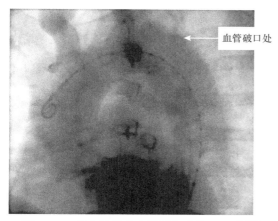
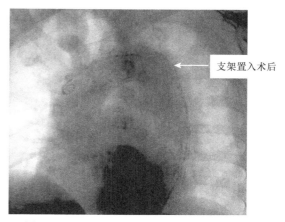

图 5-6-1　主动脉腔内支架置入术前 DSA 图像　　图 5-6-2　主动脉腔内支架置入术后 DSA 图像

五、术前护理

1. 参见第一篇第二章第三节中"一、血管性介入诊疗围术期护理要点"的"术前护理"部分。

2. 术前应了解患者有无碘过敏史，术前 1 天做好抗生素皮试及交叉配血。手术当天行双侧腹股沟区备皮，术前 30 分钟静脉滴注抗生素预防感染。

六、术中护理

1. 参见第一篇第二章第三节中"一、血管性介入诊疗围术期护理要点"的"术中护理"部分。

2. 病情观察　严密监测生命体征且严格控制患者的血压和心率，局部麻醉患者术中可能因疼痛而出现面色苍白、冷汗、头痛及心悸等症状，及时报告医生，给予镇痛处理和心理安慰。

七、术后护理

1. 参见第一篇第二章第三节中"一、血管性介入诊疗围术期护理要点"的"术后护理"部分。

2. 病情观察　心电监护，密切监测患者生命体征，必要时监测有创动脉压。观察主动脉主要分支供血情况，监测四肢血压，四肢动脉搏动情况、皮肤温度、色泽，若与之前血压差距很大，通知医生查找原因。

3. 控制血压及心率　术后仍需积极控制血压、心率，维持血压、心率在控制范围（血压 110/60mmHg，心率 60 ～ 70 次 / 分）。

4. 呼吸道护理　全身麻醉患者需注意保持呼吸道通畅，遵医嘱应用排痰药物或雾化。

5. 并发症护理

（1）内漏：重视患者主诉，如有胸痛发生、血压升高，应怀疑内漏导致术后动脉瘤增大，出现动脉瘤破裂先兆。应立即报告医生，做好急诊手术的准备。术后不能排除内漏前，患者仍需绝对卧床休息。

（2）脑卒中：主要表现为苏醒延迟、昏迷、躁动、癫痫发作、偏瘫、双下肢肌力障碍等症状。术后应严密观察患者的意识、瞳孔、肢体活动情况；对于苏醒延迟、意识不清者，遵医嘱给予营养神经和脱水药物。保证充分供氧，防止脑部缺血缺氧。

（3）肾衰竭：与对比剂用量过大或夹层及直接累及肾动脉，肾脏缺血有关。应观察尿液的量、颜色、性质，监测肾功能。

（4）截瘫：与脊髓动脉缺血或血流被支架阻断有关，麻醉清醒后应让患者活动下肢，观察有无异常，并及时报告医生处置。

八、康复指导

1. 疾病知识指导

（1）控制血压及心率：指导患者及其家属学会家庭血压及心率测量方法，即四定（定时间、定体位、定肢体、定仪器）。遵医嘱服用降压、降心率药物，向患者介绍用药目的，药物名称、剂量、用法，观察药物常见副作用。

（2）避免诱发因素：如高血压、主动脉局部感染与创伤等。

（3）指导患者外出时务必随身携带降压药物，以备应急。指导患者及其家属了解急救医疗服务的联系方式，出现严重并发症，及时呼救。

（4）复诊：嘱患者于出院后第 3、6、12 个月复诊，以后每年复诊 1 次，如有不适随诊。

2. 饮食指导 合理均衡饮食，进食低盐、低脂和优质蛋白质饮食，多吃蔬菜水果。少食多餐，切忌暴饮暴食。

3. 生活方式指导

（1）养成良好的生活习惯，早睡早起，戒烟、限酒。

（2）适当运动，控制体重，术后按照个体耐受程度逐渐增加运动量。

（3）预防感染，注意个人卫生。天气变化注意防寒保暖，避免呼吸道感染。

（4）保持情绪稳定。

【案例参考答案】

1. 该患者主要的护理问题有哪些？

答：①疼痛：与夹层撕裂有关。②焦虑、恐惧：与缺乏疾病相关知识有关。③有皮肤受损的危险：与绝对卧床休息有关。④潜在并发症——夹层破裂。

2. 胸主动脉夹层最严重的并发症是什么？如何观察护理？

答：胸主动脉夹层最严重的并发症是夹层破裂。护理要点：持续心电监护，严密监测患者生命体征以及疼痛性质、程度的改变，建立中心静脉通路，以便药物输入和中心静脉压的监测。严格控制患者的血压和心率并做好知识宣教和心理护理。一旦出现患者血压难以控制、疼痛加剧的情况应立即通知医生做相应处理。备好抢救药品和物品，协助医生进行抢救。监测患者的神志、尿量及四肢血运情况，当瘤体破裂大量失血出现低血容量性休克时，应当立即行抗休克治疗且准备急诊手术。

（张霞平）

第七节　外周动脉狭窄／闭塞性疾病

【案例导入】

刘某，男，71 岁，因感右下肢间歇性跛行 1 年，加重伴下肢发凉 1 周入院。

起病以来神志清，精神差，无头晕、头痛，无发热、咳嗽、咳痰，无胸闷、心悸、气促。睡眠、饮食一般，大小便正常，体重无明显变化。既往患高血压、冠心病、糖尿病 10 余年，无传染病史，否认药物过敏史，无手术、创伤、输血史。

患者汉族，小学文化，务农，已婚，育 1 子 1 女，妻子及子女均体健，家庭经济情况一般，吸烟 50 年，20 支 / 天，饮酒 30 年，饮酒平均 150 克 / 次，已戒酒 15 年。

体格检查：入院测 T 36.8℃，P 88 次 / 分，R 23 次 / 分，BP 165/100mmHg，神志清楚，精神欠佳。听诊双肺呼吸音清。

辅助检查：血常规结果提示血红蛋白 120g/L，白细胞 $10.2×10^9$/L，中性粒细胞百分比 86%，血糖 11.9mmol/L，双下肢动脉血管 CTA 提示右下肢动脉硬化闭塞症，主要累积右侧胫前动脉及腓动脉中上段。

初步诊断：右下肢动脉粥样硬化闭塞症。拟尽快完善相关检查后行右下肢动脉造影＋球囊扩张＋支架置入术。

请思考：

1. 该患者主要的护理问题有哪些？

2. 针对该患者下肢发凉的情况，如何护理？

3. 下肢动脉球囊扩张＋支架置入术后最常见的并发症是什么？如何观察护理？

一、疾 病 概 述

临床常见的外周动脉狭窄 / 闭塞性疾病以主髂动脉闭塞症、急性下肢动脉栓塞、下肢动脉硬化闭塞症、血栓闭塞性脉管炎与糖尿病足、肾动脉狭窄和肠系膜动脉栓塞 / 血栓形成比较常见。

（一）主髂动脉闭塞症

主髂动脉闭塞症（aortoiliac occlusive disease，AIOD）是指肾下腹主动脉及髂动脉狭窄或闭塞引起的下肢和 / 或盆腔组织和脏器缺血性疾病。

临床表现为臀肌或下肢活动后疼痛，即间歇性跛行，如果病情持续加重，会引起慢性严重下肢缺血，影响生活质量，甚至危及生命。跛行、严重下肢缺血及勃起功能障碍是主动脉闭塞性疾病相关性症状。AIOD 最常见的病因是动脉粥样硬化，其他少见病因包括血栓闭塞性脉管炎或大动脉炎。

（二）急性下肢动脉栓塞

急性下肢动脉栓塞是指心脏或动脉壁上脱落的血栓或动脉粥样硬化斑块及其他栓子随血流向远端流动造成下肢动脉闭塞，从而导致下肢动脉缺血甚至肢体坏死的一种疾病。肢体缺血的严重程度取决于血管栓塞位置和侧支代偿情况，典型表现为"6P"症状，即感觉异常、疼痛、苍白、无脉、皮温降低、麻痹等症状，其中突发疼痛是最突出的特点。

急性下肢动脉缺血根据临床表现和体检发现，将患者进行 Rutherford 分级如下。

Ⅰ级：血管可显示动脉静脉多普勒信号，四肢存活力未受影响。

Ⅱ级：四肢存活力受到影响。Ⅱa 级，患者有轻微感觉缺失，通常会累积足趾，及时治疗可挽救肢体，Ⅱb 级，感觉丧失较为广泛，出现轻度或中度肌无力，通常无多普勒信号，立即进行肢体血运重建以挽救肢体。

Ⅲ级：肢体出现不可逆转的损伤，包括主要组织或永久神经损伤，感觉严重缺失，出现麻痹。急性肢体缺血是一类具有较高病死率和截肢率的疾病，患者需要紧急救治使血管再通，避免因肢体缺血坏死而导致截肢，甚至死亡。

（三）下肢动脉硬化闭塞症与糖尿病足

下肢动脉硬化闭塞症（简称 ASO）是指由于动脉硬化造成的下肢供血动脉内膜增厚、管腔狭窄或闭塞，病变肢体血液供应不足，引起下肢间歇性跛行、皮温降低、疼痛甚至发生溃疡或坏死等临床表现的慢性进展性疾病，常为全身性动脉硬化血管病变在下肢动脉的表现。主要病因是动脉粥样硬化，吸烟与下肢 ASO 的发生明显相关，糖尿病使本病发生率增加 2 ～ 4 倍，高血压是下肢 ASO 的主要危险因素之一。本病好发于中老年人，主要症状有间歇性跛行、静息痛等。临床表现与分期见表 5-7-1。

表 5-7-1　ASO 不同分期、分级的临床表现

Fontaine 分期		Rutherford 分期		
分期	临床表现	级别	类别	临床表现
I	无症状	0	0	无症状
Ⅱa	轻度间歇性跛行	I	1	轻度间歇性跛行
Ⅱb	中度—重度间歇性跛行	I	2	中度间歇性跛行
		I	3	重度间歇性跛行
Ⅲ	缺血性静息痛	Ⅱ	4	缺血性静息痛
Ⅳ	溃疡和坏疽	Ⅲ	5	足趾坏死
		Ⅳ	6	肢体坏死

糖尿病足是因糖尿病所致的下肢远端神经病变和 / 或不同程度的血管病变导致的足部溃疡和 / 或深层组织破坏，伴或不伴感染。神经病变表现：患肢皮肤干而无汗，肢端刺痛、灼痛、麻木、感觉减退或缺失，呈袜套样改变，行走时有脚踩棉絮感；下肢缺血表现：皮肤营养不良、肌肉萎缩，皮肤干燥弹性差，皮温下降，色素沉着，肢端动脉搏动减弱或消失，患者可合并有下肢间歇性跛行。

（四）血栓闭塞性脉管炎

血栓闭塞性脉管炎（thromboangiitis obliterans，Buerger disease，TAO）又称 Buerger 病，是一种少见的慢性复发性中、小动脉和静脉的节段性炎症性疾病，以下肢多见。表现为患肢缺血、疼痛、间歇性跛行、足背动脉搏动减弱（或消失）和游走性表浅静脉炎，严重者有肢端溃疡和坏死。吸烟是本病诱因。

血栓性脉管炎分期如下。①第 I 期（局部缺血期）：以感觉色泽改变为主，表现为患肢麻木、发凉、怕冷活动后易疲劳，轻度间歇性跛行；②第 Ⅱ 期（营养障碍期）：以疼痛和营养障碍为主，患肢除有麻木、酸胀、沉重等症状加重外，间歇性跛行日益严重，疼痛逐渐转为持续性静息痛，夜间更为剧烈；③第 Ⅲ 期（足趾坏死期）：以溃疡和坏疽为主，患肢严重缺血，患肢趾端发黑、坏疽、溃疡，静息痛更严重，若并发局部感染，干性坏疽转为湿性坏疽。

（五）肾动脉狭窄

肾动脉狭窄（renal artery stenosis，RSA）指各种原因引起的单侧或双侧肾动脉主干或分支狭窄（直径减少 ≥ 50%，狭窄两端收缩压差 ≥ 20mmHg 或平均压差 ≥ 10mmHg），引起肾功能损害、高血压、肾区疼痛、肾组织缺血性坏死等的一种疾病，常表现为三种重要临床综合征，即缺血性肾病、肾性血管性高血压和心脏不稳综合征。

狭窄程度根据肾动脉 CTA、MRA、DSA 检查来判断，其中 DSA 检查是 RSA 诊断的"金标准"。血管直径 < 50% 诊断为肾动脉轻度狭窄；血管直径 50% ～ 69% 诊断为肾动脉中度狭窄；血管直径 ≥ 70% 可诊断为肾动脉重度狭窄，是经皮介入治疗或外科治疗的指征。RSA 会导致肾血管性高血压和慢性缺血性肾病。

（六）肠系膜动脉栓塞 / 血栓形成

肠系膜动脉栓塞 / 血栓形成是肠系膜缺血的主要原因，肠系膜动脉栓塞 / 血栓形成所致肠管血运障碍，肠管失去蠕动功能，以症状和体征分离为主要特征的血管性肠梗阻，常表现为腹痛、餐

后腹痛、腹部不适，大便习惯改变，以及进行性消瘦等。肠系膜动脉栓塞/血栓形成属于急腹症范畴，临床上并不罕见，病死率可高达70%～90%，患者得不到及时诊断和有效治疗是导致死亡的主要原因。常见病因有如下。①心源性疾病：如心肌梗死、亚急性细菌性心内膜炎、风湿性心脏瓣膜病及易于形成心房血栓的其他疾病等；②血管源性：如动脉粥样硬化。

临床上分为四个阶段。①活动亢进期：栓塞后即刻发生，表现为剧烈腹痛，间歇发作，伴有恶心呕吐，体检肠鸣音亢进。②麻痹期：腹痛程度减弱，但疼痛持续且弥漫，体检触痛明显，肠鸣音消失。③体液紊乱期：液体、蛋白和电解质漏出，当肠管全层坏死时可发生腹膜炎，体检液体丢失显著。④休克期：体液失衡逐渐加重，很快发生不可逆转休克。肠系膜上动脉支架置入术常用于治疗慢性缺血性肠病及肠系膜动脉夹层的治疗，疗效确切。

本节以下肢ASO为例介绍介入围术期护理。

二、专科检查与护理

1. 实验室检查　血常规、血糖、血脂、同型半胱氨酸、炎性指标（如C反应蛋白）、肾功能、D-二聚体等。

2. 影像学检查　常用检查手段有血管超声多普勒检查、CTA、MRA、DSA。血管超声检查作为筛查首选的检查方法，可准确诊断病变部位及程度、评价流入及流出道、术中及术后评估腔内治疗及开放手术的疗效。CTA由于动脉壁的钙化影响动脉的有效显影，对远端小动脉的显影有时不理想。通过阅读横断面原始图像，可以提高诊断的准确性。MRA也是术前常用的无创性诊断方法，可显示解剖部位和狭窄程度。DSA可准确显示病变的部位、性质、范围和程度，目前仍然是诊断的"金标准"。

3. 其他检查　ABI测定是最基本的无损伤血管检查方法，易操作、可重复，可以初步评估动脉阻塞和肢体缺血程度。ABI计算方法是踝部动脉（胫后动脉或足背动脉）收缩压与上臂收缩压（取左右手臂数值高的一侧）的比值。正常值为1.00～1.40，0.91～0.99为临界值，ABI≤0.90可诊断为下肢缺血；严重下肢缺血时ABI常<0.40。

4. 护理配合　检查前应充分评估患者病情，根据患者的活动自理能力，选择推床或轮椅，同时做好检查过程坠床和跌倒的应急预案，陪检人员全程陪检。CTA或髂动脉/下肢动脉造影使用碘对比剂需要预防对比剂肾病，注意给予水化治疗。

三、对症支持护理

1. 减轻患肢疼痛

（1）做好患肢疼痛评估，向患者讲解疼痛原因，消除紧张情绪。指导患者采用深呼吸、听轻音乐等方式放松以缓解疼痛。

（2）保持环境安静、温湿度适宜，按需为患者吸氧。急性期卧床休息，宜取头高足低位，促进血液灌流至下肢。严禁跷二郎腿，防止血管受压，阻碍血流。患肢保暖，局部禁止冷热敷，因热敷组织代谢增加加重缺氧，冷敷引起血管收缩加重患肢缺血。

（3）指导患者在能耐受的范围内进行适当活动，如下床行走、Buerger运动等。Buerger运动方法：患者平卧，患肢抬高45°，维持1～2分钟，然后双足下垂于床边4～5分钟，同时双足和足趾向上、下、内、外各个方向运动10次，再将患肢平放休息2分钟，如此反复5次，以促进侧支循环的建立。如下肢已经溃疡感染，则不宜运动，以防感染物质入血。

（4）遵医嘱予以抗血小板聚集、活血化瘀、促进血液循环药物。如疼痛剧烈，诊断已明确时遵医嘱给予止痛剂。

2. 防治患肢损伤及感染

（1）指导患者着宽松合脚的鞋袜，每次穿鞋前先检查鞋内是否有异物，裤腰带不能扎得过紧，以免影响下肢血液循环。正确修剪趾甲，甲缘和足趾齐平。

（2）指导患者保持下肢和足部皮肤清洁，保持患肢皮肤的完整性，可适当使用润肤露。皮肤瘙痒时，避免搔抓，以免造成开放性伤口或继发感染。

（3）对于下肢溃疡或坏疽严重的患者，可以给予支被架，在确保肢体保暖的同时减少被子对伤口覆盖带来的刺激。创面及时换药，并遵医嘱应用抗生素；必要时遵医嘱用 1∶5000 的高锰酸钾溶液浸泡伤口，每日 2 次，每次 20 分钟，或请伤口造口专家处理。

3. 并发症（肌病肾病代谢综合征） 观察护理主要由于急性动脉阻塞、缺血性肌坏死等导致横纹肌溶解，产生大量肌蛋白、氧自由基，致使离子紊乱，进而损伤肾功能诱发导致。临床表现可包括肢体僵硬、强直、非凹陷性水肿、肌红蛋白尿与肌红蛋白血症、高钾血症、代谢性酸中毒、急性肾衰竭、心力衰竭、休克等。注意密切关注患者精神状态、呼吸，记录尿量（尿量应 ≥ 30ml/h）及酸碱度；监测电解质、血气分析、肾功能、尿常规；监测有无酸中毒情况发生（躁动、呼吸深大、尿量减少）。一旦发现异常立即通知医生给予对症支持处理。

4. 饮食指导 禁烟，选用低盐、低脂、优质蛋白（如鸡蛋、奶制品）、富含高纤维素、易消化食物，鼓励多饮水。糖尿病患者饮食要注意低糖或无糖饮食，将血糖控制在正常范围。避免辛辣刺激性食物，保持大便通畅。

5. 心理支持 了解患者疾病病程及不适，安慰患者，稳定情绪。向患者简明扼要介绍介入手术方式、原理及效果，以成功案例激励患者充满信心积极配合治疗。

6. 其他症状护理 如患者伴有低血压、发热、胸闷、乏力时，遵医嘱予以相应对症处理，如补液、退热、抗感染、补充电解质等。

四、介入手术方法

ASO 的介入治疗方法主要是经皮球囊扩张成形术（percutaneous transluminal angioplasty，PTA）+ 支架置入术。经皮股动脉穿刺，DSA 引导下用造影导管行患侧股浅动脉、腘动脉、胫腓干动脉、胫后动脉等血管造影，显示动脉闭塞，经微导丝交换后，交换支撑导管，选取球囊逐级、分段扩张开通闭塞血管。造影见狭窄段消失对比剂顺利通过，再次造影，确认狭窄段血管球囊成形成功后选取支架置入。拔除导管导丝，穿刺部位予以压迫止血、加压包扎。再次造影确认支架位置满意、膨胀良好，支架内血流通畅，对比剂显影通畅，未见明显梗阻和狭窄征象后拔除导管，穿刺部位予以压迫止血、加压包扎。

五、术前护理

1. 参见第一篇第二章第三节中"一、血管性介入诊疗围术期护理要点"的"术前准备"部分。

2. 如已经发生下肢溃疡者，术前需严格控制感染，以防术后血管开通后加重全身感染。

六、术中护理

1. 参见第一篇第二章第三节中"一、血管性介入诊疗围术期护理要点"的"术中护理"部分。

2. 术中密切监测患者体位及生命体征，保持静脉通路畅通，术中出现血压下降等生命体征变化，要考虑发生下肢动脉破裂可能，及时报告医生查找出血原因积极处理。

七、术后护理

1. 参见第一篇第二章第三节中"一、血管性介入诊疗围术期护理要点"的"术后护理"部分。

2. 并发症护理

（1）动脉缺血再灌注损伤：下肢动脉硬化闭塞导致远端组织或细胞缺血时，局部缺乏氧与营养物质，使其微环境发生改变，当介入手术开通血管，下肢血液循环恢复后常导致过量自由基与炎症因子释放而产生损伤。常见于小腿（大腿少见），表现为动脉再通数小时后，患肢疼痛再次出现，可见患肢肿胀，张力增加，颜色发红，皮温升高，患肢压痛明显且广泛，严重时远端动脉搏动减弱或消失。术后应定时观察患肢的血运和肿胀情况，与对侧对比，重视患者主诉，及时告知医生处理。术中、术后可遵医嘱应用甘露醇、呋塞米等脱水，应用肌苷、维生素 C、丹参、七叶皂苷等药物清除氧自由基。

（2）动脉再栓塞：观察患者有无疼痛及疼痛的严重程度；观察穿刺侧肢体皮肤颜色、皮温、动脉搏动情况（尤其足背动脉）。出现剧烈疼痛、皮肤苍白、皮温下降，应考虑再血栓可能，及时汇报医生处理。

3. 术后早期避免抬重物及剧烈活动，患肢避免受到重击、磕碰、受压等意外。其余参见本节"对症支持护理"部分。

八、康复指导

1. 疾病知识指导

（1）向患者及其家属讲解疾病相关知识，积极治疗原发病，控制高血脂、高血糖、高血压等，避免诱因。

（2）患肢护理参见本节"对症支持护理"部分。

（3）特殊用药指导：口服抗凝药、抗血小板药物等须遵医嘱按时、按量服药，定期复查凝血功能，不得擅自停药或增减药量。指导患者观察出血征象：出现皮肤瘀斑、红点、紫癜，鼻腔、牙龈出血，痰中带血，血尿，黑便，呕吐物中含有咖啡样物质，或月经期延长等，立即就医。

（4）遵医嘱定期复查，如肢体出现发凉、发绀、苍白、疼痛等不适及时就诊。

2. 饮食指导 参见本节"对症支持护理"部分。

3. 生活方式指导 保持生活规律、情绪稳定，做好足部护理，穿宽松衣服、鞋袜。戒除烟酒，避免久蹲、长时间坐卧，起床、下蹲动作缓慢，注意安全预防跌倒。

4. 康复锻炼 适量运动以改善下肢血运，避免长时间保持同一姿势不变，建议进行 Buerger 运动。

5. 心理家庭社会支持 向患者及其亲属介绍疾病防治相关知识，鼓励家属给予患者关心、照顾和心理支持，帮助患者树立战胜疾病的信心。

【案例参考答案】

1. 该患者主要的护理问题有哪些？

答：①疼痛：与下肢血运不畅、代谢产物增多有关。②焦虑或恐惧：与担心疾病预后有关。③潜在并发症——有下肢急性缺血坏死的风险：与下肢动脉闭塞、缺血缺氧有关。

2. 针对该患者下肢发凉的情况，如何护理？

答：①心理护理：安慰患者，向患者解释病情和既往成功治愈的案例，减轻患者急躁、恐慌情绪，指导患者术前准备事宜。②患肢护理：评估患肢缺血情况，肢体疼痛程度，皮温、颜色、感觉，末梢动脉搏动情况，观察患肢正常脉搏消失的平面，做好标记。急性期卧床休息，患肢保暖，禁止冷热敷，禁止按摩。③疼痛护理：做好患者疼痛评估，向患者讲解疼痛原因，消除其紧张情绪。协助患者卧于舒适卧位，穿宽松衣裤，避免下肢约束。④指导患者放松（如深呼吸，听轻音乐等）以缓解疼痛。疼痛剧烈，诊断明确时遵嘱给予止痛剂。

3. 下肢动脉球囊扩张＋支架置入术后最常见的并发症是什么？如何观察护理？

答：下肢动脉球囊扩张＋支架置入术后最常见的并发症为再灌注综合征，表现为动脉再通数小时后，患肢疼痛再次出现，可见患肢肿胀，张力增加，颜色发红，皮温升高，患肢压痛明显且广泛，严重时远端动脉搏动减弱或消失。术后应定时观察患肢的血运和肿胀情况，与对侧对比，重视患者主诉，及时告知医生处理。术中、术后可遵医嘱应用甘露醇、呋塞米等脱水，应用肌苷、维生素 C、丹参、七叶皂苷等药物清除氧自由基。

（张 红）

第八节　静脉血栓栓塞症

【案例导入】

　　李某，女，72 岁，因左下肢肿胀 10 余天，加重 3 天入院。

　　患者 10 余天前无明显诱因开始出现左下肢肿痛不适，活动后明显，呈渐进性加重趋势，并出现左下肢凹陷性水肿，无法站立及行走，不伴疼痛，无胸痛、气短、呼吸困难等不适，门诊彩超检查提示：左侧髂静脉至股浅静脉内异常实质性回声，考虑深静脉血栓形成。起病以来，意识清，精神可，饮食、睡眠可，大、小便正常，体重未见明显变化。

　　体格检查：T 36.6℃，P 78 次 / 分，R 20 次 / 分，BP 140/72mmHg，左下肢肿胀明显、皮肤张力升高，踝部凹陷性水肿，皮肤颜色偏红，皮温稍高，有压痛；测腿围显示左大腿 53.5cm，右大腿 50.5cm，左小腿 37cm，右小腿 33cm；双下肢足背动脉搏动可。

　　患者汉族，初中文化，务农，已婚，育有 2 子 1 女，配偶及子女均体健，家庭经济情况一般，有高血压病史 10 余年，口服依那普利，血压控制可；冠心病病史 6 年余。

　　辅助检查：D- 二聚体 3.21mg/L，同型半胱氨酸 21.1μmol/L。

　　初步诊断：左下肢深静脉血栓形成。拟尽快完善相关检查后行下腔静脉滤器置入术 + 左下肢静脉置管溶栓术。

请思考：

　　1. 该患者主要的护理问题有哪些？

　　2. 如果该患者突发呼吸困难，考虑发生了什么？如何急救？

　　3. 经皮静脉置管溶栓术后最严重的并发症是什么？如何观察护理？

一、疾 病 概 述

　　静脉血栓栓塞症（venous thromboembolism，VTE）是指血液在静脉内不正常地凝结，使管腔部分或完全阻塞的一种疾病。它包括深静脉血栓形成（deep venous thrombosis，DVT）和肺血栓栓塞症（pulmonary thromboembolism，PTE）。DVT 和 PTE 是 VTE 在不同部位、不同阶段的两种临床表现形式。

（一）深静脉血栓形成

　　DVT 是指血液在深静脉腔内异常凝结，阻塞静脉管腔，导致静脉回流障碍，引起远端静脉高压、肢体肿胀、疼痛及浅静脉扩张等临床症状。其多见于下肢，可造成不同程度的慢性深静脉功能不全，严重时可致残。如血栓脱落，顺着血流进入肺动脉，则发生 PTE，其严重程度与血栓的大小、堵塞的血管及位置相关。下肢 DVT 如在早期未得到有效治疗，血栓机化，常遗留静脉功能不全，称为血栓后综合征（post thrombosis syndrome，PTS）。PTS 是下肢 DVT 远期最严重的并发症，主要是由血栓导致的静脉瓣膜功能不全引起的，常常表现为患肢肿胀、浅静脉曲张、湿疹及色素沉着，严重时还可以出现反复的下肢静脉性溃疡，对患者的生活和工作产生了巨大的影响。

（二）肺血栓栓塞症

　　PTE 是指来自静脉系统或右心的血栓阻塞肺动脉或其分支所致的疾病，以肺循环和呼吸功能障碍为其主要临床表现和病理生理特征。PTE 是临床常见急危重症，最主要的和突出的临床表现是不明原因的呼吸困难，也可能伴有胸痛、咯血或晕厥，甚至完全无症状。

　　急性 PTE 危险分层主要基于患者血流动力学状态、心肌损伤标志物及右心室功能等指标进行综合评估。

　　1. 高危 PTE　以休克和低血压为主要表现，即体循环收缩压＜ 90mmHg，或较基础值下降幅度≥ 40mmHg，持续 15 分钟以上。需除外新发生的心律失常，低血容量或感染中毒症所致的血压下降。

2. 中危 PTE 血流动力学稳定，但存在右心功能不全的影像学证据和 / 或心脏生物学标志物升高。

3. 低危 PTE 血流动力学稳定，不存在右心功能不全和心脏生物学标志物升高。

肺栓塞后因血栓机化、肺血管重构致血管狭窄或闭塞，导致肺血管阻力（PVR）增加，肺动脉压力进行性增高，最终可引起右心室肥厚和右心衰竭，称为慢性血栓栓塞性肺动脉高压（CTEPH）。

二、专科检查与护理

1. 实验室检查 ①血小板计数；②血浆 D- 二聚体＞ 500μg/L 对急性 DVT 诊断有重要参考价值；③凝血功能：凝血酶原时间（PT）和国际标准化比值（INR）、纤维蛋白原（FIB）、活化部分凝血活酶时间（APTT）、凝血酶时间（TT）；④动脉血气分析、血浆肌钙蛋白、脑钠肽（BNP）和 N-末端脑钠肽前体（NT-proBNP）；⑤有条件时还可检测蛋白 C、蛋白 S 和抗凝血酶（AT）- Ⅲ。

2. 影像学检查

（1）彩色多普勒超声：具有快速、直观、无创、敏感性高等优点，可明确血栓的范围、部位、分期及管腔阻塞程度，可作为诊断 DVT 的首选诊断方法。

（2）CT：能准确诊断造成 DVT 的机械性梗阻原因，清楚地显示血栓的位置，CT 的高密度分辨率，可较好地显示血栓范围。

（3）CTV：CT 静脉造影（CTV）是无创性诊断 DVT 的重要方法。

（4）DSA：DSA 检查是诊断下肢 DVT 的"金标准"。

（5）胸部 X 线片、超声心动图、核素肺通气 / 灌注（V/Q）显像、磁共振肺动脉造影、肺动脉造影。

3. 护理配合 CTA 及 CTV 检查前宜空腹，以减少胃肠道伪影的干扰；注意排除碘对比剂过敏，检查前后需要补液，以利于对比剂的排出。DVT 急性期需评估检查过程及途中 PTE 风险，备急救箱，专人平车护送。

三、对症支持护理

1. 避免血栓脱落，预防肺栓塞 向患者及其家属做好相关宣教，急性期患者应绝对卧床休息 10 ～ 14 天，避免用力咳嗽、打喷嚏和用力排便，禁止按摩、挤压患肢，避免情绪激动等，减少血栓脱落的机会。密切观察病情变化，严格床头交接班，注意有无意识障碍、胸闷、气促、咳嗽、咯血等肺栓塞症状。必要时配合医生予下腔静脉滤器置入。配合医生应用简化 Wells 评分表或改良 Geneva 评分，判断肺栓塞可能性大小。一旦发生中、高危 PTE，立即配合医生抢救。

2. 促进下肢静脉回流，减轻肿胀和疼痛 抬高患肢使其远端高于近端，近端高于心脏，促进静脉及淋巴液回流，减轻肿胀。避免影响下肢静脉回流的动作行为，如穿着紧身的衣服、双腿在膝部交叉坐位、腘窝下垫东西以及过度屈髋等。动态评估患肢肿胀程度、皮肤色泽、温度及足背动脉搏动，有无疼痛，测量腿围。如患肢疼痛难以忍受，可适当遵医嘱镇痛。

3. 抗凝、溶栓的护理 抗凝治疗为 PTE 和 DVT 的基础治疗手段，可以有效地防止血栓再形成和复发，同时促进机体自身纤溶机制溶解已形成的血栓。一旦明确急性 PTE 或 DVT，宜尽早启动抗凝治疗。遵医嘱予以抗凝、溶栓治疗，给药途径包括静脉给药、口服给药、经皮导管置入溶栓、切开取栓等。严格遵照医嘱剂量给药，密切观察用药效果和不良反应（如全身各部位的出血），监测血小板和凝血功能、血栓弹力图等。

4. 维持有效呼吸 PTE 患者给予持续吸氧，患者无明显不适调节氧流量 2 ～ 3L/min，当患者出现发绀、气喘、血氧饱和度下降等缺氧状况时可采用面罩吸氧，根据患者血气分析结果调整氧流量至 5 ～ 8L/min，待病情缓解后可调节氧流量至 2 ～ 3L/min。密切观察病情变化，监测生命体征，一旦发生心跳、呼吸骤停，立即进行心肺复苏术。

5. 维持血流动力学稳定 急性 PTE 时，肺动脉压升高，心排血量降低，脑血管和冠状动脉供血不足，以致低血压、晕厥。当出现低血压时，应迅速建立静脉通路以维持血流动力学稳定。遵医嘱予以补液，必要时应用血管活性药物提升血压。

6. 防止皮肤破损 观察患肢的肿胀程度，患肢颜色、皮肤温度的情况，有无水疱的发生，患者应穿宽松、柔软棉质衣服，保持床铺平整干燥，经常翻身，避免骨突部位皮肤受压。

7. 饮食指导 给予高蛋白、高维生素、低脂肪、易消化饮食，鼓励患者多食新鲜蔬菜和水果，减少肥肉、蛋黄、动物内脏等食物的摄入，避免血液黏稠度升高，血液淤滞，加重病情。

8. 心理支持 护士应给予患者耐心的关怀与关注，消除患者的紧张和焦虑，给予疾病相关知识的宣教，帮助患者建立正确的认知，主动地参与疾病的治疗。

四、介入手术方法

（一）经皮下腔静脉滤器置入术

下腔静脉滤器（inferior vena cava filter，IVCF）是为预防下腔静脉系统血栓脱落引起 PTE 而设计的一种装置。其主要包括 3 种类型：临时型、永久型、可回收型。下腔静脉滤器置入术是溶栓、取栓治疗前有必要采取的治疗手段，最好选择可回收和临时永久兼用的下腔静脉滤器。其适应证主要有：有抗凝治疗绝对禁忌；充分抗凝治疗仍有复发性肺动脉栓塞；已经证实有下肢深静脉血栓形成。

（二）经皮静脉置管溶栓术

经皮静脉置管溶栓术又称导管接触性溶栓术，通过股静脉或颈静脉入路，将导管置于血管内，定向注入溶栓药物。肺动脉导管接触性溶栓术操作中常同时采用脉冲机械碎栓术、球囊导管成形术或采用导丝导管等装置捣碎栓子以提高栓子溶解速度。栓子破碎后可增加其与溶栓药物的接触面积，并进入周围细小肺动脉内，降低肺动脉压力，增加肺动脉血流，以期早期恢复肺动脉灌注，提高疗效。

（三）机械性血栓清除术

机械性血栓清除术又称经皮机械碎栓、取栓术，包括使用大腔导管抽吸、利用血栓消融装置清除血栓，目的是迅速恢复肺血流灌注，降低肺动脉压力和预防心力衰竭，尤其适用于药物溶栓和外科手术存在禁忌证时。

五、术前护理

1. 参见第一篇第二章第三节中"一、血管性介入诊疗围术期护理要点"的"术前护理"部分。

2. 急性 VTE 一般需急诊介入手术，需迅速完善术前准备，避免发生危及生命的 PTE。

六、术中护理

1. 参见第一篇第二章第三节中"一、血管性介入诊疗围术期护理要点"的"术中护理"部分。

2. 术中肺栓塞的观察与护理参见本节对症支持护理部分。

七、术后护理

1. 参见第一篇第二章第三节中"一、血管性介入诊疗围术期护理要点"的"术后护理"部分。

2. 留置溶栓导管的护理参见第十四章第一节相关内容。

3. 并发症护理

（1）一过性呼吸困难：密切观察患者病情变化，如果溶栓过程中出现一过性呼吸困难，应考虑部分血栓溶解堵塞更细小一级的肺动脉，应避免搬动，迅速建立静脉通路，给予高浓度氧气吸入，待部分症状改善 24 小时后方可在心电监护情况下先进行床上活动，无不适过渡至床旁活动，下床活动时责任护士严密观察患者有无头晕、呼吸困难、胸痛、胸闷、晕厥等情况，防止再次肺栓塞。

（2）出血：溶栓治疗主要副作用是出血，因此用药前应了解患者既往有无出血性病史，各项护理操作动作轻柔，避免机械性损伤；指导患者自我观察有无鼻出血、皮肤黏膜出血、口腔出血、黑便，静脉输液时穿刺部位有无渗血，注意观察有无头痛、喷射状呕吐、视神经盘水肿、肢体活动受限等颅内出血现象，一旦发现应立即报告医生，及时对症处理。溶栓期间定期查凝血功能及血小板计数，如血小板计数值低于 $50×10^9/L$、凝血活酶时间延长至对照值的 2.5 倍以上、纤维蛋白原低于 1g/L 时应暂停用药，停止溶栓，治疗时凝血酶原时间应维持在正常值的 1.5 ～ 2.5 倍为宜。

（3）迟发型超敏反应：尿激酶、碘对比剂都可引起超敏反应，绝大多数在 5 ～ 15 分钟发生，即速发型；极少数患者的过敏反应发生于相关操作后 24 小时至 1 周以上，称为迟发型过敏反应。常表现为皮肤反应（瘙痒、斑丘疹、荨麻疹），神经性水肿和发热。注意倾听患者主诉，观察皮肤有无皮疹、颜面、口唇有无水肿，尤其眼睑部。嘱患者勿抓破皮肤，以免感染，并遵医嘱给予抗过敏药。

（4）下腔静脉阻塞：下腔静脉滤器置入的目的是拦截下肢游走性血栓，对血栓无治疗作用，血栓溶解借助于抗凝溶栓药物。患者处于高凝状态，下腔静脉内血压较低，血流缓慢，滤器置入后可使腔内高凝状态加重，诱发下腔静脉阻塞。若术后下肢深静脉血栓症状复现或加重及新出现的双下肢肿胀、腹壁浅静脉曲张、腰背酸痛等，应立即汇报医生，必要时急诊行下腔静脉造影准备治疗。

（5）其他滤器置入相关并发症：滤器变形、折断、移位、肾功能损伤等。滤器移位大多无临床症状。若刺破心肌膜可出现致命性心包压塞。术后患者心悸、胸闷并发心律失常，除器质性病变时，应警惕滤器移位到右心，X 线片可确诊，必要时急诊介入或外科手术取出，术后应严密观察生命体征，血肌酐、尿素氮、尿量的变化，如腰背酸痛、肾功能异常伴血尿、少尿等与下腔静脉阻塞影响肾静脉回流、滤器损伤肾盂等有关。

八、康复指导

1. 疾病知识指导

（1）下肢血管功能恢复指导：指导患者做下肢的功能锻炼，如踝泵运动和股四头肌功能锻炼。教会患者正确使用弹力袜，并做好弹力袜的保养。

（2）避免疾病诱发因素：保持大便通畅，避免负重、剧烈咳嗽、用力排便等增加腹压的因素，严格禁烟，因为烟草中的尼古丁刺激会引起血管收缩。日常生活中注意下肢的活动，避免久坐、久站，穿紧身裤，卧床休息时尽量抬高患肢，以促进静脉回流。

（3）用药指导：告知患者抗凝治疗需坚持用药，不可中途停药，定期检查 INR 水平。指导患者自我观察出血现象，如牙龈出血、皮肤瘀斑、皮下出血点、血尿、黑便等，有异常及时就诊。

2. 饮食指导 指导患者进食低盐、低脂肪，低胆固醇、含适量蛋白，富含维生素饮食，避免进食维生素 K 含量高的食物，如蛋黄、鱼肝油、大量绿叶蔬菜等。

3. 生活方式指导 进行适当活动和体育锻炼，如散步、打太极拳等。

4. 心理家庭社会支持 准确评估患者心理状态，对焦虑、抑郁等不良情绪者及时疏导，给予针对性的个体化心理辅导，帮助患者及其亲属树立战胜疾病的信心。

【案例参考答案】

1. 该患者主要的护理问题有哪些？

答：①潜在并发症——出血、肺栓塞等。②有皮肤完整性受损的危险：与静脉回流障碍导致肢体肿胀有关。③疼痛：与静脉回流障碍有关。④肿胀：与静脉回流不畅有关。

2. 如果该患者突发呼吸困难，考虑发生了什么？如何急救？

答：如果患者突发呼吸困难，考虑发生了急性PTE。急救措施主要如下。①维持有效呼吸：对于已确诊或高度可疑患者，首先给予高浓度氧气吸入，纠正缺血缺氧恶性循环。如出现呼吸衰竭或急性呼吸骤停者，可首选无创性机械通气或气管插管行机械通气。②防治低血压：建立静脉通路，视具体情况急救，心搏骤停或呼吸停止者，立即行人工心肺复苏；如出现休克者，应先行抗休克疗法；如出现心力衰竭，则予以抗心力衰竭纠正心力衰竭疗法进行阶梯急救，迅速加用强心剂、利尿剂，扩血管改善循环。③抗凝：一旦明确急性PTE或DVT，宜尽早启动抗凝治疗。④介入手术治疗：包括经皮腔静脉滤器置入术、经皮静脉置管溶栓术、经皮机械碎栓/取栓术。

3. 经皮静脉置管溶栓术后最严重的并发症是什么？如何观察护理？

答：经皮静脉置管溶栓术后最严重的并发症是出血。用药前应了解患者既往有无出血病史，各项护理操作动作轻柔，避免机械性损伤；指导患者自我观察有无鼻出血、皮肤黏膜出血、口腔出血、黑便，静脉输液时穿刺部位有无渗血，注意观察有无头痛、喷射状呕吐、视神经盘水肿、肢体活动受限等颅内出血现象，一旦发现应立即报告医生，及时对症处理。溶栓期间定期查凝血功能及血小板计数，如血小板计数值低于 $50×10^9/L$、凝血活酶时间延长至对照值的 2.5 倍以上、纤维蛋白原低于 1g/L 时应暂停用药，停止溶栓，治疗时凝血酶原时间以维持在正常值的 1.5～2.5 倍为宜。

（张郁秋）

第九节　静脉回流障碍性疾病

【案例导入】

张某，男，40 岁，因双下肢浅表静脉迂曲扩张 20 余年，加重 1 年入院。

患者自述 20 余年前无明显诱因出现双下肢浅表静脉迂曲扩张，无明显肿胀、疼痛、皮肤瘙痒等不适，未予以重视，后逐渐加重。最近一年自觉长时间坐、立或行走后有明显酸胀感，休息或平卧后可稍缓解，偶有水肿及皮肤瘙痒感，为求明确诊治来院就诊。起病以来，患者精神、食欲、睡眠、大小便尚可，体重无明显变化。

患者汉族，大学本科文化，自由职业，已婚，育有 2 女，配偶及二女均体健，父母均有双下肢静脉曲张，家庭经济情况良好，无烟酒嗜好，否认食物、药物过敏史。

体格检查：入院测 T 36.5℃，P 84 次/分，R 20 次/分，BP 134/94mmHg，营养良好，正常面容，意识清楚，精神尚可，自动体位，查体合作。

专科情况：双下肢浅表静脉迂曲扩张，以小腿内侧及前方区域为甚，部分扭曲成团，沿大隐静脉流域分布，无溃疡或渗血，无局部皮肤色素沉着，未见患肢明显肿胀，未触及明显皮下硬结，迂曲血管处皮温稍高，双下肢活动无障碍。慢性静脉功能不全 CEAP（C：临床表现；E：病因学因素；A：病变的解剖定位；P：病理生理改变）分级为 C2。双足背动脉、双桡动脉搏动可触及。

辅助检查：血常规、尿常规、大便常规、肝功能、肾功能、电解质、凝血功能、心电图及胸片未见明显异常。双下肢深静脉彩超：双侧下肢深静脉所示节段血流通畅。心脏彩超：心内结构未见明显异常；左心室收缩功能测值正常。

　　初步诊断：双下肢静脉曲张。拟尽快完善相关检查后行下肢静脉曲张腔内射频消融术。

请思考：

　　1. 该患者主要的护理问题有哪些？

　　2. 与传统手术相比，腔内射频消融术有哪些优缺点？

一、疾 病 概 述

　　临床常见的静脉回流障碍性疾病有下肢静脉曲张、髂静脉受压综合征、上腔静脉阻塞综合征和下腔静脉阻塞综合征等。

（一）下肢静脉曲张

　　下肢静脉曲张（varicose vein of lower limb）是由于下肢静脉瓣膜功能不全，静脉阻塞导致的下肢静脉血流回流受阻所致的下肢浅静脉扩张、静脉高压、皮肤微循环障碍的综合征。根据下肢静脉曲张发病原因，其又分为原发性下肢静脉曲张和继发性下肢静脉曲张。下肢静脉曲张在形态上可表现为静脉主干或分支的局限性、阶段性囊状或者圆柱状扩张，临床表现为下肢浅静脉突起于表皮呈蚯蚓状的走行，血液淤滞，易引起腿部的疲劳疼痛、下肢肿胀，同时皮肤萎缩、脱屑瘙痒、色素沉着、皮下硬结，长期发展可形成湿疹和皮肤溃疡。

　　单纯性下肢浅静脉曲张指病变仅局限于下肢浅静脉者，其病变范围包括大隐静脉、小隐静脉及其分支，绝大多数患者都发生在大隐静脉，且多发生于持久从事站立工作和体力劳动的人群。单纯性下肢浅静脉曲张病情一般较轻，介入治疗常可获得较好的效果。

（二）髂静脉受压综合征

　　髂静脉受压综合征（Cockett 综合征），其病因主要为解剖学因素引起，左右髂总静脉在 L_5 平面汇合为下腔静脉，而此处正是骶骨岬前突部位，因此左髂总静脉易受右髂总动脉与骶骨岬或 L_5 及骨盆边缘的压迫，形成腔内粘连或内膜增生。下肢和盆腔静脉回流受阻是引起下肢慢性静脉功能不全、浅静脉曲张以及髂股静脉血栓形成的原因之一。其主要临床表现为浅静脉曲张、下肢水肿、皮肤色素沉着或溃疡等。此病病程迁延，临床发病多由并发症（如下肢静脉曲张、下肢深静脉血栓形成）引起。

（三）上腔静脉阻塞综合征

　　上腔静脉阻塞综合征（superior vena cava obstruction syndrome）是各种原因造成上腔静脉的管腔狭窄或完全闭塞，导致上腔静脉血液回流障碍，产生头颈部及上肢水肿的综合征群。

　　上腔静脉是头、颈部、手臂和胸部的血液回流到右心房的最大静脉，位于中纵隔，总长度为 6～8cm，周围被胸骨、主动脉、气管和淋巴结所包绕，当恶性肿瘤压迫或侵犯上腔静脉，以及有纵隔炎症或静脉血栓形成时，都会导致上腔静脉阻塞或狭窄，使上腔静脉及其主要的属支血管发生回流障碍，导致静脉压升高，即上腔静脉综合征，以头面部和上肢水肿、胸和颈部静脉曲张等为主要表现。

（四）下腔静脉阻塞综合征

　　下腔静脉阻塞综合征（inferior vena cava obstruction syndrome，IVCS）是由于下腔静脉受邻近病变侵犯压迫或腔内血栓形成等引起的下腔静脉部分或完全性阻塞，下腔静脉血液回流障碍而出现的一系列临床症候群。下腔静脉阻塞综合征的病因包括先天性大血管畸形、高凝和高黏状态、毒素、腔内非血栓性阻塞、外源性压迫、血管壁病变、横膈因素、腹部创伤等。

IVCS 的临床表现主要取决于阻塞的部位、程度以及侧支循环的状况。肝静脉阻塞和／或肝段下腔静脉阻塞导致肝静脉、下腔静脉回流受阻而引起的一系列症状和体征又称为布加综合征。肝静脉堵塞，容易有腹水、肝大、肝区疼痛等症状。如果肝静脉和下腔静脉同时受阻，会引起顽固性腹水、肝大和下肢水肿，腹壁、背部及胸部浅表静脉曲张，还会出现黄疸、少尿、无尿、低氧血症、酸中毒。慢性型的患者病程可长达数年以上，会出现静脉曲张、腹股沟疝、脐疝、痔核等。晚期患者由于营养不良、蛋白丢失、腹水增多、消瘦，可以出现典型的"蜘蛛人"体态。因肝静脉和下腔静脉阻塞，心脏回心血量减少，患者可有气促。

本节以案例中的下肢静脉曲张腔内射频消融术为例介绍介入围术期护理。

二、专科检查与护理

1. 实验室检查　血常规、血型、凝血功能、肝功能、肾功能、电解质等检查。

2. 影像学检查

（1）超声检查成为下肢静脉系统疾病的首选检查方法。

（2）CT、MRI 是比较准确的诊断方法。

（3）静脉造影是诊断下肢静脉系统疾病的可靠方法，主要有 4 种静脉造影术，分别为顺行静脉造影、逆行静脉造影、腘静脉穿刺造影、浅静脉造影。

3. 其他诊断检查　体格检查及静脉瓣膜功能试验。

（1）大隐静脉瓣膜功能试验（Trendelenburg 试验）：患者平卧，抬高下肢使静脉排空，在大腿根部扎止血带，阻断大隐静脉，然后让患者站立，10 秒内释放止血带，若出现自上而下的静脉逆向充盈，提示瓣膜功能不全。

（2）深静脉通畅试验（Perthes 试验）：站立位，用止血带阻断大腿大隐静脉主干，待静脉充盈后，嘱患者连续用力踢腿或做下蹲活动 10 次，由于小腿肌肉泵的作用，使浅静脉血液向深静脉回流，使充盈静脉排空。如果静脉曲张更明显，提示深静脉不通畅。

（3）交通静脉瓣膜功能试验（Partt 试验）：患者仰卧，抬高下肢，使充盈浅静脉空虚，在卵圆窝处扎止血带，先从足趾向上至腘窝处缚缠第一根弹性绷带，再自止血带处向下扎第二根弹性绷带，让患者站立，一边向下解开第一根弹性绷带，一边向下继续缠缚第二根弹性绷带，在二根绷带之间的间隙内出现任何曲张静脉，即意味着该处有功能不全的交通静脉，这样可以发现和标记任何瓣膜功能不全的交通静脉。

4. 护理配合　影像学检查时，根据要求留置静脉通道，防止意外脱管，检查后多饮水，以促进对比剂的排出。

三、对症支持护理

1. 促进下肢静脉回流　卧床或睡觉时抬高患肢高于心脏水平 20 ～ 30cm；穿着梯度压力袜（医用弹力袜），促进下肢静脉回流。

2. 患肢皮肤护理　由于静脉回流受阻导致静脉压升高，容易造成皮肤水肿及损伤。应保持床单平整，保持皮肤清洁，如干燥时可涂抹润肤露，避免抓挠。如患者皮肤已经发生溃疡，注意遵医嘱换药、使用抗生素抗感染。

3. 避免引起腹内压和静脉压增高的因素　避免久坐久站及跷二郎腿；避免穿过紧的衣物、腰带及高跟鞋；多饮水，多食富含纤维素的食物，保持大便通畅。

4. 饮食指导　禁烟酒、油腻及辛辣刺激性食物。饮食宜清淡、低盐低脂，多食高蛋白、高维生素、高热量的食物，如牛奶、豆制品、瘦肉、鱼、禽、新鲜蔬菜水果及富含粗纤维的食物，多饮水，保持大便通畅。

5. 心理护理　主动告知患者疾病的发病原因、进展及治疗方法等相关知识，帮助患者心理放松，避免过度紧张。

四、介入手术方法

下肢静脉曲张腔内射频消融术（radiofrequency ablation）：在超声引导下，选择大隐静脉主干远端较平直血管段作为穿刺点，局部麻醉下应用 Seidinger 技术置入血管鞘，送入射频消融导管，注射肿胀液后，导管尖端从隐股交界下方 2.5cm 处开始逐步后撤，输送 200 ～ 3000kHz 频率的连续或窦性波形，可对电极周围的生物活性组织直接产生热作用，通过双极电极加热静脉壁，可引起静脉最大程度的物理收缩，引起内皮细胞脱落，伴中层和附壁胶原变性，使静脉壁变厚、管腔收缩、迅速机化，并纤维化闭锁静脉。

五、术前护理

1. 参见第一篇第二章第三节中"一、血管性介入诊疗围术期护理要点"的"术前护理"部分。
2. 术前患肢备皮，术者标记患者大隐静脉主干、小腿部曲张静脉及交通支。
3. 嘱患者术日着宽松便于穿脱的裤子和鞋子。

六、术中护理

1. 参见第一篇第二章第三节中"一、血管性介入诊疗围术期护理要点"的"术中护理"部分。
2. 提前准备好 B 超机、射频机及消融导管、血管鞘、弹力绷带等。
3. 遵医嘱配制肿胀液并协助术者在靶静脉周围注射肿胀液，能在一定程度上阻断热能传导，有助于减少皮肤灼伤和神经损伤的发生。肿胀液一般由生理盐水、利多卡因、止血药等按照一定比例配制，例如 500ml 生理盐水含 25ml 利多卡因 +10ml 碳酸氢钠 +1mg 肾上腺素（根据患者情况确定）。
4. 术中密切观察生命体征，保持静脉通路畅通，观察患者术中反应，如患者感觉局部疼痛予以解释和心理安慰，必要时可给予镇痛处理。
5. 术毕协助术者用弹力绷带对患肢加压包扎。

七、术后护理

1. 参见第一篇第二章第三节中"一、血管性介入诊疗围术期护理要点"的"术后护理"部分。
2. 患肢护理　患肢继续抬高且高于心脏水平 20 ～ 30cm。观察患肢远端皮肤的温度、色泽、动脉搏动、感觉有无异常，避免绷带包扎过紧导致患肢水肿。
3. 运动指导　鼓励患者术后立即行走，每小时行走 5 ～ 10 分钟为宜。应避免久站久坐。
4. 并发症护理　大隐静脉射频消融术潜在的可能并发症包括疼痛、浅静脉炎、深静脉血栓形成、皮肤灼伤、神经损伤、色素沉着及感染等。术后患者如主诉疼痛较重，给予非甾体抗炎类镇痛药物治疗；患肢加压包扎，以防止血栓性浅静脉炎的发生；患者早期下床活动，卧床时抬高下肢、进行腓肠肌功能锻炼，可以减少深静脉血栓形成的发生。

八、康复指导

1. 疾病知识指导
（1）术后需穿弹力袜 3 ～ 6 个月，晨起穿上，卧床休息时方可脱掉，穿着方法见第二篇第十四章第四节相关内容。
（2）避免诱因：参见本节对症支持护理部分。
2. 饮食指导　见本节"对症支持护理"部分。
3. 生活方式指导　指导患者生活要有规律、劳逸结合，注意休息。

【案例参考答案】

1. 该患者主要的护理问题有哪些？

答：①活动无耐力：与下肢静脉回流障碍有关。②舒适度的改变：与静脉回流障碍导致下肢肿胀有关。③焦虑：与对疾病的治疗缺乏信心和担心预后有关。④知识缺乏：与缺乏术后康复知识、预防知识有关。

2. 与传统手术相比，腔内射频消融术有哪些优缺点？

答：优点：手术时间短、创伤小，患者疼痛轻、恢复快，且由于射频产生高温，使血管内皮变性、胶原收缩最终使静脉壁闭合，使得治疗后的静脉再通可能性降至最低。缺点：被治疗曲张静脉的最大直径只能达到 12mm，且手术探头为一次性使用，价格偏高。

（张霞平）

第十节　外周动静脉异常通路

【案例导入】

李某，男，11 岁，自诉右前臂增粗、触之局部有包块 2 个月入院。

患者右前臂肿物，较对侧肢体增粗，触之疼痛，局部皮肤温度较正常组织增高。患者精神状态良好，饮食及二便正常，睡眠良好。

患者汉族，初中文化，在读学生，父母均体健，无兄弟姐妹，家庭经济情况一般，无家族史，无创伤史，无过敏史。

体格检查：入院测 T 36.5℃，P 80 次 / 分，R 14 次 / 分，BP 110/63mmHg，意识清楚。心、肺各瓣膜听诊区无异常杂音，肝脾肋下未触。

辅助检查：红细胞计数 $4.72×10^9$/L，PT 13.4 秒，APTT 37.4 秒。右前臂 MR 提示右侧尺骨近端皮下包块，血管瘤可能性大。右上肢动脉 CTA 提示右侧上肢 - 前臂动静脉畸形。

初步诊断：动静脉血管畸形。拟完善相关检查，行动静脉畸形栓塞硬化术。

请思考：

1. 该患者主要的护理问题有哪些？

2. 一旦患者动静脉畸形病灶局部出血，应如何进行处置？

一、疾病概述

正常情况下动脉和静脉间的沟通是通过毛细血管网进行的。动脉不经过毛细血管床，直接向静脉引流的情况，称之为动静脉异常交通。常见的疾病包括动静脉瘘和动静脉畸形。

（一）动静脉瘘

动静脉瘘可发生在身体的任何部位，多见于四肢。先天性动静脉瘘起因于血管发育异常，通常为多发性，瘘口细小，受累肢体出现形态和营养障碍性改变，对全身血液循环影响较小。而后天形成的动静脉瘘是由各种因素导致动脉血液从不正常孔道流入伴行的静脉，引发局部血管、周围组织及全身系统的血流动力学变化。常见的动静脉瘘包括损伤性动静脉瘘和人为手术建立的血液透析通道，也称动静脉内瘘。

损伤性动静脉瘘多由贯通伤（如刀刺伤、枪弹伤）引起，也可由医源性因素（如动静脉穿刺等）引起。受伤时同一部位相邻的动脉和静脉同时受到损伤，动脉血经异常通道流入静脉。由于动脉内高压血流经瘘口流向静脉，使远端动脉的血流减少，静脉内压增高。其临床表现为局部组织肿胀、皮肤温度增高，常伴散在震颤和杂音。肢体远端苍白、疼痛、麻木、乏力，严重者出现溃疡和坏疽。瘘口局部静脉曲张，皮肤发绀。瘘口大、病程长者可致心力衰竭。

透析通道是血液透析患者的生命线，透析通道狭窄是常见的并发症。其主要表现为动静脉瘘管应有的杂音减弱或消失，震颤减弱，内瘘自然血流量减少（< 500ml/min），伴有局部压痛。透析通道非血栓性狭窄常见于同一部位反复穿刺、感染侵犯血管壁、血肿及血肿机化，引起血管狭窄、静脉内膜增生，最终导致动静脉内瘘血栓形成和闭塞。

（二）动静脉畸形

动静脉畸形是因胚胎期脉管系统发育异常，造成动脉和静脉直接相通所产生的血管团块，没有形成动脉和静脉之间正常的毛细血管网，导致动静脉异常短路。其血管自成系统，不与周围血管相连。动静脉畸形又称血管瘤，分为毛细血管型血管瘤、海绵状血管瘤、蔓状血管瘤。毛细血管型血管瘤为鲜红色或紫红色斑块，与皮肤表面平齐或稍隆起，边界清楚，形状不规则，指压褪色，压力解除颜色恢复。海绵状血管瘤无自觉症状，生长缓慢，边界不清，触诊柔软，无压痛。蔓状血管瘤高起呈念珠状或蚯蚓状，触之有搏动和震颤感，听诊有吹风样杂音。动静脉畸形生长靠近皮肤表面，既可以发生在软组织，又可以侵犯骨组织，还可以软、硬组织同时发生。颌骨是全身唯一可发生骨内高血流血管畸形的骨骼，而软组织的动静脉畸形可发生在全身的靠近皮肤表面各个部位。临床表现为局部皮温增高，病灶反复、少量的自发性出血或难于控制的急性出血。

二、专 科 检 查

1. 影像学检查

（1）彩色多普勒超声：可清晰显示浅表软组织肿块、区分囊性与实性、了解内部结构及周边关系。观察动静脉瘘或畸形的血供情况，显示病变部位及动、静脉的血流分布。

（2）血管超声检查：可判断透析通道是否狭窄及狭窄的程度。如收缩期峰值速度增高> 300cm/s，或与狭窄之前部位的流速相比> 4∶1时，提示内瘘狭窄超过50%。

（3）CTA检查：可以显示病变部位、大小、形态、范围以及与周围组织的关系，较大的动静脉瘘口及动脉分支。也可显示动静脉畸形的供血动脉、引流静脉、病变血管团。CTA对小血管显影差，不能动态地显示病变血管，也无法提供动脉到静脉的某一时相的血流动力学改变。

（4）MRI和MRA检查：能明确高流量信号，监测流体体态，鉴别不同组织。既能表现病变的范围，又能表现血液变速的特征。可显示动静脉瘘的冠状面和矢状面以及异常的血管沟通，是区别血管瘤和血管畸形检查的"金标准"。

（5）DSA造影：不仅可以明确动静脉瘘的瘘口部位、大小，也能显示附近血管扩张和侧支循环情况。对于动静脉畸形患者，可显示异常血管团的范围、供应动脉、血流速度、回流速度、回流静脉情况等，被认为是诊断动静脉畸形的"金标准"。

2. 其他诊断检查

（1）动静脉瘘指压瘘口试验：用手指紧压瘘口以阻断血液分流，测量阻断分流前后的心率和血压，并加以比较。在阻断血液分流后，心率会显著减慢。这是由于瘘口闭合，迫使血液在正常毛细血管网流通，周围阻力增加，动脉系统内突然增加额外的血量，使血压上升，刺激主动脉减压神经和颈动脉窦的神经末梢，使血管舒缩中枢抑制，脉率变慢。

（2）动静脉瘘的静脉血氧测定：从动静脉瘘病变处或瘘口近端的静脉抽血，与对侧肢体同一部位静脉血比较，患侧的静脉血比正常肢体的静脉血红，且血氧含量明显增高。

三、对 症 支 持 护 理

1. 病灶局部的观察和护理
评估病灶的大小（面积）、皮肤温度、颜色、感觉，局部是否存在肿胀、破溃、出血、疼痛等。局部避免增加压力和皮肤摩擦，穿宽松柔软内衣，以免引发病灶出血和疼痛。

2. 肢体远端血运的观察和护理　观察病灶远端肢体动脉搏动情况，皮肤的温度、颜色、感觉是否异常。破溃、出血者予以换药，肢端发凉者局部保暖。观察肢体静脉曲张、肿胀程度，测量肿胀肢体的周径，卧床时抬高肢体。

3. 疼痛护理　疼痛者进行疼痛评估，了解疼痛的程度、性质、部位和时间，积极镇痛。

4. 心力衰竭护理　慢性动静脉瘘和动静脉畸形患者，由于长期血流动力学改变，心脏回流血量增多，可引起心脏容量负荷过重，需监测生命体征，评估心功能，遵医嘱对症处置。乏力患者卧床休息，预防跌倒。

5. 肾衰竭护理　血液透析患者动静脉内瘘狭窄导致无法进行血液透析，监测各项指标，加强饮食护理，卧床休息，预防高钾血症和感染。遵医嘱给药和对症处置。

6. 心理支持　先天性动静脉瘘/畸形患者，随着年龄增长，病灶逐渐显现。尤其是长在颜面部血管畸形的患者，自我形象紊乱是其最大的心理困扰。病灶反复、自发出血，也让患者苦不堪言。透析通道狭窄的患者，很重要的"生命线"受到威胁，会产生恐惧、紧张、急躁情绪。这些患者很需要护士用心共情与呵护，小心查体及处置。耐心讲解疾病知识，介绍治疗方法，稳定其情绪，减轻术前焦虑。

四、介入手术方法

（一）覆膜支架置入术

置入覆膜支架对动静脉瘘口进行封堵，使动脉和静脉间的异常沟通复位。以右股动静脉瘘为例：经皮左股动脉穿刺，DSA 引导下送入造影导管于腹主动脉末端造影，右股浅静脉显影，可见动静脉瘘口（图 5-10-1）。肝素抗凝后，引入导管及导丝，使之相互配合进入对侧髂总动脉，置换翻山鞘。沿导丝送入覆膜支架（图 5-10-2），如造影仍见股浅静脉显影，再沿导丝送入球囊扩张未完全展开的覆膜支架（图 5-10-3）。再次造影，股浅静脉不再显影（图 5-10-4），动静脉瘘口封堵成功。术毕，压迫止血。

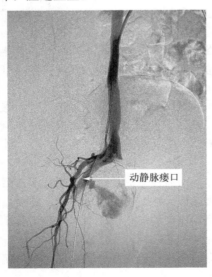

图 5-10-1　DSA 示右股动静脉瘘

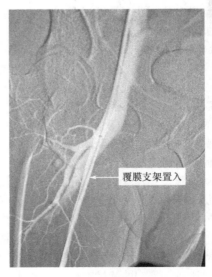

图 5-10-2　覆膜支架置入 DSA 图像

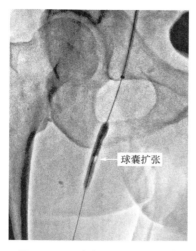

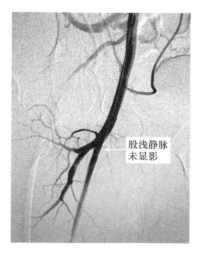

图 5-10-3　球囊扩张 DSA 图像　　图 5-10-4　覆膜支架置入术后股动脉 DSA 造影未见股浅静脉显影

（二）置管溶栓术／球囊扩张术

　　球囊扩张术用于非血栓性的透析通道狭窄，而血栓性狭窄的透析通道则通过血栓抽吸、置管溶栓、机械性血栓切除等方法去除血栓，以保持透析通道的顺畅。以桡动脉内瘘狭窄为例：　①血栓致动静脉内瘘狭窄者，在 DSA 引导下，局部麻醉经皮 Seldinger 技术穿刺股动脉或肱动脉，留置溶栓导管，经导管由输液泵持续输注尿激酶溶栓，直至造影复查可见对比剂由内瘘的动脉端向静脉端流动顺畅；触摸动静脉吻合口时，血管震颤出现及听诊瘘口杂音恢复。撤除溶栓导管，压迫止血。②非血栓性动静脉内瘘狭窄者，在 DSA 引导下，局部麻醉经皮 Seldinger 技术穿刺桡动脉，以短导丝导入血管鞘，充分肝素抗凝，以多功能导管行选择性头静脉造影，见头静脉长段狭窄（图 5-10-5）。以导丝开通狭窄段，以不同型号球囊逐级扩张狭窄段，直至狭窄消失，血流通畅（图 5-10-6）。撤除球囊、导丝、导管，拔除动脉鞘，术毕，压迫止血。

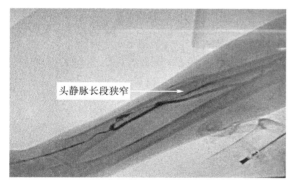

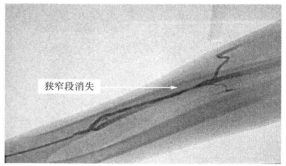

图 5-10-5　DSA 示头静脉长段狭窄　　图 5-10-6　头静脉狭窄段球囊扩张后 DSA 图像

（三）经导管动脉栓塞 ＋ 经皮硬化术

　　经导管动脉栓塞 ＋ 经皮硬化术是治疗动静脉畸形的主要方法。以治疗尺动静脉畸形为例：全身麻醉下分别穿刺右股动脉、股静脉，引入多功能导管、导丝，使之相互配合分别进入右侧肱动脉及贵要静脉，于右侧肱动脉造影，可显示右侧尺动脉与静脉相沟通，局部可见粗大动静脉畸形影像，流出静脉的管腔粗大，呈迂曲走行（图 5-10-7）。导丝导管进入扩张的血管腔，置入可解脱带纤维毛弹簧圈栓塞系统若干，经动脉造影查看血流情况。效果不理想时可继续置入栓塞弹簧圈，也可通过微导管超选择进入小分支，置入带纤维铂金弹簧圈（图 5-10-8）。直至造影显示动静脉沟通支截断，静脉不再显影（图 5-10-9），拔管，动脉栓塞结束，止血、加压包扎。另消毒右上臂皮肤，DSA 引导下经皮穿刺动静脉畸形扩张血管，注入适量无水乙醇。再注入少量对比剂，查看局部硬化情况（图 5-10-10），术毕。

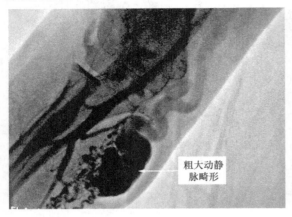

图 5-10-7　DSA 示右侧尺动静脉畸形

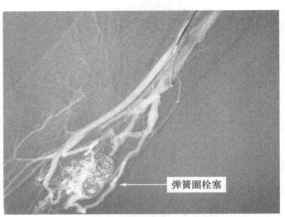

图 5-10-8　弹簧圈栓塞中 DSA 图像

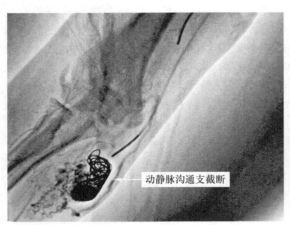

图 5-10-9　DSA 示动静脉沟通支截断

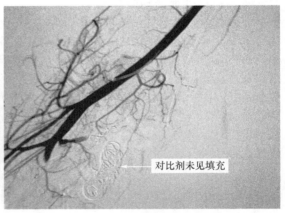

图 5-10-10　弹簧圈栓塞术后 DSA 造影未见对比剂填充

五、术前护理

参见第一篇第二章第三节中"一、血管性介入诊疗围术期护理要点"的"术前护理"部分。

六、术中护理

参见第一篇第二章第三节中"一、血管性介入诊疗围术期护理要点"的"术中护理"部分。

七、术后护理

1. 参见第一篇第二章第三节中"一、血管性介入诊疗围术期护理要点"的"术后护理"部分。

2. 动静脉内瘘狭窄开通术后肢体的观察和护理　动静脉内瘘狭窄球囊扩张或溶栓术后，要一听、二摸、三看、四问。听，局部是否恢复杂音；摸，有无震颤；看，穿刺处有无出血、血肿，沿内瘘血管方向有无硬块和血管塌陷，局部有无红肿、热、痛、脓性分泌物；问，询问患者有无疼痛等异常感觉。如出现肢体肿胀、麻木，一般是因手术操作引起静脉回流一过性受到影响，指导患者抬高肢体，1 周左右可自行消退。禁止在患侧肢体输液、输血、采血及长时间血压监测等操作。避免患侧肢体长时间受压、提重物、戴过紧的首饰等，以免造成内瘘的闭塞。

3. 动静脉畸形栓塞 / 硬化术后局部病灶的观察和护理　因动静脉畸形血管的生长靠近皮肤表面，栓塞术后当日即可出现局部皮肤的红、肿、热、痛，严重者继发溃疡、感染，甚至坏疽。观察局部皮肤肿胀程度，皮肤颜色、温度及浅表动脉的搏动情况。局部是否出现水疱，皮肤有无破溃等，避免摩擦皮肤，保持局部皮肤的清洁干燥。蔓状血管畸形患者观察局部皮肤有无活动出血，必要时给予纱布填塞、压迫止血，重新加压包扎。

单纯硬化术后的病灶会较前更为肿胀，无须特殊处置。如肿胀导致疼痛，综合评估后可给予止痛治疗。如术中无水乙醇注射过量，可导致局部发生组织坏死，坏死区组织的颜色首先变暗，然后变黑，最后脱落。可局部热敷和使用血管扩张剂，以减少组织坏死的面积，再酌情局部清创和二期修复。

4. 常见并发症的护理　穿刺点出血或血肿、假性动脉瘤、栓塞综合征、急性血栓形成是血管性介入治疗术后短时间可能出现的并发症，其观察和处理参见第一篇第二章第三节中"一、血管性介入诊疗围术期护理要点"的"术后护理"部分。

（1）瘘口再狭窄：动静脉内瘘口再狭窄是介入术后远期并发症。初次再通后 12 个月的通畅率仅为 26% ～ 64%，再次介入治疗后 1 年，二次通畅率能达到 81% ～ 96%。紫杉醇药涂球囊能帮助抑制新生内膜增生，降低再狭窄率。

（2）肺动脉压升高：动静脉畸形硬化术后，由于部分无水乙醇随血液循环到达肺动脉毛细血管后，直接作用于肺动脉平滑肌细胞并导致短暂的前毛细血管痉挛，继而导致肺动脉压力升高，右心后负荷增加，右心排血量下降甚至引起严重的心肺衰竭。护士需密切观察患者的生命体征和肺部体征的变化。术后可雾化吸入，防止肺部感染。

八、康复指导

1. 疾病知识指导

（1）遵医用药：遵医嘱服用抗血小板聚集或抗凝、降血脂、降血压等药物，不可自行减量或停用。

（2）动静脉内瘘患者指导：鼓励内瘘侧肢体进行功能锻炼，如手握橡皮圈或握力球做挤压动作。内瘘侧肢体避免受压，不可在内瘘侧肢体长期测血压、抽血、进行注射治疗等，避免提重物。保持内瘘周围皮肤清洁，透析后穿刺部位避免潮湿、污染。每日自测瘘口震颤，如发现瘘管杂音、震颤减弱或消失，立即就诊，以免错过最佳治疗时机。

（3）动静脉畸形患者指导：病灶局部保持清洁、干燥，减少摩擦，避免创伤，预防皮肤破溃、出血。观察患肢皮肤温度、感觉及动脉搏动情况。如局部严重肿胀，表面皮肤发白或发黑，应立即就诊。

2. 饮食指导

（1）动静脉畸形和动静脉瘘患者的饮食原则为低盐低脂，清淡饮食。

（2）动静脉内瘘患者的饮食按照血液透析患者的饮食要求进行指导。

3. 生活方式指导　动静脉异常通路患者，介入治疗后其血管和循环功能恢复正常，易出现过度活动的行为。指导患者适当轻度活动，避免重体力劳动和大强度的功能锻炼。戒烟忌酒，生活规律，劳逸结合，增强机体免疫力。保持心情舒畅，避免情绪激动。

4. 心理家庭社会支持　由于长期经受疾病的折磨，患者易出现焦虑、抑郁等情绪，家属易出现倦怠、厌烦的心理。因此，应根据家庭的实际情况，给予针对性的康复指导，建立随访联系给予延续性护理，尽可能提高患者的生活质量，减轻家庭的负担。

【案例参考答案】

　　1. 该患者主要的护理问题有哪些？

　　答：①疼痛：与局部肿胀有关。②舒适度改变：与动静脉发育异常、局部肿胀有关。③组织灌注量改变：与血管畸形有关。④知识缺乏：缺乏血管畸形及介入治疗相关知识。⑤有皮肤完整性受损的危险：与术后可能发生皮肤坏死有关。⑥潜在并发症：穿刺部位出血或血肿、感染、栓塞后综合征、硬化剂过敏、肺栓塞、肺动脉压升高、异位栓塞、组织坏死。

　　2. 一旦患者动静脉畸形病灶局部出血，应如何进行处置？

　　答：①动静脉畸形出血往往由病灶表面溃疡引发或者扩张静脉破裂造成。动静脉畸形的病灶内血流呈现高压状态，出血较凶猛，一旦发生，需要紧急处置。护士需评估出血量，查看出血部位，在出血点处压迫止血，而不是广泛地填塞或者压迫。并观察肢体远端皮肤温度、皮肤颜色及动脉搏动情况。②建立有效的静脉通路，遵医嘱补液，观察患者生命体征及意识状态。③遵医嘱使用止血药，备好急救药品及物品。④必要时做好手术准备，行急诊介入手术止血。

（徐　阳　张艳君）

第六章　神经系统疾病介入护理

第一节　缺血性脑血管疾病

【案例导入】

郑某，男性，64岁，因右侧肢体无力，言语不清6小时入院。

患者6小时前突发右侧肢体无力、言语不清由外院"120"转入。外院颅脑CT检查未见出血，考虑"急性脑血管病"可能。家属要求转诊我院急诊科。入院诊断：脑血管意外，肺部感染，冠心病。

患者汉族，小学文化，务农，已婚，育有2子1女，配偶及子女均体健，家庭经济情况一般，吸烟30余年，不饮酒。

体格检查：入院测T 36.0℃，HR 56次/分，R 18次/分，BP 158/103mmHg，嗜睡，双侧瞳孔等大等圆，直径约3mm，对光反射灵敏，右侧肢体肌力3级，左侧肢体肌力正常，美国国立卫生研究院卒中量表（NIH Stroke Scale，NIHSS）评分17分。既往有高血压，心房颤动病史，无过敏史。

辅助检查：CT+CTA检查示左侧基底节区密度较右侧减低，左侧大脑中动脉水平段闭塞。

初步诊断：急性脑梗死。拟尽快完善相关检查急诊行"全脑血管造影＋经皮左侧大脑中动脉取栓术"。

请思考：

1. 该患者主要的护理问题有哪些？

2. 脑梗死患者能否反复多次溶栓或机械取栓？

3. 为什么急性脑梗死介入术后收缩压要维持在110～140mmHg？

一、疾病概述

缺血性脑血管疾病（ischemic cerebrovascular diseases）指局部脑组织供血动脉的血管壁或者血流动力学发生变化，使该部分脑组织的血流减少或中断，可因大动脉、小血管病变以及心房颤动等多种原因引起脑血管堵塞、闭塞而缺血，导致脑实质短暂或者持久的、局部或者弥漫性的损害，从而造成脑功能障碍的血管性疾病。其主要包括短暂性脑缺血发作与脑梗死。

（一）短暂性脑缺血发作

短暂性脑缺血发作（transient ischemic attack，TIA）　是指由局部脑、脊髓或视网膜缺血导致的短暂的可逆的神经功能障碍。症状持续时间为数分钟，通常在30分钟内完全恢复，超过2小时常遗留轻微的神经功能缺损，一般不超过24小时，但可以反复发作。本病可见于动脉粥样硬化、心房颤动、心脏瓣膜病、动脉夹层、动脉炎等，临床表现因不同血管供血区而各异。短暂脑缺血发作后发生卒中的风险明显增加，应针对病因积极治疗。

（二）脑梗死

脑梗死（cerebral infarction）是指由脑部血液供应障碍引起的局部脑组织缺血、缺氧所导致的脑组织坏死。引起局灶性症状和体征，与受累血管的供血区域相一致。脑梗死占全部脑卒中的80%。急性缺血性脑卒中（acute ischemia stroke，AIS）是最常见的卒中类型，占全部卒中的69.6%～70.8%，发病率、致残率、复发率和病死率均高。本病好发于50岁以上的中、老年人，男性稍多于女性，常合并动脉硬化、高血压、高脂血症或糖尿病等危险因素。脑梗死发病急，常无前驱症状，多在休息或睡眠中发病，部分患者有头昏、一时性肢体麻木、无力等短暂性脑缺血发作的表现，其临床症状在发病后数小时或1～2天达到高峰。

本节以急性脑梗死为例介绍介入围术期护理。

二、专科检查与护理

1. 实验室检查　血常规、血型、凝血功能、血液流变学检查、血脂、肝功能、肾功能、血糖、血小板计数、同型半胱氨酸、血清抗体检测等。

2. 影像学检查

（1）CT：发病24小时后CT检查可显示梗死区为边界不清的低密度灶。

（2）MRI：为早期治疗提供重要信息。

（3）CTA、MRI：提供血管影像学信息，较DSA简单易行。

（4）全脑CTP：可以有效评估脑血管病患者的血流灌注状态，判断缺血半暗带的存在及其范围，根据脑灌注参数值评估脑组织的损伤程度以及侧支循环的存在，明确脑血管疾病的病因及病变发展的程度，更好地指导临床诊断与治疗。

（5）全脑CTP结合头颈部CTA：可以发现急性缺血性脑卒中患者责任血管的狭窄及闭塞程度，并且评价侧支循环建立和开放的情况，预测最终梗死范围及临床预后效果。

3. 其他病因诊断检查

（1）心电图或心脏彩超检查：可以发现心房颤动、频发期前收缩、陈旧性心肌梗死、左心室肥厚等。

（2）超声心动图：可有心脏瓣膜病变，如风湿性瓣膜病、老年性瓣膜病。

4. 护理配合　CTP联合CTA扫描时，必须先进行CTP扫描。在二次增强扫描时，需要重新评估注射部位有无肿胀，静脉路是否通畅。以避免发生对比剂静脉外渗。

三、对症支持护理

1. 谨防病情变化　密切观察患者意识、瞳孔变化，呼唤患者名字，询问患者所处的时间地点，准确判断患者意识和瞳孔变化，观察患者言语、感觉、运动变化，及时准确记录病情变化，发现异常情况及时通知医生。

2. 控制血压　严密观察和处理脑卒中24小时内的血压，避免血压急剧下降。当患者收缩压≥220mmHg或舒张压≥110mmHg，或伴有严重心功能不全、主动脉夹层、高血压脑病，遵医嘱给予降压治疗的同时密切监测血压、心率、血氧饱和度。保持头部平稳，情绪稳定，避免增加腹内压等。

3. 降低颅高压　患者发生偏瘫、言语障碍，嗜睡、恶心、呕吐提示颅内压增高，可抬高床头20°～30°以促进脑静脉回流，遵医嘱给予20%甘露醇快速静脉滴注或甘油果糖静脉滴注等降低颅内压。同时限制液体入量，保持体液平衡，纠正低氧血症和高碳酸血症，避免使用脑血管扩张的药物。

4. 保持呼吸道通畅，防止发生误吸、窒息　颅内压增高的患者容易发生气道阻塞或误吸风险，给予头部侧位且抬高头部20°～30°，以避免呕吐导致误吸、窒息或肺部感染。观察和记录呕吐的时间、次数、方式及呕吐物的性状、量、颜色等，遵医嘱给予止吐和护胃治疗。

5. 饮食护理　饮食宜清淡、低盐低脂，多食高蛋白、高维生素、富含纤维的食物。有吞咽困难、饮水呛咳时，给予糊状流质或半流质，小口慢慢喂食，必要时鼻饲。

6. 并发症预防

（1）肢体功能废用综合征：长期卧床、运动障碍患者，需注意良肢位摆放，指导患者术后活动和床上被动功能锻炼，尽早进行瘫痪肢体功能锻炼，防止关节畸形和肌肉萎缩。瘫痪肢体的手指关节应伸展、稍屈曲，手中可放一卷海绵，肘关节微屈，上肢肩关节稍外展，避免关节内收，伸髋、伸膝关节。为防止足下垂、使踝关节稍背屈；为防止下肢外旋，在外侧部可放沙袋或其他自制支撑物。注意保持局部皮肤清洁，润肤，定时按摩受压部位皮肤，骨隆突处贴水胶体敷料保护，做到勤观察、勤翻身、勤擦洗、勤整理、勤更换，按时交接班，尤其是昏迷或大小便失禁患者，注意预防压力性损伤。翻身技巧：向健侧被动翻身。首先患者呈仰卧位，将患者的双下肢伸直，然后将患者健侧上肢外展 90°，再将患者的患侧上肢放在腹部，将患侧下肢屈曲。护理人员或家属站在患者的健侧，一只手托住患者的肩部，另一只手从患者大腿下穿过，搭在健侧大腿上，或搭在臀部上，双臂同时用力，将患者的患侧肢体抬起，翻至健侧卧位。

（2）注意预防深静脉血栓形成：耐心讲解抗血小板和抗凝血治疗的重要性，告知患者及其家属抗血小板和抗凝血过程中可能引起出血，主要表现为皮肤及黏膜出血，注射针眼出血，局部瘀斑，血尿或胃肠道出血。同时，注意观察有无颅内出血征象，如头痛、喷射性呕吐及意识、瞳孔的改变。避免使用影响抗凝血治疗的因素，如含乙醇的饮料、复合维生素、维生素 K 等。抗凝血过程中需动态监测凝血功能。

四、介入手术方法

（一）颅内动脉经导管溶栓术

患者局部麻醉后穿刺股动脉，选择合适型号的导丝和导管到达栓塞的部位，按血管走向（股动脉—髂外动脉—髂总动脉—腹主动脉—胸主动脉—主动脉弓—颈总动脉—各个分支）抽出导丝，药物通过导管到达栓子部位。溶栓治疗是目前最重要的恢复血流措施，重组组织型纤溶酶原激活剂（rtPA）和尿激酶是我国使用的主要溶栓药物。药物用量需要根据血栓部位及血栓大小计算。术毕无菌纱布固定导管及鞘管并做好标示，穿刺部位无菌纱布加压包扎。

（二）颅内动脉支架取栓术

颅内动脉支架取栓术是治疗急性脑梗死最新的一项微创技术，损伤小，安全，有效。近年来，多项国外随机对照研究结果证实，在颅内大血管闭塞性病变中，早期施行血管内介入治疗能够显著改善患者预后。患者局部麻醉后穿刺股动脉，选择合适导丝和导管到达栓塞的部位（图 6-1-1），在支架的辅助作用下，取出血栓，再重复造影 1 次（图 6-1-2），确认靶血管彻底再通后拔除导管，穿刺部位予以压迫止血、加压包扎。

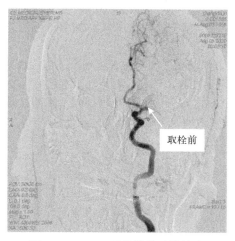
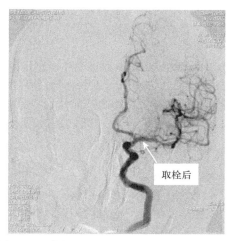

图 6-1-1　DSA 示急性脑动脉栓塞　　　　图 6-1-2　急性脑动脉栓塞取栓术后 DSA 图像

五、术前护理

1. 参见第一篇第二章第三节中"一、血管性介入诊疗围术期护理要点"的"术前护理"部分。

2. 负荷量抗凝　一般情况下不需要负荷量抗凝。如果患者被确诊为大动脉病变,患者神志清楚,无吞咽功能障碍,遵医嘱给予阿司匹林 300mg+ 氯吡格雷 300mg 口服。如果患者神志不清或吞咽功能障碍,遵医嘱给予替罗非班以 0.4μg/(kg·min) 静脉滴注 30 分钟。

3. 尽早完善术前准备　急性脑梗死必须尽快急诊介入手术治疗,以挽救缺血半暗带,从而快速恢复血供和对缺血脑组织进行保护。术前血压要求控制在 180/105mmHg 以下,降低颅内压,减轻脑水肿,促进脑功能恢复。

六、术中护理

1. 参见第一篇第二章第三节中"一、血管性介入诊疗围术期护理要点"的"术中护理"部分。

2. 血压　严格控制在 180/105mmHg 以下,以避免使用 rtPA 丘脑出血的发生。闭塞血管开通后,血压应控制在 140/90mmHg 以下或比基础血压低 20mmHg 左右,但不能低于 100/60mmHg。

3. 严密监测患者生命体征的变化　发现异常提醒并协助手术医生处理。术中全程肝素化,记录首次给予肝素时间及下次注射时间,并注意提醒医生。

七、术后护理

1. 参见第一篇第二章第三节中"一、血管性介入诊疗围术期护理要点"的"术后护理"部分。

2. 生命体征及意识的观察　术后持续心电监护,严密观察患者意识、瞳孔、心率、血压的变化,不仅要控制平均血压、收缩压、舒张压等,而且还要降低血压的波动程度。评估患者的语音表达能力及发音能力,观察患者术后肢体活动、肌力的变化,NIHSS 量表评分,与术前做对比,以了解病情的转归。

3. 语言康复训练　进行唇、舌、软腭、齿、喉与颌部肌群运动训练,包括缩唇、吹气、咳嗽等。

4. 肌力康复训练　瘫痪患者肌力训练应从助力活动开始,鼓励主动活动,逐步训练抗阻力活动,当肌力小于 2 级时,一般选择助力活动,当肌力达到 3 级时,训练患肢独立完成全范围关节活动,肌力达到 4 级时应给予渐进抗阻力训练。

5. 并发症的观察与护理

(1) 脑出血:是术后最严重的并发症,出血原因复杂,可能与梗死的部位,溶栓药物、抗凝药物的使用,发病至溶栓治疗的时间,患者的血压水平,凝血功能等有关。密切观察病情变化,详细记录,当患者出现头痛突然加重或意识加深,脉搏慢而有力,呼吸深而慢,血压升高,肢体活动障碍,首先考虑颅内出血。应立即报告医生,急行 CT 检查并快速处理,如急诊颅内血肿清除术。

(2) 再灌注损伤:缺血再灌注损伤是指脑组织发生急性缺血后闭塞血管再通,脑组织恢复血供后损伤进一步加重的表现,血管再通后患者临床症状无明显改善,部分患者甚至比术前症状加重。

(3) 血管再通后再闭塞:部分患者经动脉溶栓治疗后血管再通后再次出现症状加重,原因可能是溶栓术后血管再闭塞,出现血管闭塞后客观评价指标为脑血管造影检查。

八、康复指导

1. 疾病知识指导

(1) 定期门诊复诊、监控危险因素:评估血压、血糖、血脂、心脏功能及神经系统功能恢复情况,积极控制脑梗死的危险因素,防止脑梗死再次发生。再梗症状观察:出现头晕、头痛、视物模糊、言语障碍等脑梗死症状时,及时就医。为降低脑卒中复发率,应尽早开始二级预防。缺血性卒中二级预防策略包括抗栓治疗、降脂治疗、血压管理、血糖管理等,这对降低脑卒中复发至关重要。此外,通过改善饮食、增加体育锻炼和戒烟限酒等措施干预缺血性脑卒中的行为危险因素，对预防脑卒中复发同样具有重要意义。

（2）早期康复：推荐经过规范培训的脑卒中康复专业人员负责实施康复治疗。推荐康复专业人员与临床医生合作，对患者病情及神经功能缺损综合评估，确定康复治疗开始时间，制定康复治疗方案及疗程。在病情稳定的情况下应尽早开始康复治疗，对轻度到中度神经功能障碍的缺血性脑卒中患者可在发病后 24 小时进行床边康复、早期离床的康复训练，包括坐、站、走等活动。

2. 饮食指导　参见本节"对症支持护理"部分。

3. 生活方式指导　指导患者生活要有规律、劳逸结合，避免重体力劳动及剧烈运动。病情允许可适当进行户外活动，加强锻炼，增强机体抵抗能力。避免情绪激动和心理刺激。注意保暖，防止受寒感冒，保持大便通畅。

4. 心理家庭社会支持　评估患者心理状态，对有卒中后焦虑、抑郁症状的患者应该进行相应干预治疗。必要时请心理医生协助诊治提供个性化心理疏导。

【案例参考答案】

1. 该患者主要的护理问题有哪些？

答：①躯体移动障碍：与运动中枢损害致肢体活动受限有关。②语言沟通障碍：与语言中枢损害有关。③焦虑或恐惧：与担心疾病预后有关。④发生误吸风险：与存在吞咽功能障碍有关。

2. 脑梗死患者能否反复多次溶栓或机械取栓？

答：可以。根据溶栓取栓的禁忌证，如果患者满足适应证，就可以进行溶栓、取栓治疗。时间就是大脑，挽救缺血半暗带刻不容缓，脑梗死患者在满足取栓、溶栓治疗的适应证的前提下，在影像学支持下可以进行多次操作。

3. 为什么急性脑梗死介入术后收缩压要维持在 110 ～ 140mmHg？

答：中国急性缺血性脑卒中早期血管内介入诊疗指南 2018 推荐意见：①为防止过度灌注综合征及症状性颅内出血转化，要求术前至术后 24 小时血压控制在 180/105mmHg 以下（Ⅱ级推荐，B 级证据）。②血管再通成功的患者，可以控制血压在 140/90mmHg 以下或较基础血压降低 20mmHg 左右，但不应低于 100/60mmHg（Ⅱ级推荐，C 级证据）。③血管再通情况不佳或有血管再闭塞风险的患者，不建议控制血压至较低水平（Ⅰ级推荐，C 级证据）。急性大血管闭塞性缺血性卒中血管内治疗中国专家共识（2019 年修订版）推荐意见，取栓术后血压控制目标值需根据血管再通程度、再灌注损伤及低灌注缺血风险综合评价。但 2022 年 ENCHANTED-2/MT 项目结果显示，与标准降压组（140 ～ 180mmHg）相比，强化降压组（< 120mmHg）功能预后不良的可能性更大，即与标准降压组相比，强化降压组的90 天内早期神经功能恶化和严重残疾风险更高，但两组在症状性脑出血、死亡率或严重不良事件方面无显著差异。

（李丽卿）

第二节　出血性脑血管疾病

【案例导入】

吴某，女，58 岁，因突发头痛伴恶心呕吐 3 小时入院。

患者 3 小时前无明显诱因突发剧烈头痛，伴恶心、呕吐胃内容物，心慌胸闷、全身乏力，外院就诊查头颅 CT 示蛛网膜下腔出血、考虑颅内动脉瘤破裂，为进一步诊治来我院急诊，以"颅内动脉瘤性蛛网膜下腔出血"收住我科。目前患者嗜睡，带入留置导尿管，未大便。

近期体重未见明显下降。

患者汉族，小学文化，务农，适龄结婚，家庭和睦，配偶、子女体健，家庭经济情况一般。性格内向，脾气暴躁。

体格检查：入院测 T 36.8℃，P 66 次 / 分，R 20 次 / 分，BP 165/85mmHg，嗜睡，颈项强直。双侧瞳孔等大等圆，直径 2～3mm，对光反射灵敏，四肢肌力、肌张力正常。双肺呼吸音清。

头颅 CTA（CT 血管造影）检查：右侧颈内动脉末段见一微小向上凸起（冠状位、矢状位可见），宽约 1.6mm，似与小血管相连，考虑微小动脉瘤。

初步诊断：颅内动脉瘤性蛛网膜下腔出血。住院诊疗计划：降颅压，控制血压，改善脑细胞代谢及全身营养支持，保持水、电解质平衡，拟尽快完善相关检查，行全脑血管造影准备颅内动脉瘤栓塞术。

请思考：

1. 该患者主要的护理问题有哪些？

2. 该患者入院时的紧急处置措施有哪些？

3. 全脑血管造影＋颅内动脉瘤栓塞术最重要的并发症是什么？如何预防和观察？

一、疾病概述

出血性脑血管疾病包括脑出血（cerebral hemorrhage）和蛛网膜下腔出血（subarachnoid hemorrhage，SAH）。

脑出血又称脑溢血，是指因脑实质内血管破裂出血引起的一种急性脑血管病。常见病因包括高血压、动脉硬化症、脑动静脉畸形、脑动脉瘤等。本病多发于基底节、脑叶、丘脑和脑桥等，可破入脑室系统。临床表现与出血量及出血部位有关。

SAH 是指脑动脉破裂后血液进入蛛网膜下腔而导致的疾病。常见病因为颅内动脉瘤、脑血管畸形等。临床起病突然，表现为剧烈头痛，部分患者出现意识障碍、癫痫发作，严重者可致死亡。其主要并发症为再出血、脑血管痉挛导致的缺血性脑损害和脑积水等。

下述几种疾病导致的出血性脑血管疾病的原发病常采用介入治疗，一般能获得治愈疗效。

1. 颅内动脉瘤（intracranial aneurysm，ICA）　是颅内动脉壁的局限性病理性扩张，存在破裂倾向，是自发性 SAH 最常见的病因。

2. 脑动静脉畸形（cerebral arteriovenous malformation，CAVM）　为先天性疾病，因颅内动脉和静脉间缺乏毛细血管床而直接形成异常交通所引发的疾病。这种异常血管交通使病变局部静脉血管中充斥着动脉高压性血流，导致高流速血管病变的特征性搏动、震颤、温度升高等临床表现。其最常见的临床表现是脑出血，年发生率为 2.10%～4.12%，出血后的年致残率和致死率分别约为 1.7% 和 1.0%。鉴于破裂 CAVM 有较高的再出血率，需要积极治疗破裂 CAVM，这一点已经得到广泛认可，而未破裂 CAVM 是否需要治疗及在治疗方式的选择上尚有争议。

3. 颈动脉海绵窦瘘（carotid cavernous fistula，CCF）　一般指颈内动脉海绵窦段的动脉壁或其分支发生破裂，动脉与海绵窦之间形成异常的动静脉交通。由颈内动脉和 / 或颈外动脉的硬脑膜支血管与海绵窦形成侧异常交通称为海绵窦硬脑膜动静脉瘘。

4. 硬脑膜动静脉畸形（dural arteriovenous malformation，DAVM）　是硬脑膜内的动静脉沟通或动静脉瘘，由硬脑膜动脉或颅内动脉的硬脑膜支供血，并回流至静脉窦或动脉化脑膜静脉。本质上是基于硬脑膜的一处或多处动静脉瘘，故以往也称之为"硬脑膜动静脉瘘"。

因出血性脑血管疾病的介入围术期护理措施基本一致，本节以颅内的动脉瘤性蛛网膜下腔出血（aneurysmic subarachnoid hemorrhage，aSAH）为例加以介绍。

二、专科检查与护理

1. 实验室检查　血常规、血型、凝血功能、肝功能、肾功能、血清抗体、心肌标志物、电解质等。

2. 影像学检查　头部 CT 平扫作为诊断动脉瘤性 SAH 的主要手段，具有良好的敏感度，对怀疑颅内动脉瘤破裂（ruptured intracranial aneurysm，RIA）的患者，应尽早行头部 CT 平扫检查。若头部 CT 结果阴性，头部 MRI 及腰椎穿刺检查对进一步明确诊断有效。CTA 具有良好的敏感度和特异度，可作为 RIA 辅助检查的首选。数字减影血管造影（DSA）是诊断 RIA 的"金标准"，且对最大径 < 3mm 的微小动脉瘤及其周围小血管的显影有更高的敏感度，故对于 CTA 检查未发现 SAH 病因的患者，推荐进行 DSA 检查。改良 Fisher 分级等影像学分级量表可以对患者的迟发性脑梗死及脑血管痉挛风险进行评估。

3. 护理配合　腰椎穿刺检查后需去枕平卧 6 小时。CTA 检查前宜空腹，且排除碘对比剂过敏。检查后需增加补液量，以利于对比剂排出。DSA 检查后注意增加饮水量，24 小时内尿量不低于 2000ml，促进对比剂排出。

三、对症支持护理

1. 减轻头痛　采用数字评分法、面部表情评分法进行疼痛量化评分。对于剧烈头痛患者，应该积极对症治疗，并动态监测疼痛程度和镇痛效果。

2. 控制血压　避免用力及过度搬动，尽可能避免血压波动。建立中心静脉通路，遵医嘱使用降压药物，行动态血压监测，收缩压控制在 140 ～ 160mmHg。可以静脉给予尼卡地平等钙通道阻滞剂，维持合理的血压水平有助于预防再出血。

3. 保持呼吸道通畅　及时清除口鼻分泌物，鼓励患者深呼吸、咳嗽、咳痰。床旁备负压吸引器。动态监测呼吸频率、节律、深度、双肺呼吸音及血氧饱和度。如有呼吸困难、口唇、颜面发绀、心率增快等窒息征兆时，迅速做好气管插管、气管切开等抢救准备。

4. 降低体温　针对中低热予以物理降温，高热者配合药物降温，并予以其他对症处理。目前亚低温治疗仍存在争议。

5. 维持水、电解质平衡　及时纠正低钠血症或高钠血症，保持稳定、充足的有效循环血量。

6. 监测并控制血糖　控制空腹血糖 < 10mmol/L，同时避免低血糖。

7. 饮食指导　RIA 早期治疗可以降低再出血率，对多数患者应进行早期干预，因此 SAH 急性期应禁食，做好全身麻醉手术准备。预计 24 小时内不能手术者，鼓励患者多饮水，多食富含纤维素食物，以保持大便通畅，避免用力排便时腹压增加、颅内压增高。

8. 心理支持　aSAH 往往起病急，病情重，患者主观症状明显，对患者心理冲击大，导致紧张、恐惧、焦虑等负性情绪。应主动告知患者疾病进展、治疗等相关知识，给予心理安慰，帮助患者保持安静、放松、冷静，避免过度紧张。

四、介入手术方法

颅内动脉瘤栓塞术：经皮股动脉穿刺，DSA 引导下用造影导管行血管造影（图 6-2-1），明确具体出血部位后，选取栓塞剂（常用弹簧圈）栓塞 / 支架辅助弹簧圈栓塞动脉瘤。造影观察栓塞成功后（图 6-2-2），再重复造影 1 次，确认动脉瘤彻底栓塞后拔除导管，穿刺部位予以压迫止血、加压包扎。

五、术前护理

1. 参见第一篇第二章第三节中"一、血管性介入诊疗围术期护理要点"的"术前护理"部分。

2. 术前特殊用药　拟支架辅助血管内治疗患者，遵医嘱给予负荷剂量双联抗血小板聚集药物，预防支架内血栓形成，降低脑血管痉挛发生率及减少迟发性脑缺血事件。有条件者完善血小板功能检查，监控血小板功能。口服尼莫地平预防脑血管痉挛；若患者无法口服药物，可给予尼莫地平持续泵入作为替代治疗。

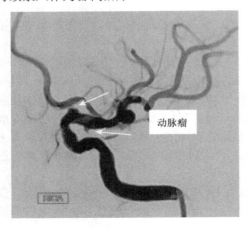

图 6-2-1　DSA 示颅内动脉瘤

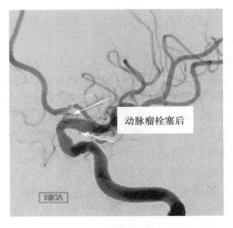

图 6-2-2　颅内动脉瘤栓塞后 DSA 图像

3. 配合评估　配合医生进行麻醉前评估。明确患者的病理生理状态及已接受治疗的情况，以利于早期进行最佳治疗为目标。常规留置导尿管。

4. 纠正血容量　使用晶体或胶体溶液纠正血容量不足，使用醋酸氟氢化可的松和高渗盐水缓慢补钠，限制补液量，结合中心静脉压监测血容量。术前不推荐常规应用高血容量、升高血压及血液稀释（3H）疗法。

5. 对于动脉瘤性 SAH 伴发的急性症状性脑积水患者，建议行脑脊液脑室外引流术或腰大池引流术。

六、术中护理

1. 参见第一篇第二章第三节中"一、血管性介入诊疗围术期护理要点"的"术中护理"部分。

2. 术中密切观察患者体位及生命体征，保持静脉通路畅通，保持呼吸道通畅，防止误吸和窒息。

3. 常规行多导联心电图、有创动脉压、脉搏血氧饱和度、呼气末二氧化碳分压、尿量以及体温监测。尤其对合并心肌损害的患者，术中应加强心电监护。术中应维持患者的正常体温。术中避免高碳酸血症或低碳酸血症。

4. 术中应控制颅高压，防止颅内压的急性升高或降低。控制术中收缩压 < 160mmHg，不低于患者基础血压水平。

5. 股动脉穿刺成功后给予肝素化，一般首剂为全身肝素化（1mg/kg，1mg=125U 肝素）全量的 1/2 左右，根据凝血功能的结果调整肝素量。每小时检查活化凝血酶时间（ACT）一次，维持 ACT 在 250 ～ 300 秒。

6. 术中常见并发症及处理

（1）动脉瘤破裂：是血管内治疗最严重的并发症。处理原则：立即用鱼精蛋白中和肝素；控制血压减少出血量；积极配合手术进程或配合终止手术，争取急诊外科手术等。

（2）脑栓塞：给予规范肝素化，术中监测并保持 ACT 在 250 ～ 300 秒；动脉穿刺成功后将导引导管与连接有高压输液袋的"Y"形阀相连，操作过程中注意高压冲洗；常规准备抗血小板药物和溶栓药物，需要时静脉使用抗血小板药物及超选择性动脉内溶栓治疗。

七、术后护理

1. 参见第一篇第二章第三节中"一、血管性介入诊疗围术期护理要点"的"术后护理"部分。

2. 饮食活动指导　栓塞术后麻醉清醒，无呛咳、无恶心呕吐，即可进食。给予高蛋白、充足热卡、丰富维生素、清淡、易消化的饮食，避免生冷或过热饮食，少食多餐。有合并基础疾病（如高血压、糖尿病、肥胖等）的患者执行相关基础疾病饮食原则。术后 2 天内绝对卧床，3 ～ 4 周限制体力活动。

3. 一般护理　保持呼吸道通畅，头偏向一侧，定时翻身、拍背，促进痰液排出；保持尿道口清洁，每日评估保留导尿管的必要性，尽早拔管。抬高床头 15° ～ 30°，减轻脑水肿、降低颅内压；保持血压稳定，一般控制收缩压在 140mmHg 以下。避免一切可能导致颅内压增高的因素，如情绪激动、精神紧张、剧烈运动、用力排便或咳嗽等。注意观察患者意识情况和瞳孔变化。头痛者行对症处理。

4. 抗血小板药物的使用　严格遵医嘱使用抗血小板聚集药物，防止支架内血栓形成。

5. 术后常见并发症及护理　脑血管痉挛、血栓形成、脑缺血、动脉瘤破裂等，术后均可发生。其他并发症包括如下。

（1）脑血管痉挛等原因所致迟发性脑缺血：表现为神经系统症状缓解后又出现局灶脑缺血症状，如言语障碍、肌力下降、眼睛向一侧凝视等。经颅多普勒超声技术、CTA 或 CTP 检查，有助于识别迟发性脑缺血的发生。护理原则是加强神经系统症状体征观察，保留有效的静脉通路，有效补液，维持循环血量，保持血压在目标范围内，遵医嘱使用尼莫地平等抗脑血管痉挛药物等。

（2）SAH 相关性脑积水：动脉瘤性 SAH 导致的慢性脑积水应该进行永久性脑脊液分流术治疗。

（3）认知功能障碍：术后意识恢复后，推荐术后早期开展认知功能规范化评估，可以采用简易精神状态量表（MMSE）、蒙特利尔认知评估量表（MoCA 量表）等综合量表，其临床实用性较强，操作简便。早期开展认知功能障碍干预治疗，改善患者术后的生活能力及远期生活质量。

（4）深静脉血栓和肺栓塞：参见第五章第八节相关内容。

八、康复指导

1. 疾病知识指导

（1）RIA 的随访：治疗后首次影像学复查时间为治疗后 3 ～ 6 个月，以后分别在治疗后第 1 年、第 2 年、第 3 年和第 5 年进行影像学随访，此后每 3 ～ 5 年进行影像学随访。影像学随访的"金标准"是 DSA，推荐广泛应用。

（2）颅内动脉瘤有一定的家族发病倾向，建议成年子女、尚年轻的父母、兄弟姐妹均接受 MRA 或者 CTA 检查，进行确定或者排除颅内动脉瘤。明确诊断的颅内动脉瘤在专科医生指导下进行有计划的治疗，对整体预后有利。

（3）术后遵医嘱继续进行双联抗血小板药物治疗，一般 3 个月后改为单抗，至半年到一年，或长期服用。

2. 饮食指导　禁烟酒及刺激性食物，饮食宜清淡、低盐低脂，多食高蛋白、高维生素、高热量的食物，如牛奶、豆制品、瘦肉、鱼、禽、新鲜蔬菜水果及富含粗纤维的食物，多饮水，保持大便通畅。

3. 生活方式指导　指导患者生活要有规律、劳逸结合，避免重体力劳动及剧烈运动。病情允许者可适当进行户外活动。注意保暖，防止受寒感冒。女性患者一到两年内避免妊娠和分娩。

4. 心理家庭社会支持　向患者及其亲属介绍疾病健康知识和介入治疗的目的及重要性，准确评估其心理状态，对焦虑、抑郁等不良情绪者及时疏导，给予针对性的个体化心理辅导，帮助患者及其亲属树立战胜疾病的信心。

【案例参考答案】

1. 该患者主要的护理问题有哪些？

答：①疼痛——头痛：与脑水肿、颅内高压、血液刺激脑膜或继发性脑血管痉挛有关。②潜在的并发症：再出血。③焦虑或恐惧：与突发疾病、剧烈头痛、因病卧床、自理能力下降等有关。

2. 该患者入院时的紧急处置措施有哪些?

答：主要紧急处置措施：①绝对卧床，抬高床头 15°～30°。②保持呼吸道通畅；观察是否有呕吐，预防误吸。③建立有效静脉通路，遵医嘱用药。④进行控制血压、降颅压、预防脑血管痉挛等治疗。控制血压在目标水平；预防一切导致颅内压升高的因素，如用力咳嗽、用力大便等。⑤禁食、禁饮；做好介入栓塞手术准备。⑥严密观察病情。头痛的评估：头痛的部位、性质、持续时间、缓解方式，有无诱因及其他伴随症状，如大汗、恶心、喷射性呕吐等；神经功能受损症状及体征：有无脑膜刺激征、偏瘫、失语、感觉障碍、复视、精神症状及癫痫发作等。

3. 全脑血管造影＋颅内动脉瘤栓塞术最重要的并发症是什么? 如何预防和观察?

答：并发症有再出血、血管痉挛、脑积水。保留有效的静脉通路，有效补液，维持循环血量，保持血压在目标范围内，遵医嘱使用尼莫地平等药物预防脑血管痉挛，使用抗血小板药物预防支架内血栓形成等。动脉瘤性 SAH 导致的慢性脑积水应该进行永久性脑脊液分流术治疗。

（王雪梅）

第七章 呼吸系统疾病介入护理

第一节 肺 癌

【案例导入】

卢某，男，53 岁，因"肺恶性肿瘤化疗 1 疗程后"收入院。

患者因"反复上腹部疼痛"当地医院就诊。胸部 CT 提示右肺尖团片影，肿瘤可能大。行肺部穿刺活检术，经病理科会诊及免疫组化提示非小细胞肺癌，肺癌相关多基因检测提示阴性。于 2020 年 9 月 11 日行第一次化疗联合免疫治疗（多西他赛 120mg+ 卡铂 650mg+ 帕博利珠单抗 200mg），并予以辅助止吐、护胃、利尿等治疗。期间出现发热，体温最高 39.1℃，伴轻度腹痛腹胀不适，经对症支持治疗后出院。2020 年 11 月 5 日复查 CT 提示右肺上叶占位，对照 2020 年 8 月 7 日 CT 检查病灶明显增大，纵隔淋巴结增大。头颅 CT 未见明显异常。

患者汉族，小学文化，务农，已婚，育有 1 子 1 女，妻子及子女均体健，家庭经济情况一般。有 30 年吸烟史，每天 60 支，已戒。无过敏史。

入院检查：身高 170cm，体重 57.5kg，体温 38.7℃，脉搏 109 次 / 分，呼吸 18 次 / 分，血压 128/88mmHg；心脏听诊未闻及病理性杂音，无咳嗽咳痰，双肺未闻及干、湿啰音；腹平软，无压痛反跳痛，未触及异常包块，移动性浊音阴性；饮食、睡眠正常，大、小便正常。

辅助检查：血常规提示白细胞 $32.85×10^9/L$，中心粒细胞绝对值 $30.48×10^9/L$，C 反应蛋白 235.69mg/L。

特殊检查：PET-CT 提示右肺尖软组织肿块伴磷酸葡萄酸脱氢酶代谢异常增高，下腔静脉后方软组织密度结节伴氟代脱氧葡萄糖（FDG）代谢增高（与肾上腺相交部分分界不清），考虑肿瘤性病变，副神经节瘤可能。

初步诊断：肺恶性肿瘤化疗后。完善检查后拟行局部冷冻消融治疗联合放射性粒子置入治疗。

请思考：

1. 该患者主要的护理问题有哪些？

2. 患者行粒子置入术后出现大咯血，应如何紧急处置？

3. 肺癌粒子置入术最严重的并发症是什么？如何观察护理？

一、疾病概述

原发性支气管肺癌（primary bronchogenic carcinoma）简称肺癌，起源于气管、支气管黏膜或腺体，是最常见的肺部原发性恶性肿瘤。病因至今未完全明确，致病因素主要包括吸烟、职业暴露、空气污染、电离辐射、饮食、遗传、肺部病史等。根据组织病理学特点不同，其可分为非小细胞癌和小细胞癌，其中非小细胞肺癌主要包括两个亚型，腺癌和鳞癌。5% ～ 15% 的患者在常规体检、胸部影像学检查时发现，一般无明显症状。患者有症状时最常出现的有咳嗽、痰中带血或咯血、喘鸣、胸痛、声嘶、发热等。

二、专科检查与护理

1. 实验室检查 血常规、凝血功能、肝功能、肾功能、肿瘤标志物检测等。

2. 影像学检查 胸部 X 线可了解肺癌的部位、大小、对邻近部位的侵犯性、伴发的炎性病变等，是发现肺癌的一个重要手段。"S 形倒影"（或称"反 S 征"）是诊断肺癌的典型征象。计算机断层成像（CT）可进一步验证病变所在的部位、范围，也可大致区分良、恶性，是目前诊断肺癌的重要手段。低剂量螺旋 CT 在肺癌早期诊断中发挥着越来越重要的作用，逐渐应用于早期肺癌筛查。磁共振成像（MRI）、B 超、发射型计算机断层成像（ECT）、正电子发射计算机断层显像（PET-CT）等，特别适用于判断肺癌颅脑、淋巴结、骨等组织的转移。

3. 其他病因诊断检查

（1）支气管镜是诊断肺癌的主要方法之一，可直接观察到支气管内的病变情况，主要适用于中央型肺癌。必要时可行经支气管镜腔内超声（EBUS），明确病理诊断。

（2）细胞学检查：对内镜检查、细针穿刺、胸腔积液、痰液获得的细胞，进行细胞学检查，可以进行初步诊断。

（3）组织学检查：对肺活体组织进行检查，是确诊肺癌的"金标准"。

（4）基因检测：对肿瘤组织进行基因检测，如 *EGFR* 基因突变、*ALK* 与 *ROS1* 基因融合检测等，有利于个体化的靶向治疗。

（5）肿瘤标志物如癌胚抗原（CEA）、神经特异性烯醇酶（NSE）、细胞角蛋白 19 片段抗原（CYFRA21-1）、糖类抗原 125（CA125）、胃泌素释放肽前体（ProGRP）、鳞状上皮细胞癌抗原（SCC）等联合检查，对肺癌的诊断具有一定的参考价值。

4. 护理配合 检查前做好专项宣教，如禁食时间、卧位讲解、护送以及检查时的配合等，保障各项检查安全高效。

三、对症支持护理

1. 病情观察 观察患者有无咳嗽咳痰、胸闷气促以及咯血等症状，落实疼痛、营养不良和深静脉血栓风险等各项评估，综合术前检查结果，积极控制合并症，预防和控制感染。

2. 呼吸道护理 保持口腔清洁，及时治疗口腔疾病，减少细菌进入下呼吸道引起感染。戒烟 ≥ 2 周，指导患者腹式呼吸、有效咳嗽和呼吸训练器练习，遵医嘱行雾化吸入等。

3. 饮食护理 指导均衡饮食，术前伴营养不良者，经肠内或肠外途径补充营养，改善其营养状况，增强机体抵抗力；大咯血时应禁食，小量咯血宜进少量温凉流质饮食，过冷或过热食物均易诱发或加重咯血；注意口腔清洁，若有咯血，在咯血后用生理盐水漱口，以除去血腥味，促进食欲；多饮水，多食富含纤维素食物，以保持大便通畅，避免用力排便时腹压增加再度咯血。

4. 心理护理 向患者介绍病房环境、责任医生及护士，耐心解答患者提出的问题，予以安慰减轻其焦虑或恐惧程度。告知患者疾病相关知识，树立治疗信心。

5. 其他症状护理 如患者伴有咯血、发热、胸痛、咳嗽时，遵医嘱予以相应对症处理，如止血、退热、抗感染、止痛、镇咳等。咯血患者及时更换被污染的被服、衣物，保持床单位清洁。

四、介入手术方法

（一）冷冻消融

冷冻消融（cryoablation）也称冷冻手术、冷冻疗法等，是利用超低温选择性原位灭活病变组织的方法（图 7-1-1）。冷冻消融利用氩气在冷冻针尖膨胀制冷消融肿瘤组织，并且利用氦气在针尖膨胀加热，冷热交替重复 2 ～ 3 个循环，增加对肿瘤组织的消融范围和消融效能。本法主要适用于不能手术切除的周围型肺癌和累及大血管的中央型肺癌。

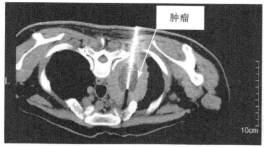
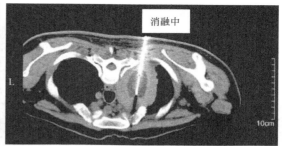

图 7-1-1 右上肺巨大肿瘤氩氦刀冷冻消融 CT 图像（俯卧位）

（二）放射性粒子置入

放射性粒子置入（radioactive particle implantation）是将微型放射源置入肿瘤内或肿瘤浸润的组织中，发出低能量 γ 射线，不断杀伤肿瘤细胞的介入方法（图 7-1-2～图 7-1-4），常用碘 -125（^{125}I）粒子。它是近距离放射治疗，区别于传统外放疗的内照射技术，较传统的外放疗相比，定位更准确，治疗时间更短，对周围正常组织损伤更小，目前已成为肺癌综合治疗的一项重要选择。

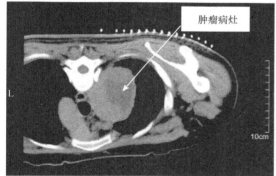
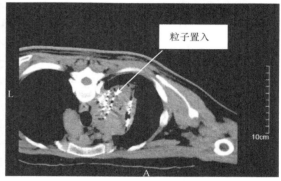

图 7-1-2 肺部肿瘤氩氦刀冷冻消融后 1 个月联合 ^{125}I 粒子置入近距离放疗 CT 图像（俯卧位）

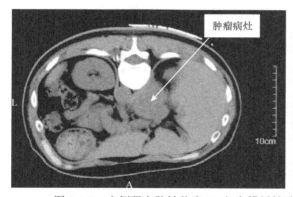
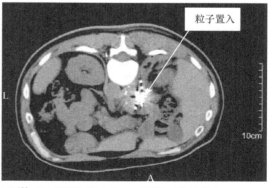

图 7-1-3 右侧肾上腺转移癌 3D 打印模板辅助下 ^{125}I 粒子近距离放疗 CT 图像（俯卧位）

（三）支气管动脉化疗栓塞术

支气管动脉灌注化疗术（bronchial arterial infusion，BAI）指经皮将导管超选择插管至肺癌的供血动脉内（多为支气管动脉），一次性或保留导管持续灌注化疗药物的介入方法（图 7-1-5）。瘤区的血药浓度高于等剂量静脉化疗的 10 倍甚至 100 倍以上，瘤区游离药物浓度增高，增强了化疗药物的抗肿瘤作用。支气管动脉栓塞术（bronchial artery embolization，BAE）指经皮将导管超选择插管至肺癌供血动脉内，给予各种栓塞材料，如微球、聚乙烯醇颗粒（PVA）、吸收性明胶海绵等，对肺癌供血动脉分支进行栓塞，使肿瘤细胞缺血坏死的介入方法。支气管动脉化学栓塞术（BACE）指经皮将导管超选择插管至肺癌的供血动脉内，予以灌注化疗药物，然后进行栓塞，或者使用药物洗脱微球、碘化油乳剂对肺癌供血动脉分支进行栓塞的介入方法。本法不仅可阻断肿瘤血液供应使肿瘤缺血坏死，还可使肿瘤组织内药物较长时间保持高浓度。

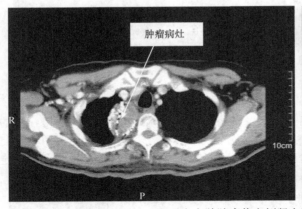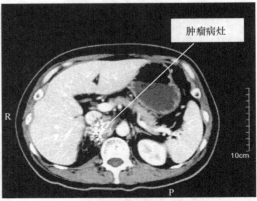

图 7-1-4　CT 示右上肺肿瘤伴右侧肾上腺转移癌明显缩小，无肿瘤活性

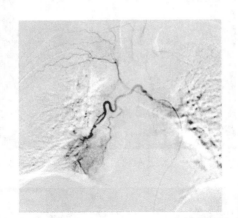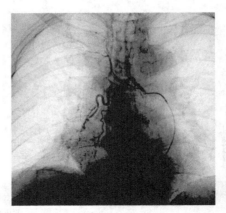

图 7-1-5　支气管动脉灌注化疗术中 DSA 图像

五、术前护理

1. 参见第一篇第二章第三节"介入围术期护理"的"术前护理"部分。

2. 防护指导。粒子置入前做好射线防护宣教，指导防护用品的使用，合理安排好陪护，避免孕妇、儿童及免疫力低下者陪伴。

六、术中护理

1. 参见第一篇第二章第三节"介入围术期护理"的"术中护理"部分。

2. 病情观察　指导正确卧位，如有呕吐将头偏向一侧，防止窒息。密切监测生命体征，保持静脉通路畅通，观察有无咳嗽、咯血、疼痛等情况。

3. 射线防护　规范使用铅防护用品和剂量监测仪，粒子置入术后清点并记录置入数量，使用探测仪检测是否存在粒子泄漏。

七、术后护理

1. 参见第一篇第二章第三节"介入围术期护理"的"术后护理"部分。

2. 术后保温　冷冻消融后，适当提高室温，注意保暖，以缓解患者体温过低。

3. 病情监测　术后给予吸氧，重点关注血氧饱和度的变化。观察有无咳嗽、咯血及胸闷气促等情况，保持呼吸道通畅。遵医嘱化痰、止咳、抗生素等药物治疗。

4. 并发症的观察与防治护理

（1）感染：监测体温的变化，因手术损伤或肿瘤组织坏死吸收会有不同程度的发热，一般体温波动在 37.5 ～ 38.5℃，予以物理降温；如有高热、寒战，体温过高应警惕感染的发生，立刻通知医生，及时采集血培养、检测相关指标，遵医嘱给予降温、抗炎及补液等处理。

（2）咯血：介入治疗后嘱患者避免剧烈咳嗽，遵医嘱给予止咳化痰治疗。观察有无咳嗽、咳痰、咯血，评估咯血的次数和量，关注氧饱和度。按医嘱及时使用止血治疗。咯血时注意头偏向一侧避免窒息，必要时使用吸引器，咯血患者做好口腔清洁护理。

（3）气胸、血胸：术后观察有无胸闷气促、呼吸困难情况，穿刺处有无肿胀及捻发音，重视患者主诉，关注氧饱和度变化。及时进行摄片或 CT 检查，配合医生进行胸腔抽气和闭式引流，留置引流管期间按高危导管做好评估和管理。

（4）放射性肺炎：放射性粒子损伤正常肺组织而引起炎症反应，以胸痛、刺激性干咳为特征，严重者肺脏发生广泛纤维化。给予止咳、化痰、降温处理，遵医嘱给予糖皮质激素和抗生素治疗，降低炎症反应和防止肺部细菌感染。密切观察体温、呼吸、咳痰等症状。

（5）肺栓塞：肺栓塞是粒子置入最严重的并发症之一，一般术后 1 ～ 2 天粒子可能会脱落，脱落的粒子随着血流进入血管，引起肺栓塞。当患者突然出现呼吸困难、胸痛发绀、咳嗽、咯血并伴有心率加快等症状时，应立即嘱患者绝对卧床休息，勿做深呼吸，避免剧烈活动；严密监测生命体征，尤其关注呼吸和血氧饱和度的变化；给予低流量吸氧、建立静脉通路，同时备好急救药品和物品，积极配合医生做好急性肺栓塞的应急抢救。

（6）脊髓损伤：参见第七章第二节咯血"术后护理"的"并发症护理"部分。

八、康复指导

1. 疾病知识指导　指导患者有效咳嗽、进行腹式深呼吸，以促进肺膨胀；遵医嘱规范用药，勿私自滥用药；若咳嗽伴有胸痛，咳黄绿色脓痰伴有发热，痰中带血等情况应及时就医。

2. 饮食指导　宜平衡饮食，荤素搭配，不宜过饱；禁烟酒及刺激性辛辣食物，饮食宜清淡、低盐低脂，多食高蛋白、高维生素、高热量的食物，如牛奶、豆制品、瘦肉、鱼、禽、新鲜蔬菜水果及富含粗纤维的食物；多饮水，保持大便通畅；少食油腻、粗糙、不易消化的食物。

3. 生活方式指导　生活有规律、劳逸结合，避免重体力劳动及剧烈运动。可适当进行户外活动，根据个人情况可选择散步、太极拳等轻体力运动，增强机体抵抗能力。戒烟忌酒，注意保暖，防止受寒感冒，避免出入人群较多的公共场合或与上呼吸道感染者接近。

4. 心理家庭社会支持　指导家属发挥患者主观能动性，承担轻松的家务，提高患者存在感。鼓励参与轻松的工作、适当的学习和社会活动。

【案例参考答案】

1. 该患者主要的护理问题有哪些？

答：①焦虑或恐惧：与担心疾病预后及接受介入治疗相关。②高热：与肺癌或阻塞性炎症相关。③疼痛：与肿瘤或转移瘤或治疗相关。④潜在并发症——出血：与消融治疗、粒子置入治疗相关。

2. 患者行粒子置入术后出现大咯血，应如何紧急处置？

答：①保持呼吸道通畅，清除口鼻分泌污物，及时将痰液或血液轻轻咳出，勿屏气，以免诱发喉痉挛致使血液流出不畅而窒息。②床旁备负压吸引器，监测生命体征、呼吸频率、节律、深度、双肺呼吸音及血氧饱和度。如有呼吸困难，口唇、颜面发绀，心率增快等窒息征兆时，迅速取头低足高俯卧位，轻拍背部，促使血液咳出，必要时用吸引器将口咽部的血块吸出，同时做好气管插管、气管切开等抢救准备。③遵医嘱使用止血药，酌情输血和静脉扩容，准备好急救药品及物品。④做好术前准备，急诊行介入手术止血。⑤应急处置时尽可能做好射线防护。一旦有粒子咳出，及时放置在铅罐内保存，并及时转运至核医学科处置。

3.肺癌粒子置入术最严重的并发症是什么？如何观察护理？

答：肺栓塞是粒子置入最严重的并发症之一，一般发生在术后 1～2 天。当患者突然出现呼吸困难、胸痛发绀、咳嗽、咯血并伴有心率加快等症状时，应立即嘱患者绝对卧床休息，勿做深呼吸，避免剧烈活动；严密监测生命体征，尤其关注呼吸和血氧饱和度的变化；给予低流量吸氧、建立静脉通路，同时备好急救药品和物品，积极配合医生做好急性肺栓塞的应急抢救。

（尤国美）

第二节　咯　血

【案例导入】

李某，男，65 岁，因反复咳嗽、咳痰 10 余年，间断咯血 1 个月，加重 1 天入院。

患者 1 个月前受凉后咳嗽加重，咳大量黄白色脓痰，间断小量咯血，于当地医院内科治疗后症状缓解出院。近 1 周以来症状复发，昨日再次咯血（量约 100ml，色鲜红）入院。起病以来食欲一般，睡眠差，伴焦虑，情绪低落，大、小便正常，体重无明显减轻。无其他疾病既往史和过敏史。

患者汉族，小学文化，务农，已婚，育有二子，妻子及二子均体健，家庭经济情况一般，吸烟 40 余年，未戒烟，每天 10 支。

体格检查：入院测 T 36.8℃，P 88 次 / 分，R 23 次 / 分，BP 105/60mmHg，神志清楚，精神欠佳。听诊双肺呼吸音增粗，可闻及大量湿啰音。

辅助检查：血常规结果提示血红蛋白 120g/L，白细胞 $10.2×10^9$/L，中性粒细胞百分比 86%；X 线平片示双肺纹理增多。

初步诊断：支气管扩张并咯血。拟尽快完善相关检查后行支气管动脉栓塞术。

请思考：

1.该患者主要的护理问题有哪些？
2.如果患者突发大咯血，应如何紧急处置？
3.支气管动脉栓塞术后最严重的并发症是什么？如何观察护理？

一、疾病概述

咯血是指喉以下呼吸道任何部位出血经咳嗽动作从口腔排出的过程，常有胸闷、喉痒、咳嗽等先兆症状，颜色多鲜红，混有泡沫或痰。引起咯血的常见病因有肺结核、支气管扩张、肺癌等。

根据咯血量分为：小量咯血（24 小时＜ 100ml）、中等量咯血（24 小时为 100～500ml）、大量咯血（一次＞ 300ml 或 24 小时＞ 500ml）。大咯血时需要紧急救治，否则易因窒息、失血性休克、双肺淹溺等导致死亡。支气管动脉栓塞术常用于治疗内科治疗疗效不佳的反复咯血，或急性大咯血的急救。

二、专科检查与护理

1. 实验室检查　血常规、血型、凝血功能、肝功能、肾功能、血清抗体检测、肿瘤标志物检测等。

2. 影像学检查　X 线可在咯血急性期发现肺内改变，初步明确病因和病变部位。CT 或 CTA 能够明确供血动脉的来源、数目，在咯血的诊断及治疗中有重要价值。支气管动脉造影可发现供血的支气管动脉增粗，病变区血管增多、扩张，呈团状、网状或丛状改变，对比剂外溢是出血的直接征象。护理配合：外出检查前应充分评估患者病情，做好检查过程大咯血的应急预案，医护全程陪检，携带必要的抢救用物（如吸痰管、50ml 注射器及抢救药品等）。CTA 或支气管动脉造影使用碘对比剂需要预防对比剂肾病，注意给予水化治疗。

3. 其他病因诊断检查　①纤维支气管镜检查、经支气管肺活检术可进行肺叶、段及亚段支气管病变的观察、活检采样、细菌学和细胞学检查。②PPD（结核菌素试验）用来检测机体有无感染过结核分枝杆菌。

4. 护理配合　检查前应充分评估患者病情，做好检查过程大咯血的应急预案，医护全程陪检，携带必要的抢救用物（如吸痰管、50ml 注射器及抢救药品等）。CTA 或支气管动脉造影使用碘对比剂需要预防对比剂肾病，注意给予水化治疗。

三、对症支持护理

1. 预防咯血窒息

（1）保持呼吸道通畅，及时清除口鼻分泌污物，鼓励患者将痰液或血液轻轻咳出，勿屏气，以免诱发喉痉挛致使血液引流不畅形成血块而窒息。床旁备负压吸引器。

（2）动态监测呼吸频率、节律、深度、双肺呼吸音及血氧饱和度。如有呼吸困难、口唇、颜面青紫、心率增快等窒息征兆时，迅速取头低足高俯卧位，轻拍背部，促使血液咯出，必要时可用手或吸引器将口咽部的血块挖出，同时做好气管插管、气管切开等抢救准备。

2. 药物止血　遵医嘱应用药物止血，首选垂体后叶素联合酚妥拉明静脉滴注，注意用药个体化，严格掌握药物不良反应，垂体后叶素有收缩血管和子宫平滑肌的作用，因此冠心病、高血压及妊娠者禁用。其他常见止血药有氨甲苯酸、酚磺乙胺等。

3. 防治休克　当大量失血出现低血容量性休克时，应迅速建立两组以上静脉通路以维持血流动力学稳定。①补液：补液遵循先快后慢、先晶后胶、先盐后糖、见尿补钾的原则。②输血：收缩压低于 90mmHg 者或血红蛋白 < 70g/L 者应考虑输血。凝血异常者可考虑给予新鲜冻干血浆或重组凝血因子。③必要时应用血管活性药物提升血压，以改善重要脏器血液灌注。④有条件时监测中心静脉压、肺毛细血管楔压、心排血量及心脏指数等指导补液。

4. 舒适护理　咯血停止后用温开水漱口，及时去除和更换被污染的被服、衣物，保持口腔、皮肤、头发、会阴部清洁，及时倒掉咯出的血液，去除不良气味。

5. 饮食指导　大咯血时应禁食。小量咯血宜进少量温凉流质饮食，过冷或过热食物均易诱发或加重咯血。多饮水，多食富含纤维素食物，以保持大便通畅，避免用力排便时腹压增加再度咯血。

6. 心理支持　主动告知患者疾病进展、治疗等相关知识，给予心理安慰，帮助患者保持安静、放松、冷静，避免过度紧张而加重咯血。必要时遵医嘱给予小剂量镇静剂，如地西泮，但心肺功能不全或全身衰竭咳嗽无力者禁用。

7. 其他症状护理　如患者伴有发热、胸痛、咳嗽时，遵医嘱予以相应对症处理，如退热、抗感染、止痛、镇咳（忌用吗啡）等。

四、介入手术方法

支气管动脉栓塞术：经皮股动脉穿刺，DSA 引导下用造影导管行双侧支气管动脉、锁骨下动脉、肋间动脉、膈下动脉等血管造影（图7-2-1），明确具体出血部位后，选取栓塞剂（常用微球、吸收性明胶海绵、弹簧圈、白球等）栓塞出血血管。造影观察栓塞成功后（图7-2-2），再重复造影1次，确认靶血管彻底栓塞后拔除导管，穿刺部位予以压迫止血、加压包扎。

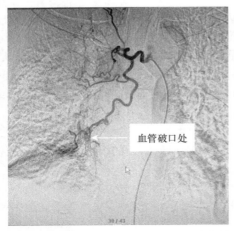
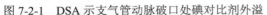
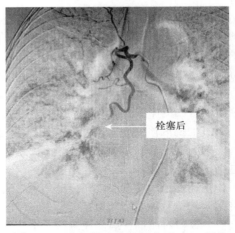

图7-2-1　DSA示支气管动脉破口处碘对比剂外溢　　　图7-2-2　支气管动脉栓塞术后DSA图像

五、术前护理

1. 参见第一篇第二章第三节中"一、血管性介入诊疗围术期护理要点"的"术前准备"部分。

2. 备急救药品和设备　大咯血患者病情多变，易发生失血性休克、呼吸道阻塞等，应提前准备好急救药品、设备等。

六、术中护理

1. 参见第一篇第二章第三节中"一、血管性介入诊疗围术期护理要点"的"术中护理"部分。

2. 术中密切观察患者体位及生命体征，保持静脉通路畅通，术中出现咯血时，及时协助患者将头偏向一侧，帮助患者清除口腔血液，防止窒息。

七、术后护理

1. 参见第一篇第二章第三节中"一、血管性介入诊疗围术期护理要点"的"术后护理"部分。

2. 饮食指导　咯血停止后给予高蛋白、高热量、高维生素、营养丰富易消化的饮食，避免生冷或过热饮食以免诱发咳嗽，少食多餐。

3. 并发症护理

（1）再咯血：由于侧支循环的建立，局部炎症慢性侵蚀及肺动脉血管损伤，术后可有少量暗红色血块或血痰咳出。指导患者术后勿用力咳嗽、打喷嚏及用力排便等，注意观察咯血的颜色及量，若色鲜红且量较大时应及时告知医生。

（2）脊髓损伤：是支气管动脉栓塞术最严重的并发症。其主要由支气管动脉与脊髓动脉共干，高浓度的栓塞剂误入脊髓动脉，造成脊髓细胞缺血或损伤所致，一般发生于术后数小时，出现横断性脊髓损伤症状，如下肢感觉运动障碍、偏瘫、大小便失禁等。术后应密切观察患者双下肢感觉，有无肌力障碍及尿潴留的发生。一旦发现脊髓损伤症状时，应立即报告医生处理，可使用激素类药物、血管扩张药及甘露醇脱水治疗以减轻脊髓水肿。采用低分子右旋糖酐、丹参等改善脊髓循环以及营养神经对症治疗。

（3）胸壁皮肤损伤：由于灌注的栓塞剂进入肋间动脉，造成胸壁皮肤损伤，表现为胸壁皮肤带状红疹、疼痛、水疱，甚至皮肤溃烂。可局部采用热敷、红外线照射治疗，全身予以扩容和激素治疗等。

（4）异位栓塞：由于栓塞物或动脉内膜斑块脱落导致远端血管栓塞，术后应注意观察足背动脉搏动情况，有无肢体感觉障碍，有无腹痛等，一旦发生应及时告知医生，可使用罂粟碱、低分子右旋糖酐等扩张血管药物及抗凝、溶栓药物对症治疗。

八、康复指导

1. 疾病知识指导

（1）积极治疗原发病，年龄较大者每年应进行体检。

（2）指导患者有效咳嗽、胸部叩击、体位引流、缩唇呼吸等。

（3）遵医嘱规范用药，如肺结核患者服用抗结核药物应坚持早期、规律、联合、适量、全程的用药原则，注意观察药物的疗效与副作用，一旦出现肝功能异常、皮疹、视力及听力异常时应及时就医。

（4）根据个人情况和医嘱定期复查，如复查胸片、胸部 CT 等，若咳嗽伴有胸痛，咳黄绿色脓痰，痰中带血或再次咯血时应及时就医。

2. 饮食指导　禁烟酒及刺激性食物，饮食宜清淡、低盐低脂，多食高蛋白、高维生素、高热量的食物，如牛奶、豆制品、瘦肉、鱼、禽、新鲜蔬菜水果及富含粗纤维的食物，多饮水，保持大便通畅。

3. 生活方式指导　指导患者生活要有规律、劳逸结合，避免重体力劳动及剧烈运动。病情允许者可适当进行户外活动，加强锻炼，增强机体抵抗能力。避免烟雾和灰尘刺激，注意保暖，防止受寒感冒，尽量避免出入人群较多的公共场合或与上呼吸道感染者接触。肺结核患者居家生活应严格执行隔离消毒原则，咳嗽、打喷嚏时不要面对旁人，禁止随地吐痰，做好痰液的消毒处理，所用餐具用餐后煮沸消毒，有条件者对室内空气每天消毒 1～2 次，所用被褥、书籍等每天在阳光下暴晒 2 小时，以杀死结核分枝杆菌。

4. 心理家庭社会支持　因咯血是由很多慢性病导致的，本次治疗后还需长期对病因进行治疗，患者可能存在焦虑、抑郁等不良情绪。指导患者及其家属进行自我调节，必要时求助专业的心理辅导。

【案例参考答案】

1. 该患者主要的护理问题有哪些？

答：①有窒息的风险：与大咯血引起气道阻塞有关。②焦虑或恐惧：与大咯血有关。③体液不足：与大咯血失血量过多有关。

2. 如果患者突发大咯血，应如何紧急处置？

答：①保持呼吸道通畅，及时清除口鼻分泌物，及时将痰液或血液轻轻咳出，勿屏气，以免诱发喉痉挛致使血液流出不畅而窒息。②床旁备负压吸引器，动态监测呼吸频率、节律、深度、双肺呼吸音及血氧饱和度。如有呼吸困难，口唇、颜面青紫，心率增快等窒息征兆时，迅速取头低足高俯卧位，轻拍背部，促使血液咳出，必要时用手或吸引器将口咽部的血块挖出，同时做好气管插管、气管切开等抢救准备。③遵医嘱使用止血药，酌情输血和静脉扩容，准备好急救药品及物品。④必要时做好术前准备，急诊行介入手术止血。

3. 支气管动脉栓塞术后最严重的并发症是什么？如何观察护理？

答：脊髓损伤是支气管动脉栓塞术最严重的并发症。其一般发生于术后数小时，出现横断性脊髓损伤症状，如下肢感觉运动障碍、偏瘫、大小便失禁。术后应密切观察患者双下肢感觉，有无肌力障碍及尿潴留的发生。一旦发现脊髓损伤症状时，应立即报告医生处理，可使用激素类药物、血管扩张药及甘露醇脱水治疗以减轻脊髓水肿。采用低分子右旋糖酐、丹参等改善脊髓循环以及营养神经对症治疗。

（莫　伟　李玉莲）

第三节　气管狭窄 / 气管瘘

【案例导入】

田某，男，73 岁，因胸闷 1 个月余入院。

患者 1 个月余前无明显诱因出现呼吸困难，进行性加重。于当地医院行胸部 CT 检查示纵隔淋巴结肿大，给予对症支持治疗，呼吸困难症状无改善。今为求进一步诊治收入院。患者自发病以来，精神可，食欲一般，睡眠差，伴焦虑，大、小便正常，体重无减轻。

患者汉族，小学文化，无业，适龄结婚，育有 1 子 2 女，妻子有乳腺癌病史，子女均体健，家庭经济情况一般，吸烟史 30 余年，已戒烟，无过敏史。

体格检查：入院测 T 36.5℃，P 80 次 / 分，R 20 次 / 分，BP 120/80mmHg，神志清，精神可。听诊双肺呼吸音增粗，可闻及大量湿啰音。

辅助检查：胸部 CT 提示纵隔内见肿大淋巴结影，右主支气管受压、变窄。

初步诊断：①纵隔淋巴结肿大；②右主支气管狭窄。拟尽快完善相关检查后行气管支架置入术。

请思考：

1. 该患者主要的护理问题有哪些？
2. 如果患者突发呼吸困难，应如何紧急处置？
3. 气管支架置入术后患者常见并发症是什么？如何进行护理观察？

一、疾 病 概 述

气管狭窄及气管瘘是呼吸系统非血管腔道介入治疗常见疾病类型，主要由气管结构破坏导致。气管狭窄为管腔通畅性受影响所致，而气管瘘为管腔完整性破坏所致。临床上气管狭窄和气管瘘的治疗原则均为支架置入，用以维持气管结构完整状态。

（一）气管狭窄

气管狭窄（tracheal stenosis）为管腔管径变窄，可分为良性狭窄和恶性狭窄。良性狭窄是由于气管软组织和软骨支架结构损伤、缺失导致气管腔内发生畸形、缩窄性病变。导致气管良性狭窄的原因很多，其中最常见者为气管结核，其次是长期气管插管或气管造口术后，以及气管创伤、吸入性烧伤、气管良性肿瘤等。恶性狭窄是由恶性病变侵犯或压迫导致气管管腔狭窄，常见病因有纵隔与肺原发性或转移性恶性肿瘤、食管恶性肿瘤及其他恶性肿瘤和转移瘤等。

气管狭窄的患者多表现为随病变进展而进行性加重的呼吸困难，根据管腔狭窄的程度不同，呼吸困难表现或轻或重；部分患者以喘息、喘鸣为主要表现，常易误诊为哮喘，严重时可导致患者呼吸困难、排痰不畅、缺氧发绀，甚至窒息而死亡，可伴有感染、高热、咳嗽、咳痰、咯血、吞咽困难等症状。

（二）气 管 瘘

气管瘘（tracheal fistula）是因良恶性病变，如外科手术或因创伤、异物等引起的气管与食管、纵隔、胸膜腔之间的异常通道。气管与食管相通者，进食流食极易产生呛咳；气管与胸腔相通者，产生呼吸困难、感染；气管与纵隔相通者，主要表现为感染及胸背部疼痛、大出血等。同时可伴有胸闷、气短、排痰不畅、缺氧发绀、高热、咳嗽、咳痰、咯血等症状。此类疾病因其发病原因复杂，病情凶险，治疗困难，病死率高，属外科治疗难点。

因上述疾病的介入围术期护理措施基本一致，本节以气管狭窄为例介绍。

二、专科检查与护理

1. 实验室检查　血常规、血型、凝血功能、肝功能、肾功能、血气分析、肿瘤标志物检测等。

2. 影像学检查　普通胸片对气管狭窄的诊断价值有限，胸部 CT 是确诊气管狭窄的主要方法，多层螺旋 CT 能详细了解狭窄的部位、范围、程度与病因，准确测量和设计支架。磁共振成像（MRI）在胸部疾病的应用中较为局限，在气管狭窄及气管瘘中的应用不多。

3. 其他病因诊断检查

（1）支气管镜是诊断气管狭窄的重要检查方法，可以直接观察气道病变，狭窄的长度及程度，并可进行活检定性诊断。

（2）肺功能流速容量曲线可区分胸腔内外中心气道固定或可变性狭窄。肺功能检查有助于评价肺脏基础状况、判断介入手术治疗安全性、决定麻醉方法及术中需采取的相应气道处理措施。

4. 护理配合　检查前禁食 4h，禁饮 2h。备抢救药品及设备等，以防患者出现麻醉药物过敏、喉或支气管痉挛、喉头水肿、低氧血症等并发症。

三、对症支持护理

1. 加强呼吸道管理

（1）预防气道阻塞取合适体位：①轻度呼吸困难患者采取坐立位，并嘱患者保持平静呼吸或卧床休息。②中度呼吸困难患者需采取坐立位或坐立前倾位，同时应尽可能减少活动量，减少机体氧耗，必要时遵医嘱给予吸氧及改善呼吸困难症状的相关药物。③重度呼吸困难患者处于濒死状态，不能平卧位或坐立位休息，随时有出现呼吸停止而窒息的可能，应尽快行介入腔内治疗以开放气道，维持机体的基本气体交换。

（2）床旁备负压吸引器。

（3）动态监测血氧饱和度、呼吸频率、节律、深度及双肺呼吸音。如有呼吸困难，口唇、颜面发绀，心率增快等窒息征兆时，迅速进行吸痰操作，同时做好气管插管、气管切开等抢救准备。

（4）保持呼吸道通畅：气管狭窄患者一般存在呼吸困难症状，通过吸氧可在一定程度上改善此症状，以缓解患者焦虑状态。同时护士应正确执行用药医嘱，掌握药物的用法及用量，确保准确无误。常用药物有祛痰药物、平喘药物、抗生素类药物、镇咳药物（忌用吗啡）等。

2. 舒适护理　呼吸困难缓解时，用温开水漱口，清除口腔内残留痰液，及时更换被痰液汗液污染的被服、衣物，保持口腔、皮肤、毛发清洁，及时倾倒咯出的痰液，去除不良气味。

3. 饮食指导　以易消化食物为主，必要时请营养科会诊，加强营养避免咳痰无力；同时应鼓励患者多饮水，保证每日饮水量在 1500ml 以上，以利于痰液排出。

4. 心理支持　主动告知患者疾病进展、治疗等相关知识，给予心理安慰，帮助患者保持安静、放松、冷静，避免过度紧张而加重呼吸困难。

5. 其他症状护理　如患者伴有发热、胸痛时，遵医嘱予以相应对症处理，如退热、抗感染、止痛等，避免增加机体耗氧量。

四、介入手术方法

气管支架置入术（tracheal stent implantation）：患者仰卧位于检查台，置开口器于患者口腔，经口送入 5F 造影导管和导丝，两者配合下进入气管，在导丝引导下通过气管狭窄段，推入碘对比剂行气道造影了解气管狭窄的位置、长度及程度（图 7-3-1），在加强导丝的引导下送入合适长度和直径的支架及其输送系统至气管狭窄处，准确定位支架后释放支架（图 7-3-2），观察气管支架在狭窄处的膨胀情况及有无支架移位、膨胀不全等特殊情况出现。

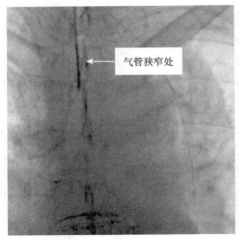
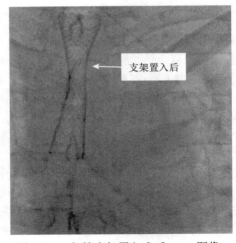

图 7-3-1　DSA 示气管狭窄　　　　　图 7-3-2　气管支架置入术后 DSA 图像

五、术前护理

参见第一篇第二章第三节中"二、非血管性介入诊疗围术期护理要点"的"术前护理"部分。

六、术中护理

1. 参见第一篇第二章第三节中"二、非血管性介入诊疗围术期护理要点"的"术中护理"部分。

2. 备急救药品和设备。气道狭窄患者病情多变,易发生呼吸道阻塞等突发情况,介入治疗过程有发生窒息的风险,应提前准备好负压吸引等急救药品、设备等。

3. 术中密切观察患者体位及生命体征,保持静脉通路畅通,术中出现呼吸困难时,及时协助患者将头偏向一侧,并立即给予负压吸引并加大氧流量。

七、术后护理

1. 参见第一篇第二章第三节中"二、非血管性介入诊疗围术期护理要点"的"术后护理"部分。

2. 气道护理　术后遵医嘱给予雾化吸入,以稀释痰液,促进痰液排出。间断协助患者翻身、叩背排痰。指导患者正确雾化吸入:雾化吸入治疗前 1 小时不应进食,清洁口腔分泌物和食物残渣,以防雾化过程中气流刺激引起呕吐;洗脸、不涂抹油性面膏,以免药物吸附在皮肤上;如采用氧气驱动雾化,应调整好氧流量至 6 ~ 8L/min,观察出雾情况,注意勿将药液溅入眼内;采用舒适的坐位或半卧位,用嘴深吸气、鼻呼气方式进行深呼吸,使药液充分达到支气管和肺部;雾化吸入不宜过快或过猛,易导致急剧频繁咳嗽及喘息加重;若出现震颤、肌肉痉挛等不适,应暂停雾化吸入并告知医生。指导患者咳嗽时勿用力过猛,避免支架对气管黏膜的损伤,甚至支架移位或断裂。

3. 饮食指导　呼吸困难缓解后给予高蛋白、高热量、高维生素、营养丰富易消化的饮食,避免生冷或过热饮食以免诱发用力咳嗽,少食多餐。

4. 并发症护理

(1)窒息和气管再阻塞:严重气道狭窄者,若支架放置后未能及时打开,可导致患者窒息。气管再阻塞为介入术后常见并发症,多发生于介入术后 1 ~ 2 天,支架置入影响气管内纤毛的正常功能,患者出现排痰不畅,造成内分泌物潴留,应及时复查支气管镜,清理坏死组织及分泌物。因此,术后仍需密切观察患者的咳嗽、咳痰情况。

(2)支架置入后反应:支架上下缘随呼吸运动会对支气管黏膜反复摩擦而造成损伤,因此术后支架两端黏膜充血、水肿、增厚,因个体差异可出现不同程度的胸骨后疼痛、咳嗽、小量咯血、痰液增多、痰液黏稠咳出困难,对症处理即可。大多数患者术后间断性痰中带血,遵医嘱服用云南白药等止血药物。术后每日 2 次雾化吸入，以达到减轻局部疼痛和刺激、抗炎、消除水肿、稀释痰液、预防内膜过度增生的作用。

（3）支架移位：支架移位与气管狭窄部位好转、支架与气管壁组织间压力下降、支架选择不当有关。若患者出现胸闷、不间断刺激性干咳或呼吸困难症状，应立即遵医嘱协助患者行胸部 CT 或支气管镜检查，严密监测血氧饱和度变化，依据检查结果配合医生重新调整支架位置或更换新支架。

（4）支架断裂：与患者反复剧烈咳嗽时气管平滑肌的强力收缩，引起气管压力增大致使金属内支架的金属丝产生疲劳性断裂有关。支架断裂一般发生在气管膜部，一旦发生支架断裂解体时，应尽可能将支架取出，以免损伤周围组织及大血管而引起致命性并发症的发生。

（5）支架管腔再狭窄：支架置入后和气道黏膜摩擦刺激产生肉芽组织，"Y"形金属覆膜支架分支与管壁成角，引起肉芽组织增生；肿瘤组织沿气道浸润生长可导致支架上下方管腔的再狭窄。增生的组织可给予二氧化碳冷冻、激光或氩等离子凝固处理。

（6）支架相关性感染：病原学主要为金黄色葡萄球菌和铜绿假单胞菌，可给予针对性的抗感染治疗，必要时将支架取出更换。

八、康 复 指 导

1. 疾病知识指导

（1）根据情况继续积极治疗原发病，适时考虑取出支架。

（2）避免剧烈咳嗽，防止支架移位。

（3）指导患者有效咳嗽、胸部叩击、体位引流、缩唇呼吸等。

（4）遵医嘱规范用药，积极预防感染；患者气管扩张后或支架置入术后，双肺通气量明显增加，有可能会出现复张性肺水肿，导致肺部抵抗力下降，因此术后应给予抗生素应用，预防术后感染。

（5）根据个人情况和医嘱定期复查，若患者术后短期内出现胸闷加重，则立即复查胸部 CT 或气管镜，了解气道内及支架腔内情况，查看是否为气管狭窄复发。

2. 饮食指导　禁烟酒及刺激性食物，饮食宜清淡、低盐低脂，多食高蛋白、高维生素、高热量的食物，如牛奶、豆制品、瘦肉、鱼、禽、新鲜蔬菜水果，以及富含粗纤维的食物，多饮水，保持大便通畅。及时清理支架内潴留的分泌物、坏死物，对于支架腔内出现肉芽增生，则根据情况进行镜下治疗。

3. 生活方式指导　指导患者规律生活、劳逸结合，避免重体力劳动及剧烈运动。病情允许者可适当进行户外活动，加强锻炼，增强机体抵抗能力。避免烟雾和灰尘刺激，注意保暖，预防呼吸道感染，尽量避免出入人群较多的公共场合或与上呼吸道感染者接触。术后嘱患者根据呼吸状况逐渐增加活动量，以及鼓励患者吹气球，均有利于加快肺不张的复张。

4. 心理家庭社会支持　向患者及其亲属介绍疾病健康知识和介入治疗的目的及重要性，准确评估其心理状态，对焦虑、抑郁等不良情绪者及时疏导，给予针对性的个体化心理辅导，帮助患者及其亲属树立战胜疾病的信心。

【案例参考答案】

1. 该患者主要的护理问题有哪些？

答：①有窒息的风险：与气道狭窄有关。②焦虑或恐惧：与气道狭窄呼吸困难造成濒死感有关。③气体交换受损：与肺部感染痰液过多有关。

2. 如果患者突发呼吸困难，应如何紧急处置？

答：①保持呼吸道通畅，及时清除口鼻分泌物，及时将痰液轻咳出，勿屏气，以免诱发喉痉挛致使痰液流出不畅而窒息。②床旁备负压吸引器，动态监测呼吸频率、节律、深度、双肺呼吸音及血氧饱和度。如有呼吸困难，口唇、颜面发绀，心率增快等窒息征兆时，迅速进行负压吸引操作，同时做好气管插管、气管切开等抢救准备。③必要时做好术前准备，急诊行气管支架置入术。

3. 气管支架置入术后患者常见并发症是什么？如何进行护理观察？

答：并发症为气管再次阻塞。气管再次阻塞多发生于介入术后1～2天，支架置入影响气管内纤毛的正常功能，患者出现排痰不畅，造成内分泌物潴留，应及时复查支气管镜，清理坏死组织及分泌物。术后应密切观察患者血氧饱和度、呼吸及咳嗽、咳痰情况，遵医嘱用药，如祛痰药物、平喘药物、抗生素类药物、镇咳药物（忌用吗啡）等，严格遵循查对制度，掌握药物的用法及用量，确保准确无误。

（徐　苗）

第四节　肺血管畸形

【案例导入】

刘某，男，32岁，因间断性咳嗽、喘憋、咯血1周，加重2小时入院。

患者1周前无明显诱因出现间断咳嗽、喘憋、咯鲜红色血，量约400ml。2小时前再次咳嗽、咯鲜红色血，量约30ml。患者起病以来，食欲正常，睡眠好，大、小便正常，体重无明显减轻。

患者汉族，本科学历，公司职员，已婚，育有1子，妻子及儿子体健，家庭经济良好，有医疗保险，无烟酒嗜好，无传染病接触史及疫区居住史，无手术史，无输血史，无药物过敏史，否认家族性遗传疾病史。

体格检查：入院 T 36.3℃，P 88次/分，R 24次/分，BP 110/65mmHg。一般状况良好，听诊右肺呼吸音偏低，两肺未闻及明显干、湿啰音。

辅助检查：血常规未见异常（白细胞 5.1×10^9/L，中性粒细胞百分比68.8%，红蛋白117g/L，血小板 201×10^9/L）；活动性结核抗体阴性，抗核抗体阴性，抗双链DNA抗体阴性；呼吸道常见病毒抗体、支原体抗体、衣原体抗体、军团菌抗体阴性；胸部CT示右肺下叶大片云雾样高密度影背景下见3～4个类圆形、边缘较光滑的高密度影，似增粗、迂曲的血管。

初步诊断：肺血管畸形。拟尽快完善相关检查后行支气管动脉栓塞术。

请思考：

1. 该患者主要的护理问题有哪些？
2. 患者突发大咯血前，可能会有哪些咯血先兆？
3. 窒息是大咯血患者主要的死亡原因，如何早期识别？

一、疾病概述

肺血管畸形是一种比较少见的先天性血管异常，极少数可继发于创伤、外科术后和某些感染性疾病，可引起肺支气管动脉变粗、迂回，是引起大咯血常见疾病之一。很多患者无明显临床症状，常发生在大咯血行血管造影时确诊，部分患者可表现为反复呼吸道感染、喘息、呼吸困难、发绀等呼吸道症状，主要与畸形血管的具体类型有关。男性居多，初次发病年龄多见于30～50岁。肺血管畸形主要包括肺动静脉瘘、肺隔离症等，其中多数为肺动静脉瘘。肺血管畸形的主要危险是破裂出血引起窒息猝死。

二、专科检查与护理

1. 实验室检查　血常规、血型、凝血功能、肝功能、肾功能、肿瘤标志物检测等。

2. 影像学检查　CT 可以作为肺血管畸形较好的筛查方法，有助于诊断；MRI 可有效提高诊断的准确性，但对于 5mm 的病灶显示不足；支气管动脉造影检查是诊断肺血管畸形的"金标准"，可准确地显示血管的起源、分布、走向、分支等情况，便于后期支气管动脉栓塞治疗的进行。护理配合：充分评估患者病情，做好检查过程中大咯血的应急预案，必要时医护人员全程陪检；对于对比剂肾病高危患者（如慢性肾功能不全、糖尿病、高龄患者），遵医嘱使用避免肾毒性的药物，给予水化疗法。

3. 其他病因诊断检查　怀疑患者合并遗传性出血性毛细血管扩张症时，可进行基因检测，检查 *ENG*、*ALK1*、*SMAD4* 等基因。

三、对症支持护理

1. 预防咯血窒息，防治休克　咯血是本病最严重的表现，严重时可危及生命，窒息及休克是导致死亡的主要原因。具体护理措施参见第二篇第七章第二节咯血"三、对症支持护理"中的"预防咯血窒息"和"防治休克"部分。

2. 防治感染　对于反复感染的患者要注意以下三个方面。

（1）监测体温及痰液情况，遵医嘱使用抗感染、解热药物，指导患者物理降温。

（2）提供舒适、安静的病室环境，保持室内的清洁，保证空气的流通、新鲜。

（3）痰液较多且活动不便者，定期协助患者翻身、排痰、更换体位等，可以预防分泌物的积聚，避免加重肺部感染。

3. 保持有效通气　针对呼吸困难伴低氧血症的患者注意以下三个方面。

（1）评估患者缺氧程度：包括呼吸频率、血氧饱和度、血气分析、口唇及颜面部有无发绀等。

（2）保持呼吸道通畅：咯血或分泌物较多时，及时协助患者排出，必要时给予吸痰，做好口腔护理。

（3）遵医嘱给氧：如鼻导管/面罩吸氧、呼吸机给氧等，根据给氧方式的不同给予个性化指导，保持有效通气。

4. 舒适护理

（1）体位：咯血/呼吸困难的患者，取坐位或半坐位，坐位或半坐位患者咳嗽时方便其用力，血液易咯出，避免堵塞气道而引起窒息；且坐位或半坐位时膈肌下降，胸腔容量扩大，有利于气体交换，缓解呼吸困难。

（2）口腔卫生：对于反复咯血、咳痰的患者，保持口腔清洁提高患者舒适度，亦可避免口腔感染。

5. 饮食指导　小量咯血时告知患者可以进食温凉流质饮食，避免饮用浓茶、咖啡、酒等刺激性饮料；当患者出现大咯血时，应予禁食，加强静脉营养；同时应保持大便通畅，便秘患者遵医嘱使用缓泻药。

6. 心理支持　患者对突发的咯血毫无思想准备，常伴有明显的紧张焦虑情绪。如发生咯血时，患者精神高度紧张，可能会出现喉头痉挛而导致窒息。应关注患者的情绪，安慰患者，加强沟通，耐心解答患者的问题，并向其解释检查操作的相关注意事项，取得患者的信任与配合。

7. 其他症状护理　若患者并发鼻衄、咳嗽、疼痛时，遵医嘱给予对症处理。

四、介入手术方法

支气管动脉栓塞术（bronchial artery embolization，BAE）：是治疗肺血管畸形的首选疗法，具有成功率高、创伤小、恢复快等优点，但术后仍有可能出现再次咯血，具体过程参见第二篇第七章第二节咯血"四、介入手术方法"部分。

五、术 前 护 理

1. 参见第一篇第二章第三节中"一、血管性介入诊疗围术期护理要点"的"术前护理"部分。

2. 急救准备　反复大咯血患者病情变化迅速，随时可能出现失血性休克、呼吸道阻塞等情况，急救药品、物品（负压吸引、开放气道用品）等应处于完好备用状态。

六、术 中 护 理

1. 参见第一篇第二章第三节中"一、血管性介入诊疗围术期护理要点"的"术中护理"部分。

2. 急救准备　备好抢救用的吸引器、气管切开包等，术中密切观察患者意识、生命体征，保持静脉通路畅通，注意识别咯血先兆（如胸部不适、喉部发痒、情绪烦躁等），警惕窒息发生，一旦发生咯血／窒息，配合医生给予抢救。

七、术 后 护 理

1. 参见第一篇第二章第三节中"一、血管性介入诊疗围术期护理要点"的"术后护理"部分。

2. 饮食指导　术后可给予低盐、低脂、高蛋白、高维生素、高热量、易消化的饮食，避免辛辣刺激性食物，少食多餐；鼓励患者多饮水，以加速对比剂的排泄，保护肾功能。

3. 并发症护理

（1）脊髓损伤：参见第二篇第七章第二节咯血"七、术后护理"中的"脊髓损伤"部分。

（2）栓塞反应综合征：是支气管动脉栓塞术后常见并发症之一，表现为不同程度的胸闷、心悸、胸痛、发热、胸背部疼痛等症状，主要由纵隔、食管及胸壁组织由于栓塞后导致的缺血引起，可针对性使用止痛及降温处理。

（3）异位栓塞：其症状与栓塞的部位有关，一旦发生必须立即行抗凝、溶栓治疗，直到异物栓子被取出为止。

（4）胸膜反应：与邻近胸膜的畸形血管团因栓塞后血栓形成，刺激局部胸膜有关。多发生在治疗后 48 ~ 72 小时，主要临床表现为栓塞后缺血所致的低热和胸痛，多数为自限性，遵医嘱给予口服镇痛药物即可缓解症状。

八、康 复 指 导

1. 疾病知识指导

（1）指导患者有效咳嗽，避免肺部感染。

（2）合并 HHT 患者孕前应常规检查，避免妊娠后半期并发血胸、咯血。

（3）遵医嘱规范用药，注意观察药物的疗效与副作用。

（4）根据个人情况和医嘱定期复查，如复查胸片、胸部 CT 等，若再次咯血应及时就医。

（5）再咯血的发生：支气管动脉栓塞治疗的首次治疗有效率并不能达到 100%，仍有一定比例的患者止血失败或是近期复发，特别是术后一个月内是复发的高危期，因此术后仍要继续观察患者是否再次出现咯血。术后应指导患者尽量避免剧烈咳嗽、情绪激动、用力排便。

2. 饮食指导　饮食宜清淡，选择低盐、低脂、高蛋白、高维生素、高热量的食物，多食用新鲜蔬菜、水果，多饮水，保持大便通畅。

3. 生活方式指导　指导患者注意劳逸结合，避免重体力劳动、剧烈运动、过度劳累，避免剧烈咳嗽、情绪激动、用力排便等可能诱发出血的因素。

4. 心理家庭社会支持　向患者及其家属介绍疾病健康知识和介入治疗的意义及局限性，加强对再咯血危险因素的认识，建立防范意识；准确评估其心理状态，给予针对性的个体化心理辅导，帮助患者正确面对疾病及预后。

【案例参考答案】

1. 该患者主要的护理问题有哪些?

答:①气体交换受损:与疾病发展有关。②有窒息的风险:与咯血引起气道阻塞有关。③有体液不足的危险:与大咯血失血量过多有关。

2. 患者突发大咯血前,可能会有哪些咯血先兆?

答:①喉部不适:剧烈咳嗽,咽喉发痒,有哽噎感或异物感,感觉口干、口渴或口中有怪味。②胸部不适:呼吸困难,有胸闷、胸痛的表现。③情绪异常:患者有恐惧、紧张、烦躁等异常情况。患者先兆表现以咽喉发痒及胸部不适感居多,先兆表现后出现大咯血的时间长短不一,咽喉发痒者多在 3～5 分钟发生咯血,胸部不适者多在 30 分钟内发生咯血,多数患者在出现先兆症状后 1 小时内出现大咯血。

3. 窒息是大咯血患者主要的死亡原因,如何早期识别?

答:窒息早期征象:咯血突然中断,出现胸闷、精神紧张、烦躁不安,患者急需坐起呼吸;咽部作响,突然呼吸急促,牙关紧闭;喷射性大咯血过程突然中断,呼吸困难,或从口鼻腔中喷射出少量血液后患者张口瞪目;呼吸骤停,面色发绀,两手乱抓,意识不清,大、小便失禁。若遇见上述先兆时,提示气道阻塞发生窒息,应立即通知医生,给予抢救。

(李俊梅)

第五节　肺脓肿 / 胸腔积液 / 脓胸

【案例导入】

赵某,男,60 岁,因间断干咳伴发热、胸痛 1 个月余,加重 1 天入院。

患者 1 个多月前在无明显诱因的情况下出现左侧胸痛的症状,疼痛部位为左侧腋下区,疼痛性质为隐痛,无局部压痛,伴有轻度咳嗽、低热,咳痰少,无胸闷、咯血、长期低热、盗汗等症状。1 天前症状较前加重,改变体位及深呼吸时疼痛明显,且体温升高至 38.4℃。患者起病以来,食欲正常,睡眠差,大、小便正常,体重无明显减轻。

患者汉族,本科学历,退休,已婚,育有 1 子 2 女,妻子及子女体健,家庭经济状况良好,有医疗保险,无烟酒嗜好,无传染病接触史及疫区居住史,无手术史,无输血史,无食物、药物过敏史,否认家族性遗传疾病史。既往有高血压病史 20 余年,有冠心病心绞痛病史半年,其血糖轻度升高半年余,均未规律用药治疗。2 年前其右肺曾患脓肿,经治疗痊愈。

体格检查:入院 T 38.2℃,P 94 次 / 分,R 22 次 / 分,BP 131/90mmHg。一般状况良好。

辅助检查:血常规示:白细胞计数 $16.8×10^9$/L,中性粒细胞百分比 88.7%,C 反应蛋白 151.0mg/L。胸部 CT 示双肺炎症,左上肺脓肿形成;双侧胸腔积液,左侧为包裹性。痰培养提示为甲型溶血性链球菌生长。

初步诊断:肺脓肿。拟尽快完善相关检查后行胸腔穿刺引流术。

请思考:

1. 该患者主要的护理问题有哪些?

2. 胸腔穿刺引流最严重的并发症是什么?如何预防?

3. 留置胸腔引流管期间,管路滑脱时,应如何紧急处置?

一、疾病概述

肺脓肿、胸腔积液、脓胸均是呼吸系统的常见病变。肺脓肿是由多种病原体引起的肺组织化脓性病变，表现为高热、咳嗽、大量脓臭痰；胸腔积液是多种原因（包括肺脓肿）引起的胸腔内液体生成增多和/或胸腔内液体吸收减少的病变，常表现为胸闷、呼吸困难；脓胸是病菌侵入胸膜腔，产生脓性渗出液，并积聚于胸膜腔内的感染性病变（如部分胸腔积液的患者中后期可发展为脓胸；肺脓肿患者用力咳嗽后脓腔压力骤升，脓液可进入胸腔诱发脓胸），表现为咳嗽、咳痰、高热、呼吸困难等。三者发病机制不同，临床表现也略有差异，经皮胸腔穿刺置管引流术配合药物冲洗治疗是三者共同的、有效的介入手段。

二、专科检查与护理

1. 实验室检查　血常规、血型、凝血功能、肝功能、肾功能、肿瘤标志物检测等；胸腔积液的常规、生化及酶学检查可对引流液进行检测分析，有利于疾病原因的诊断。

2. 影像学检查

（1）胸部 X 线平片：首要的检查手段，可以发现 300ml 以上的积液，但少量或分隔局限的积液，胸片则不易发现，需行 CT 和 B 超检查进一步明确诊断。

（2）CT：在鉴别诊断胸腔积液、脓胸、肺脓肿中有明显优势。

（3）PET/CT：能敏感地探测肿瘤细胞的代谢变化。

3. 其他病因诊断检查

（1）细胞学检查：在积液中查到癌细胞或取得病理学诊断有利于恶性疾病的诊断。

（2）胸腔镜检查：包括内科胸腔镜和电视辅助胸腔镜，常规检查不能明确诊断的积液经胸腔镜胸膜活检诊断率可达 95%。

4. 护理配合　行 PET/CT 前，需禁食 4～6 小时，可饮少量白开水，不能食用糖果及口香糖，人体内糖含量过高会影响显像效果及诊断的准确性；检查后 24 小时内大量饮水 1000～1500ml 可加快药物排泄，排尿后注意冲洗干净便池，注意检查结束后患者体内尚有部分放射性，因此，在 24 小时内应远离儿童及孕妇，尽量避免去公共场所。

三、对症支持护理

1. 控制感染　治疗原发病灶，消除感染腔。对于感染的患者，积极治疗原发病非常重要，可通过胸腔穿刺取积液培养、血培养等明确病原微生物，选择敏感抗菌药物治疗，提高疗效。

2. 保持有效通气　复张肺组织，恢复肺功能。患者若气管分泌物较多、痰液堵塞气道，可引起或加重肺部感染、肺不张，严重时可致呼吸衰竭，因此保持呼吸道通畅是必要的。鼓励患者咳嗽排痰以尽早排除肺内痰液，促进肺复张；对于无力咳嗽或因疼痛不愿咳嗽的患者，可给予有效止痛，用示指、中指于胸骨上窝刺激气管诱发咳嗽或让患者坐位轻拍背部。

3. 舒适护理

（1）病室舒适：室温一般保持在 20～28℃，湿度保持在 55%，室温过高患者易烦躁、胸闷、口干、呼吸费力，加重呼吸困难；室温过低，患者易着凉、感冒，引起上呼吸道感染，使疾病复发；室温保持适度，空气新鲜，定时通风，患者舒适度增加，利于疾病的恢复。

（2）睡眠舒适：由于患者术前的紧张、焦虑情绪而影响正常的睡眠，刺激交感神经兴奋，诱发或加重机体神经代谢功能紊乱，保持病房环境安静，指导患者入睡方式，如看书、睡前泡脚等，保持有效通气以缓解胸闷、呼吸困难等不适，必要时夜间予镇静止痛药辅助睡眠。

4. 饮食指导　改善全身状况，消除营养不良。患者往往由于高热消耗大量能量，故需保证足够的营养，保证水、电解质平衡；给予高热量、高维生素、高蛋白质饮食；必要时静脉输入高营养、血浆、白蛋白等；同时积极纠正高血糖、贫血等情况，有利于炎症的控制。

5. 心理支持　将治疗过程、目的、效果等信息对患者进行讲解，提高患者对治疗及自身的认知，进一步缓解其恐惧、焦躁、精神紧张，使其能积极配合医护人员，以达到更好的疗效。

6. 其他症状护理　若患者并发咯血、胸痛、咳嗽时，遵医嘱给予对症处理。

四、介入手术方法

经皮胸腔穿刺置管引流术：患者胸腔积液、肺不张（图 7-5-1），胸腔穿刺置管引流治疗可将肺部多余积液抽离体内，从而达到治疗效果。具体过程为：在 B 超 /CT 引导下定位，麻醉后使用穿刺针穿刺胸腔，导丝经过穿刺针芯进入胸腔，拔除针头后将导管套入导丝，导丝引导下将导管送入胸腔（图 7-5-2），退出导丝，使用敷贴固定导管，导管尾端连接引流装置。

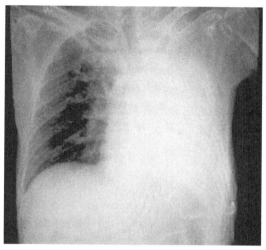
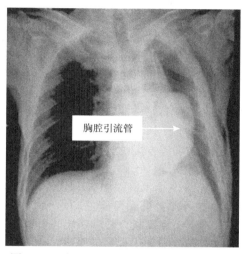

胸腔引流管 →

图 7-5-1　X 线示左侧胸腔积液、左侧肺不张　　　　图 7-5-2　左侧胸腔引流管置入术后 X 线图像

留置引流管后，局部可配合相应的药物进行注入、冲洗，有利于积液的引流、病原的控制。如肺脓肿患者可使用敏感抗生素和 / 或生理盐水进行灌洗，以稀释脓液、控制感染；结核性脓胸注入左氧氟沙星、利福平有利于炎症的控制，预防胸膜粘连；对于恶性胸腔积液，注入生物免疫调节剂等，有抑制恶性肿瘤细胞生长、增强淋巴细胞抗肿瘤活性等作用。

五、术前护理

1. 参见第一篇第二章第三节介入围术期护理"二、非血管性介入诊疗围术期护理要点"的"术前护理"部分。

2. 屏气训练　术前 2 小时开始，指导患者进行屏气训练，以避免呼吸运动导致穿刺针划伤胸膜、引发气胸。进行屏气训练的方法：指导患者平静呼吸数次后屏气 5 ～ 6 秒，反复进行练习，最终达到能在较长的一段时间内自我调节呼吸的频率和深度，以保障手术的顺利进行。患者若出现剧烈的咳嗽，协助其服用止咳药物。

六、术中护理

1. 心理护理　在手术引流过程中，患者极易因不了解疾病及治疗而出现焦躁、恐惧等心理，出现抗拒或抵触治疗等行为，在治疗过程中配合适当的药物辅助治疗，可缓解患者的焦虑情绪及减轻疼痛，恰当的镇静水平可减轻焦虑的同时保证患者能充分配合医生。

2. 应急处理　提前准备好抢救的器械及药品；提前向患者说明，穿刺时勿移动体位，避免大声说话和咳嗽，确需咳嗽要示意，以便医生及时将穿刺针退出胸膜腔；穿刺过程中，注意关注患者主诉及生命体征，若患者出现剧烈疼痛、呼吸困难、出冷汗、心悸等症状，应立即停止穿刺。

七、术后护理

1. 体位摆放　术后协助患者取半卧位或半坐卧位，以利于引流液的引出，防止引流液淤积或逆行到胸腔，引起肺部感染，鼓励患者早期下床活动。

2. 饮食指导 患者往往本身营养就差，引流大量积液后，体内白蛋白及营养物质更加不足造成负氮平衡。应指导患者多食高蛋白、高维生素、高热量的食物，多饮水，如进食差的患者，可静脉应用脂肪乳、白蛋白及氨基酸等营养物质。

3. 引流管护理

（1）保持引流通畅：可通过挤压引流管，使胸腔内产生的负压来去除引流管中的凝聚物或组织碎片，确保胸腔内积液的流动性，防止其凝固后滞留在胸腔内。

（2）无菌操作：严格无菌操作可有效避免引流管切口感染和继发性脓胸的发生。

（3）观察记录：每日观察记录引流液的颜色、性状、量，可通过积液的量、颜色、透明度、凝块、比重等判断积液的性质。如混浊或牛奶样积液提示存在脓胸或脂性胸腔积液；厌氧菌感染伴有难闻的气味，而积液有氨气味提示为尿胸。

4. 肺功能锻炼 深呼吸功能训练（处于放松体位，然后经鼻深吸一口气，在吸气末，憋住气保持几秒，以便有足够的时间进行气体交换，并使部分塌陷的肺泡有机会重新扩张，然后经口腔将气体缓慢呼出）和早期离床活动对于肺部复张非常重要，指导患者正确使用呼吸功能训练器，制定个性化的训练方案。

5. 并发症护理

（1）复张性肺水肿（RPE）：是术后最严重的并发症之一，胸腔引流时如果快速地排出气体或液体，可能会引起复张性肺水肿，尤其是对肺压缩时间较长（＞7天）、肺压缩比例较大（＞3L）、青年人、既往有基础疾病的患者要更加重视。RPE的临床表现不一，轻者可无任何症状，重者可在肺减压后即出现剧烈咳嗽、心慌、气短、烦躁不安，继而咳出大量白色或粉红色泡沫样痰，甚至出现恶心、呕吐、发热甚或休克、昏迷。故对于引流液体时，国内的标准是每次不超过1000ml，每引流1000ml需夹管1小时，或者引流速度不超过500ml/h。

（2）血胸：常由于引流管的固定不够牢固，摩擦对血管造成损伤或胸壁出现粘连现象，牵拉导致患者的血管出现破裂并出现血胸症状，血胸的临床表现因胸腔内积血的量、速度、患者的体质而有所不同，急性失血可出现面色苍白、脉搏细速、呼吸急促、血压逐步下降等低血容量休克症状。留置管路期间，注意观察引流管内引流液的颜色及患者的生命体征，及时发现出血征象。

（3）引流管阻塞：是引流失败的常见原因之一，主要与积液内的纤维蛋白有关，胸腔引流冲洗是有效防止阻塞的手段，使用0.9%氯化钠注射液20ml每6小时冲洗1次可有效防止阻塞发生。

（4）引流管相关性感染：当患者出现引流管相关感染（蜂窝织炎、穿刺孔道感染以及胸腔感染）时，可以通过抗生素治疗而无须拔除导管，当抗感染治疗效果欠佳时，才考虑拔除导管。携带管路期间，注意保持穿刺处敷料清洁干燥，更换敷料或引流袋时注意无菌操作，引流装置注意低于引流口平面，以免反流。

八、康复指导

1. 疾病知识指导

（1）指导患者有效咳嗽，以便排出胸腔内的气体和液体，促进肺复张。

（2）管路固定：咳嗽时，嘱患者用示指和中指的指尖固定穿刺处的胸管，将其他的手指及手掌贴合胸部，以防胸腔内的压力过高导致胸管脱出，并减少胸管牵拉引起的穿刺处疼痛。

（3）应急处理：居家携带引流管者，引流管与引流装置连接处意外脱落时，应立即反折引流管，前往急诊就医；引流管从体内脱落时，立即捏闭伤口，用凡士林纱布加压封闭伤口，及时就诊。

（4）根据个人情况和医嘱定期复查，如复查胸片、胸部CT等，若再次呼吸困难时应及时就医。

2. 饮食指导 日常饮食应以清淡、易消化为主，避免食用生冷、辛辣等易对消化道及肠胃造成刺激的食物，减少过激反应的发生，维持每日正常营养摄取的同时，可适量食用温性的瓜果蔬菜，补充各种维生素，增强其免疫能力及抵抗能力。

3. 生活方式指导

（1）指导患者注意劳逸结合，避免重体力劳动、剧烈运动、过度劳累，积极锻炼身体，提高机体抗病能力；注意卫生，避免去人多聚集、空气差的地方，避免呼吸道感染。

（2）心理家庭社会支持：患者常因疾病带来的不适而产生焦虑、抑郁、恐惧等负性心理。对此，护理人员需及时对患者进行心理疏导，鼓励和安慰患者，向家属介绍疾病情况，与家属配合对患者进行心理疏导、提供家庭支持，以减轻其心理压力，使其积极面对疾病。

【案例参考答案】

1. 该患者主要的护理问题有哪些？

答：①体温过高：与感染病原体有关。②慢性疼痛：与疾病发展有关。

2. 胸腔穿刺引流最严重的并发症是什么？如何预防？

答：复张性肺水肿是胸腔穿刺引流术后最严重的并发症之一，胸腔引流时如果快速地排出气体或液体，可能会引起复张性肺水肿，尤其是对肺压缩时间较长（＞7天）、肺压缩比例较大（＞3L）、青年人、既往有基础疾病的患者要更加重视。预防措施：引流积液时，应严格控制引流的速度、量，每次不超过1000ml，每引流1000ml需夹管1小时，或者引流速度不超过500ml/h。

3. 留置胸腔引流管期间，管路滑脱时，应如何紧急处置？

答：①胸管一旦滑脱，立即捏闭伤口处皮肤，同时用厚实的无菌敷料在患者呼气末堵住伤口，使开放性气胸变为闭合性气胸，立即汇报医生。②抬高床头，予以半坐卧位，同时吸氧，氧浓度为8～10L/min。③密切观察患者生命体征，监测脉搏氧饱和度。④切忌将滑出的胸管重新插入胸腔，以免引起胸膜腔感染。

（李俊梅）

第八章 消化系统疾病介入护理

第一节 消化道出血

【案例导入】

唐某，女，61岁，因反复腹痛、腹胀2年，伴呕血、黑便1天入院。

患者2年前自觉上腹部不适于外院就诊，行胃镜检查，可见食管胃底静脉曲张，进一步完善检查后明确诊断为肝硬化，予保肝治疗后好转出院。1天前进食隔夜海鲜后出现上腹部不适，继而出现呕血、黑便，共呕血5次（量约300ml，色鲜红色，伴血块），黑便1次（量约200ml，柏油样），急诊入院。近期食欲一般，睡眠差，伴焦虑，情绪低落，小便正常，体重无明显减轻。

患者汉族，中学文化，退休职工，已婚，育有1子，丈夫及儿子均体健，家庭经济情况一般，吸烟30余年，每天10支，未戒烟，酒龄30年，每天250ml，已戒12个月，无过敏史。

体格检查：入院测T 36.7℃，P 87次/分，R 20次/分，BP 100/51mmHg，意识清楚，精神欠佳。肝病面容，皮肤及巩膜轻度黄染，听诊双肺呼吸音粗，未闻及干、湿啰音。

实验室检查及辅助检查：血常规结果提示血红蛋白88.00g/L，红细胞$2.63×10^{12}$/L，血细胞比容32.3%。肝功能检查示谷草转氨酶69.90U/L，谷氨酰转肽酶229.20U/L，总胆红素45.80U/L；腹部及盆腔CT示肝硬化，脾大，门静脉高压；胃镜示食管胃底静脉曲张（重度）。

初步诊断：上消化道出血、食管胃底静脉曲张破裂出血，肝硬化失代偿期，门静脉高压。拟尽快完善相关检查后行经颈静脉肝内门体静脉分流术+曲张静脉栓塞术。

请思考：

1. 该患者主要的护理问题有哪些？

2. 如果患者突发消化道大出血，应如何紧急处置？

3. 经颈静脉肝内门体静脉分流术（TIPSS）术后最常见的并发症是什么？如何观察护理？

一、疾病概述

消化道出血（gastrointestinal bleeding，GIB）是指从食管到肛门之间的消化道出血，按照出血部位可分为上消化道出血、下消化道出血。上消化道出血（upper gastrointestinal bleeding，UGIB）指十二指肠悬韧带以上的消化道出血，约占消化道出血的60%～70%，常见病因为消化性溃疡、食管胃底静脉曲张破裂、急性糜烂出血性胃炎和上消化道肿瘤；下消化道出血（lower gastrointestinal bleeding，LGIB）指十二指肠悬韧带以下的肠道出血，常见病因为痔、肛裂、肠息肉、结肠癌等，按出血的原因可分为静脉性出血和动脉性出血。

消化道大出血一般指在数小时内失血量超过1000ml或循环血容量的20%，临床表现为呕血、黑便或血便等，轻者可无症状，重者伴有贫血及血容量减少，甚至休克，危及生命。

本节以案例中的上消化道出血介绍介入围术期护理。

二、专科检查与护理

1. 实验室检查 血常规、血型、凝血功能、肝功能、肾功能、血清抗体检测、肿瘤标志物检测、大便常规及隐血试验等。

2. 胃镜和结肠镜检查　是消化道出血定位、定性诊断的首选方法，可直接观察有无活动性出血或评估再出血的危险性，明确病因及止血治疗。对于急性非静脉曲张性上消化道出血，主张在出血后 24 ～ 48 小时进行检查。

3. 影像学检查　①X 线钡剂造影：有助于发现肠道憩室及较大的隆起或凹陷样肿瘤，急性消化道出血期间不宜行该项检查，以免影响内镜、血管造影检查及手术治疗。②腹部 CTA：是消化道出血的病因诊断和定位诊断的重要手段。③选择性血管造影：适用于内镜检查未能发现病灶、估计有消化道动脉性出血。若见对比剂外溢，是消化道出血最可靠的征象，可立即给予经导管栓塞止血。④红细胞标记核素扫描：可以对间歇性出血的患者进行连续扫描。⑤超声、CT 及 MRI：有助于了解肝胆胰病变，是诊断胆道出血的常用方法。

4. 护理配合　检查前应充分评估患者病情，做好检查过程消化道大出血的应急预案，医护全程陪检，携带必要的抢救药品及物品，如吸痰管、50ml 注射器等。急诊胃镜和结肠镜检查前应先补充血容量、纠正休克、改善贫血及使用止血药物；检查时做好气道保护，预防反流误吸。

三、对症支持护理

1. 预防呕血窒息　①大出血时使患者取平卧位下肢略抬高，呕吐时头偏向一侧，及时清除口腔内血液、呕吐物和分泌物，防止窒息或误吸，保持呼吸道通畅。②床旁备负压吸引器。③必要时给予氧气吸入。④做好气管插管、气管切开等抢救准备。

2. 降低门静脉压力或抑酸止血　①食管胃底静脉曲张破裂引起的消化道出血，临床最常用生长抑素或奥曲肽减少内脏血流量，由于生长抑素半衰期短，应确保用药的持续性。血管升压素和特利加压素可降低门静脉及其侧支循环的压力，但其有引起痉挛性腹痛、腹泻等副作用，用药过程中需密切观察患者反应，如有异常及时报告医生处理。②以消化性溃疡为主要病因的非曲张静脉上消化道出血，临床常用质子泵抑制剂或 H_2 受体拮抗剂（如西咪替丁、法莫替丁、奥美拉唑、埃索美拉唑等）抑制胃酸分泌。用药过程中需严格掌握药物不良反应，注意用药个体化，发现异常及时报告医生处理。

3. 防治休克　大量失血出现低血容量性休克时，应迅速建立两组以上静脉通路，推荐中心静脉置管，以维持血流动力学稳定。

（1）补液：心率＞ 100 次 / 分，收缩压＜ 90mmHg，出现休克表现及持续的呕血或便血应进行液体复苏。液体选择生理盐水、平衡液、人工胶体和血液制品。主张先输入晶体液。出血尚未控制时建议限制性液体复苏和允许性低血压复苏策略，以收缩压维持在 80 ～ 90mmHg 为宜，注意预防低体温、酸中毒、凝血病和基础疾病恶化。血压恢复至出血前基线水平，心率＜ 100 次 / 分，尿量＞ 0.5mL/（kg·h），意识清楚，动脉血乳酸恢复正常等提示容量复苏充分。

（2）输血：收缩压＜ 90mmHg、心率＞ 110 次 / 分、血红蛋白（Hb）＜ 70g/L、血细胞比容（HCT）＜ 25% 或出现失血性休克应考虑输血。建议采用限制性输血策略，推荐 Hb 目标值为 70 ～ 90g/L，静脉曲张出血除肝功能 Child C 级外，需严格限制输血指征（Hb ＜ 70g/L）。凝血功能障碍者，推荐输注新鲜冷冻血浆（FFP）、纤维蛋白原（FIB）或冷沉淀。肝硬化活动性静脉曲张出血，若 FIB ＜ 1g/L，应输注 FFP。大量输血需警惕低体温、低钙血症和凝血功能障碍、酸中毒和高钾血症。

（3）必要时应用血管活性药物提升血压，以改善重要脏器的血液灌注。

（4）有条件时监测中心静脉压、肺毛细血管楔压、心排血量及心脏指数等指导补液，避免因补液，输血过多、过快引起的急性肺水肿。

4. 抗感染　肝硬化伴急性消化道出血患者，预防性给予抗生素有利于止血，降低再出血和感染的发生率。需严格掌握药物不良反应，发现异常及时报告医生处理。

5. 舒适护理　出血停止后用温开水漱口，及时去除和更换污染的被服、衣物，保持口腔、皮肤、头发、会阴部清洁，去除不良气味。

6. 饮食指导 急性消化道大出血应禁食。少量出血无呕吐者宜进少量温凉、清淡流质饮食。出血停止后可进营养丰富、易消化、无刺激性半流质、软食，少量多餐，逐步过渡到正常饮食。

7. 心理支持 向患者讲解疾病相关知识，给予心理安慰，避免过度紧张加重出血。必要时遵医嘱给予小剂量镇静剂，如地西泮，心肺功能不全或全身衰竭咳嗽无力者禁用。

8. 其他症状护理 如患者伴有发热、恶心、呕吐、腹痛、腹胀等症状时，遵医嘱予以退热、抗感染、止吐、保护胃黏膜、镇痛等对症处理。

四、介入手术方法

经颈静脉肝内门体静脉分流术（transjugular intrahepatic portosystemic stent-shunt，TIPSS）：是指通过在肝静脉或下腔静脉肝段与门静脉左或右分支间的肝实质建立分流道以降低门静脉压力的一种微创手术。其适用于门静脉高压、食管胃底静脉曲张破裂大出血的治疗。此处介绍本节案例实施的手术方法：局部麻醉下经右股动脉穿刺行经肠系膜上动脉门静脉间接造影（正侧位）；右侧颈内静脉穿刺，导丝引导导管插入肝静脉，交换专用球囊后测量肝静脉压力梯度为 $40cmH_2O$（$1cmH_2O=0.098kPa$），下腔静脉压力为 $3cmH_2O$。穿刺针到达肝静脉后穿刺肝实质及门静脉左支，造影见门静脉左支显影，导丝进入门静脉并进入肠系膜上静脉，交换导管及加硬导丝后使穿刺鞘进入门静脉主干，金标猪尾导管进入脾静脉起始段，完成门静脉直接造影，行门静脉主干测压为 $38cmH_2O$，可见胃冠状静脉及胃短静脉曲张（图 8-1-1）。导丝引导导管分别插入胃冠状静脉、胃短静脉，选用弹簧圈联合医用胶栓塞，栓塞后造影见曲张血管堵塞完全。球囊扩张分流道后在肝静脉及门静脉左支间置入 TIPS 专用支架，置入后再用球囊扩张分流道，造影见胃冠状静脉、胃短静脉栓塞成功，分流道通畅，血液顺利回流至右心房，门静脉右支有供血，交换金标猪尾导管，于门静脉主干及下腔静脉测压为 $22cmH_2O$ 及 $4cmH_2O$（图 8-1-2）。拔除导管，穿刺部位予以压迫止血、加压包扎。

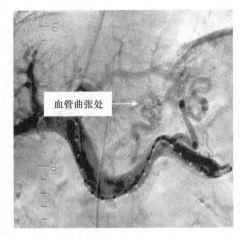
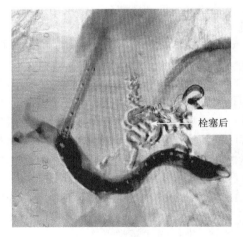

图 8-1-1 DSA 示胃冠状静脉及胃短静脉曲张   图 8-1-2 TIPS+ 胃冠状静脉、胃短静脉栓塞术后 DSA 图像

五、术前护理

1. 参见第一篇第二章第三节中"一、血管性介入诊疗围术期护理要点"的"术前护理"部分。

2. 备急救药品、物品和设备 消化道大出血患者需绝对卧床，建立两组以上静脉通路，推荐中心静脉置管；意识障碍及休克患者需留置尿管，记录每小时尿量。意识障碍者头偏向一侧，避免呕血误吸，如患者出现呼吸频速、血氧饱和度显著下降，使用高流量吸氧不能缓解时，应及时实施人工通气支持。

六、术中护理

1. 参见第一篇第二章第三节中"一、血管性介入诊疗围术期护理要点"的"术中护理"部分。

2. 体位摆放　协助患者取去枕仰卧位，头偏向左侧，铺无菌巾时注意充分暴露右颈内静脉及右股动脉，在易受压的部位或骨隆突处放置软垫预防压力性损伤。

3. 病情观察　备好急救药品、物品和设备，监测和记录患者血压、呼吸频率、心率和血氧饱和度；密切关注患者主诉及观察呕血情况，一旦血液反流入呼吸道造成呼吸道阻塞，应立即配合医生进行急救，必要时行气管插管或气管切开。密切观察患者有无腹痛、进行性腹膨隆、血流动力学不稳定等出血的临床表现，如有异常，及时告知术者并配合抢救。行肝实质内穿刺和肝内通路扩张引起患者疼痛时，给予心理护理，必要时遵医嘱给予药物止痛。

4. 术中液体管理　遵医嘱进行液体输注，协助医生做好术中液体管理，一般补液量不超过1.2ml/（kg·h），以确保组织及器官的有效灌注。

5. 辅助门静脉压力测量　测压过程中做好医护患防护工作，测压时嘱患者保持平卧位，缓慢呼吸或短暂屏气，保持测压液体通路装置通畅，做好记录工作。

七、术后护理

1. 参见第一篇第二章第三节中"一、血管性介入诊疗围术期护理要点"的"术后护理"部分。

2. 饮食指导　出血停止后可进营养丰富、易消化、无刺激性半流质、软食，术后 3～5 天进食流质食物，1 周后逐渐过渡至常规饮食，以低蛋白和低盐软食为主。严格控制蛋白质的摄入总量，术后 3 天控制在 20g/d 以下，之后每 3～5 天增加 10g，术后 1 周蛋白质摄入量应控制在 40g/d 以下，首选植物蛋白。避免坚硬、粗糙、刺激性食物，细嚼慢咽，防止损伤曲张静脉而再次出血。

3. 并发症观察及护理

（1）腹腔出血：穿刺时造成肝动脉、肝外门静脉损伤，穿破肝包膜或引起肠系膜血管壁撕裂引发的出血，是 TIPS 手术最严重的并发症。术后需密切关注患者生命体征，观察询问患者有无腹痛腹胀、腹部膨隆，是否有心率增快、血压下降等趋势，并监测血红蛋白等指标，发现异常遵医嘱及时处理。

（2）肝性脑病：为 TIPS 术后最常见的并发症。术前需评估肝性脑病的危险因素，术后应用保肝药物，严密观察患者精神状态，早期发现肝性脑病前驱症状（如轻微性格改变及行为异常等），同时结合血氨、肝肾功能等指标，及时对症处理。晚期肝性脑病患者应注意保持呼吸道通畅，做好安全防护措施，预防压力性损伤等并发症。饮食上限制蛋白质的摄入，根据患者的个体情况逐渐增加蛋白质的摄取量至目标值。

（3）胆道出血：误伤胆道及邻近血管造成门静脉－胆道瘘或动脉－胆道瘘引发的出血。术后观察患者有无右上腹疼痛、发热、黄疸及胆系酶谱增高。症状轻者可行非手术治疗，严重者行肝动脉和门静脉造影了解内瘘情况，必要时行覆膜支架置入术封堵瘘口或行胆道置管术。

（4）急性肝功能衰竭：TIPS 术后血流动力学改变是引起急性肝功能衰竭的重要影响因素之一，特别对于 Child-Pugh 评分较高的高危患者。通常情况下遵医嘱应用药物治疗即可缓解，少数患者出现危及生命的情况可考虑肝移植。

（5）支架异位：会导致分流道狭窄和闭塞，为早期发现血流不畅、支架堵塞等情况，可于术后 24 小时内行多普勒超声评估分流道的情况。

八、康复指导

1. 疾病知识指导

（1）向患者及其家属讲解疾病的病因和诱因、预防、治疗相关知识，积极治疗原发病，避免诱因，减少再度出血的危险。

（2）指导患者及其家属识别早期出血征象及应急措施等，出现呕血、黑便时立即卧床休息，保持安静，减少活动，呕吐时头偏向一侧防止误吸。

（3）遵医嘱规范用药，勿自我处方。注意观察药物的疗效及不良反应，一旦出现肝、肾功能等异常时应及时就医。

（4）遵医嘱定期复查，若出现头晕、黑矇、晕厥、乏力等或呕血、便血、黑便时应及时就医。

2. 饮食指导 注意饮食卫生和饮食规律；进食营养丰富、易消化的食物；避免过饥或暴饮暴食；避免粗糙、刺激性食物，或过冷、过热、产气多的食物、饮料；戒烟戒酒。

3. 生活方式指导 指导患者生活要有规律、劳逸结合，保持乐观情绪。避免长期精神紧张，过度劳累，避免重体力劳动及剧烈运动。病情允许者可适当户外活动，加强锻炼，增强机体抵抗力。

4. 心理家庭社会支持 向患者及其亲属介绍疾病相关知识及治疗的目的、重要性，准确评估其心理状态，及时疏导焦虑等不良情绪，给予个体化心理辅导，帮助患者及其亲属树立战胜疾病的信心。

【案例参考答案】

1. 该患者主要的护理问题有哪些？

答：①潜在并发症——血容量不足：与消化道出血失血量过多有关。②焦虑或恐惧：与生命或健康受到威胁有关。③活动无耐力：与失血性周围循环衰竭有关。

2. 如果患者突发消化道大出血，应如何紧急处置？

答：①紧急评估：首先判断意识，意识障碍提示严重失血，是误吸的高危因素。其次评估气道通畅性及梗阻的风险；评估呼吸频率、节律及血氧饱和度；监测心率、血压、尿量及末梢灌注情况，条件允许时行有创血流动力学监测。②紧急处置：常规措施"OMI"，即吸氧（oxygen）、监护（monitoring）和建立静脉通路（intravenous）。持续监测心电图、血压、血氧饱和度。严重出血患者应开放至少两条静脉通路，必要时行中心静脉置管。遵医嘱应用止血、抑酸药，酌情输血和静脉扩容，备好急救药品及物品。保持呼吸道通畅，及时清除口鼻腔血液、呕吐物及分泌物，必要时给予负压吸引，防止窒息或误吸。对意识障碍、呼吸或循环衰竭的患者，必要时给予氧疗或人工气道支持及复苏治疗。复苏治疗主要包括容量复苏、输血及血管活性药物应用。对意识障碍及休克患者需留置导尿管，记录每小时尿量。③必要时做好术前准备，急诊行介入手术止血。

3. 经颈静脉肝内门体静脉分流术（TIPS）术后最常见的并发症是什么？如何观察护理？

答：肝性脑病是 TIPS 术后最常见的并发症。早期应密切观察患者思维及认知的改变，定期复查血氨、肝功能、肾功能等，若有异常及时协助医生处理。晚期肝性脑病患者应保持呼吸道通畅，做好基础护理，预防压力性损伤等并发症；躁动患者注意风险防范，加用床挡，必要时使用约束带，保证患者安全。保持患者大便通畅，可采用食醋或乳果糖灌肠以降低血氨。饮食上限制蛋白质的摄入，患者清醒后逐渐增加蛋白质的摄取量至目标值。

（巩晓雪）

第二节　梗阻性黄疸

【案例导入】

刘某，女，55岁，因全身黄染、上腹部隐痛半个月入院。

患者于半个月前无明显诱因出现皮肤黄染，伴全身瘙痒，小便深黄，诉上腹部隐痛，呈阵发性钝痛，伴食欲下降，厌油腻。无腹胀，无恶心、呕吐，无寒战、高热，有腹痛，无腹泻。

患者汉族，初中文化，务农，已婚，育有2子，丈夫及二子均体健，家庭经济情况一般，无吸烟史，无饮酒史，无药物、食物过敏史，无放射物、毒物接触史。

　　体格检查：入院测T 36.9℃，P 86次/分，R 20次/分，BP 129/84mmHg，营养中等，意识清楚，慢性病容，大便陶土色；全身皮肤黏膜黄染；巩膜黄染。皮肤有弹性，未见水肿。

　　辅助检查：肝、肾功能检查示总胆红素324.3μmol/L，直接胆红素281.2μmol/L，间接胆红素43.1μmol/L。肝胆胰脾双肾彩超示胆总管占位，考虑癌，胰头部周围占位、肝内占位，考虑转移癌，肝内外胆管扩张。

　　初步诊断：胆总管占位；梗阻性黄疸。

　　拟行经皮肝穿刺胆道引流术和/或胆道支架置入术。

请思考：

　　1. 该患者主要的护理问题有哪些？

　　2. 该患者介入术中出现迷走神经反射如何处理？

一、疾病概述

　　黄疸（jaundice）是由于血清中胆红素浓度升高，致使皮肤、巩膜和黏膜发黄的一种体征和症状。正常血清胆红素最高为17.1μmol/L（1.0mg/dl），血清胆红素在17.1～34.2μmol/L，虽高于正常，但临床不易察觉，称隐性黄疸。超过34.2μmol/L（2.0mg/dl）时即可出现黄疸症状。梗阻性黄疸指由于胆管内或胆管相邻部位的良、恶性病变导致胆汁经由胆管流入十二指肠受阻，从而引起胆管内压力增高，胆汁由肝细胞和毛细胆管逆流入血窦及窦周，使血清中直接胆红素水平升高引起的黄疸。

二、专科检查与护理

　　1. 实验室检查　血常规、血型、凝血功能、肝功能、肾功能、血清抗体检测、肿瘤标志物检测等。

　　2. 影像学检查　磁共振胰胆管成像（MRCP）：肝内外胆管扩张，呈软藤样，胆总管扩张，梗阻于胰腺段，主胰管轻度扩张；肝胆胰脾双肾彩超：胆总管占位考虑癌，胰头部周围占位、肝内占位考虑转移癌，肝内外胆管扩张。

　　3. 护理配合　MRCP及腹部B超检查前均应空腹，避免胆囊收缩影响检查结果，MRCP检查前去除患者体内金属异物，排除癫痫、幽闭恐惧症等禁忌证。

三、对症支持护理

　　1. 促进皮肤舒适　由于胆红素排泄障碍，血中胆盐增高，出现皮肤黄染、干燥、瘙痒。应以温水擦浴或淋浴为宜，避免过度搓揉、使用高温热水及碱性肥皂；洗澡不宜过勤，禁止盆浴，皮肤干燥者，可涂含少量油脂的润肤乳；瘙痒明显者，可涂新鲜芦荟汁或炉甘石洗剂，也可口服抗过敏药物。

　　2. 预防出血　因胆汁淤积导致脂溶性维生素K吸收障碍，常伴出血倾向。护士应仔细观察患者皮肤有无出血点及瘀斑，详细询问患者刷牙有无牙龈出血等现象，如有异常，应指导患者刷牙使用软毛牙刷，动作轻柔，同时告知医生给予止血药物等治疗措施。

　　3. 维持水、电解质平衡　由于梗阻性黄疸患者常伴有恶心、呕吐、食欲缺乏，继而出现营养不良、电解质紊乱。护士应观察患者有无乏力、心律失常、表情淡漠等低钾、低钠症状，应及时告知医生遵医嘱给予氯化钾及高渗盐等药物口服或静脉输注。

　　4. 提高睡眠质量　皮肤瘙痒导致患者睡眠较差甚至失眠，可采取睡前皮肤涂抹止痒药物，保持病房环境安静舒适，减少声光刺激等措施，必要时给予镇静药物。

四、介入手术方法

（一）经皮经肝穿刺胆道引流术

经皮经肝穿刺胆道引流术（percutaneous transhepatic biliary drainage，PTBD）是在 DSA 引导透视监视下，经肋间穿刺肝内胆管，在导丝辅助下将引流管放置相应部位。胆道外引流术是引流管头端不经过梗阻部位，放置于梗阻部位近端，将胆汁引流至体外（图 8-2-1）；而胆道内引流是在导丝引导下，通过梗阻部位或十二指肠乳头，将引流管头端置于梗阻部位远端或十二指肠内，使胆汁向肠内顺流（图 8-2-2），胆道引流术后，固定导管，观察胆汁从导管内顺利流出，再注入对比剂以证实引流管头端及侧孔位置是否合适。

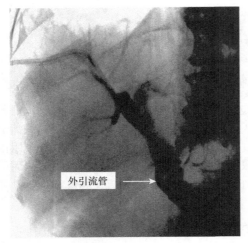

图 8-2-1　胆道外引流管置入术后 DSA 图像

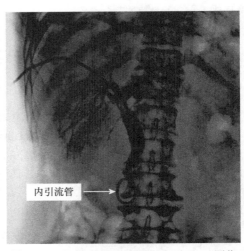

图 8-2-2　胆道内引流管置入术后 DSA 图像

（二）胆道支架置入术

胆道支架置入术是在 DSA 引导透视下，经肋间穿刺肝内胆管，经导丝引导穿刺通道置入导管鞘，建立支架置入通道；采用导丝、导管交换技术，开通狭窄或闭塞胆管；选择合适直径和长度的扩张球囊和支架，在透视导丝导引下，于胆管闭塞或狭窄处，行球囊扩张（图 8-2-3），然后缓慢释放胆道支架（图 8-2-4）；经导丝置入外引流管。

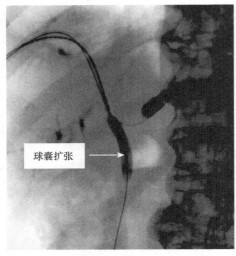

图 8-2-3　胆道球囊扩张 DSA 图像

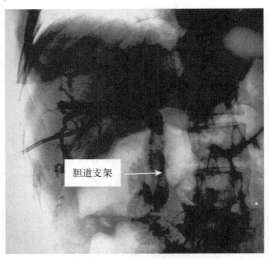

图 8-2-4　胆道支架置入术后 DSA 图像

五、术前护理

1. 参见第一篇第二章第三节中"二、非血管性介入诊疗围术期护理要点"的"术前护理"部分。

2. 皮肤准备　穿宽松舒适的内衣、剪短指甲，避免搔抓皮肤。术前清洁剑突周围及右侧胸前皮肤，保持术野皮肤清洁完整，无破损。

3. 药物准备　手术过程中可能因刺激胆道引发迷走神经反射，应提前备好阿托品等急救药品。

六、术中护理

1. 参见第一篇第二章第三节中"二、非血管性介入诊疗围术期护理要点"的"术中护理"部分。

2. 术中密切观察患者生命体征，保持静脉通路畅通，如出现心率减慢、血压降低、打哈欠等迷走神经反射的表现，及时给予阿托品、快速补液等措施。

七、术后护理

1. 参见第一篇第二章第三节中"二、非血管性介入诊疗围术期护理要点"的"术后护理"部分。

2. 饮食指导　一般术后不限制饮食，可先饮水，如无恶心、呕吐可进普通饮食。从营养角度，可给予高蛋白质、高热量、低脂的清淡饮食，避免油炸、辛辣等刺激性的食物，戒除烟酒。

3. 并发症护理

（1）出血：发生率为 1.8% ～ 13%，其主要原因为误穿动脉或肿瘤组织导致胆道内或腹腔内出血。术后应严密观察、记录患者生命体征变化及引流液的性状，如引流大量鲜红色的液体应及时告知医生。同时注意患者腹部体征，若短时间内，患者腹围增大，移动性浊音范围改变或肠鸣音增强或减弱都应提高警惕，防止隐性出血，如果是腹腔内出血，应果断采取积极措施，必要时可介入栓塞止血。

（2）胆汁性腹膜炎：发生率为 1.9% ～ 3.0%，其主要由反复穿刺刺破肝被膜、引流管脱落或堵塞导致胆汁进入腹腔引起。术后应仔细观察和倾听患者主诉，如出现痛苦面容、呻吟、哭泣要仔细询问并检查。若出现急性腹痛、腹胀、腹膜刺激征等表现及时通知医生处理。

（3）胆道感染：引流管堵塞或内外引流管夹闭时，容易发生胆道感染，梗阻性黄疸患者的胆汁有 25% ～ 50% 合并感染。临床表现为急性胆管炎，患者出现寒战、高热等。除预防性给予抗生素治疗外，主要是保持引流管通畅。对于已夹闭的内外引流管，一旦发生胆管炎时应立即打开。

（4）气胸：由患者肋膈角较深、胸廓活动度大，穿刺至胸膜腔引起。术后注意观察穿刺侧胸部体征。如果患者出现胸痛剧烈、咳嗽、呼吸困难时立即采取舒适卧位并吸氧，及时通知医生，同时备好胸腔闭式引流用物及抢救药品。做好胸腔闭式引流管的护理。

（5）胰腺炎：由穿刺胆管过程中刺激壶腹口胰管或胆道支架覆盖胰管开口造成胰液的分泌排出异常而引发。术后应仔细倾听患者主诉，密切观察腹部体征，如出现剧烈腹痛、腹胀，立即通知医生，急查血、尿淀粉酶可确诊，同时指导患者禁食禁饮。

4. 引流管的护理　妥善固定，防止引流管折叠和滑脱，尽量穿着宽松柔软的衣服，翻身起床时先将胆道外引流管牢固固定后再进行。保持引流通畅，每周冲洗 2 ～ 3 次，预防引流管阻塞，由近端向远端挤压管路，可促进引流通畅。每周更换 1 次导管固定装置及敷料，具体操作参见第十四章第六节相关内容。正确观察和记录引流液的颜色、性状与量。对于内外引流或内引流的患者，根据临床症状体征和胆红素的改善情况，于术后 3 ～ 7 天开始，在医护人员指导下试行夹闭PTBD 管。完全夹管后 1 ～ 2 周，经造影确认支架膨胀良好可考虑拔管。

5. 心理护理　患者留置 PTBD 引流管会感到不适，给日常生活带来不便，置入支架对于患者身体也是一种异物，因此患者容易产生焦虑、烦躁情绪。护士应加强沟通，积极心理疏导，增强战胜疾病的信心。

八、康复指导

1. 疾病知识指导

（1）按时按需进行管路维护，每3个月到医院更换引流管一次。

（2）根据医嘱每周或每月复查肝功能、血常规等，至少每周检查一次血清胆红素、血清淀粉酶等，以便随时了解黄疸消退情况和是否出现胰腺炎等并发症。每2周检查胆道B超一次，如发现胆管再次扩张导致引流不畅，应及时处理或更换引流管。

2. 饮食指导 宜高热量、高维生素、低脂、优质蛋白、易消化饮食，忌辛辣、生冷和烟酒；多食新鲜蔬菜与水果，保持大便通畅。长期外引流者易出现电解质紊乱，应多进食香蕉、橘子、香菇等含钾高的食物，定期复查电解质，必要时遵医嘱补钾治疗。口服引流出的胆汁有利于改善患者的胃肠功能和营养状况，减少水和电解质的流失，促进肝功能的恢复。

3. 生活方式指导 日常以休息为主，病情允许可外出散步，从事力所能及的家务或非体力工作，如洗碗、洗衣服、办公室文案等工作。应避免大幅度抬臂、俯身等动作，禁忌剧烈运动、提举重物等。

【案例参考答案】

1. 该患者主要的护理诊断有哪些？

答：①有皮肤完整性受损的危险：与胆红素排泄障碍、血中胆盐增高导致皮肤瘙痒有关。②体象紊乱：与黄疸所致皮肤、黏膜和巩膜发黄有关。③睡眠形态紊乱：与胆汁淤积性黄疸所致皮肤瘙痒有关。

2. 该患者介入术中出现迷走神经反射如何处理？

答：①快速评估患者病情，迷走神经反射先兆：表情淡漠、打哈欠及血压下降，心率缓慢。②立即汇报手术医生，暂停手术。③遵医嘱用药，阿托品0.5～1mg静脉注射，吸氧。④观察用药后效果、密切观察生命体征变化。

（黄景香）

第三节 食管癌/食管狭窄

【案例导入】

张某，男，60岁，因进行性吞咽困难3个月入院。

患者3个月前自觉进食后轻微哽噎感，因症状轻微且断续出现，故未做治疗。近2个月症状较前明显加重，伴胸骨后灼烧感，收入我院。起病以来，睡眠差、情绪低落，消瘦。

患者汉族，初中文化，工人，已婚，育有1子1女，妻子及子女均体健，家庭情况一般，既往体健，喜食烫热食品，无吸烟酗酒史，无过敏史。

体格检查：入院测T 36.7℃，P 77次/分，R 21次/分，BP 105/60mmHg，意识清楚，精神欠佳。

辅助检查：胃镜检查示食管中上段癌，组织活检证实为食管鳞癌。

初步诊断：食管癌（鳞癌）。拟完善相关检查后行食管支架置入（成形）术。

请思考：

1. 该患者主要的护理问题有哪些？

2. 术后如何进行饮食指导？

3. 食管支架置入（成形）术后的并发症有哪些？如何观察护理？

一、疾病概述

食管狭窄（esophageal stenosis）可分为良性狭窄和恶性狭窄，其中良性狭窄常由内镜黏膜下剥离术、外科手术、化学腐蚀、放射性因素等原因引起，而恶性狭窄常由食管癌或非肿瘤性因素外压所致。食管癌是指从下咽部至食管胃结合部之间食管上皮来源的常见的消化道恶性肿瘤，通常分为鳞状细胞癌和腺癌两种类型，其中鳞癌约占所有食管癌病例的 90%。发病率男性高于女性，发病年龄多在 40 岁以上。

食管癌早期常无明显症状，吞咽粗硬食物时可能偶有不适，包括哽噎感，胸骨后灼烧样、针刺样或牵拉摩擦样疼痛。中、晚期出现进行性吞咽困难，为其典型症状，患者逐渐消瘦、贫血、脱水和无力，可触及锁骨上淋巴结肿大，严重者有腹水症。随着肿瘤进展，食管癌可侵犯邻近器官或向远处转移，出现相应的晚期症状。肿瘤外侵导致持续而严重的胸背部疼痛，癌肿侵犯气管、支气管可形成食管 - 气管或食管 - 支气管瘘，出现吞咽水或食物时剧烈呛咳，可因食管梗阻致内容物反流入呼吸道而引起呼吸系统感染；侵犯喉返神经可出现声音嘶哑；穿透大血管可出现致死性大呕血。晚期患者出现恶病质状态。若有肝、脑等脏器转移，可出现黄疸、腹水、昏迷等。

二、专科检查与护理

1. 实验室检查　血常规、血型、凝血功能、生化功能、血清抗体检测、肿瘤标志物检测等。

2. 影像学检查　食管吞钡造影可了解病变位置、长度、狭窄程度及和周围组织的关系。食管吞钡双重比对造影早期可见食管皱襞紊乱、粗糙或有中断现象；小的充盈缺损；局限性管壁僵硬，蠕动中断；小龛影。中、晚期有明显的不规则狭窄和充盈缺损，病变段管壁僵硬。严重狭窄者近端食管扩张。

3. 内镜及超声检查

（1）食管纤维内镜检查可直视肿块部位、形态，并可钳取活组织作病理学检查。

（2）超声内镜检查可用于判断肿瘤侵犯深度、食管周围组织及结构有无受累，以及局部淋巴结转移情况。

4. 护理配合　造影前 6～8 小时禁食禁水，术前 30 分钟酌情给予山莨菪碱、地西泮或阿托品等药物肌内注射，减少口腔、消化道分泌，以便操作顺利进行。

三、对症支持护理

1. 营养支持　对体质较弱或者无法经口进食的患者，可给予静脉营养液支持治疗，依据患者病情确定静脉营养液的用量，同时依据实验室检查结果，给予补液及补充电解质以免出现水、电解质平衡紊乱。

2. 促进睡眠　保持病房适宜温湿度，光线温和，为患者创造安静舒适的睡眠环境，减少不良刺激，指导放松训练，如深呼吸、听音乐等，来改善睡眠障碍；夜间操作动作轻柔，集中护理，最大限度地降低干扰；告知患者规律作息的重要性，合理干预，提高其睡眠质量。

3. 合理饮食　进食时宜取坐位，禁食黏稠、过热、过冷及粗纤维食物。进食多咀嚼，勿进食大块食物。每餐进食后取直立位 20 分钟，餐后饮用温开水 200ml，以清洁残留的食物碎屑，保持口腔清洁。术前应给予高热量、高蛋白饮食，增加维生素的补充，保障营养的充足供给，有助于增强体质，提高患者对手术的耐受性。

4. 心理支持　食管癌患者有不同程度的焦虑、恐惧、抑郁、悲观等情绪，因此应提供积极的心理干预，通过与患者的沟通，了解患者真实需求及心理问题，为患者提供激励指引，提高患者的心理弹性水平，改善负面情绪，引导患者正确面对疾病。

5. 其他症状护理　如患者伴有发热、胸痛、咳嗽时，遵医嘱予以相应对症处理，如退热、抗感染、止痛、镇咳等。

四、介入手术方法

食管支架置入（成形）术：咽部喷入利多卡因或利多卡因胶浆口含3分钟咽下，然后患者口服对比剂以确定狭窄部位（图8-3-1）；安置开口器，先经口送入260cm超滑导丝直到胃部，如导丝难以通过，则以导管顺导丝进入，配合导丝通过狭窄口，进入胃内然后退出导丝，注对比剂证实导管在胃内（图8-3-2）。经导管送入超硬导丝，退出导管，送入球囊导管扩张狭窄段，选择合适支架，将支架准确地放置在狭窄部位（图8-3-3）。撤出导丝，口服对比剂观察食管通畅情况。

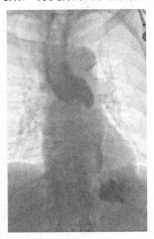
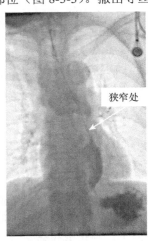
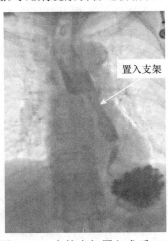

图8-3-1　DSA示食管狭窄　　图8-3-2　导管导丝通过食管狭窄　图8-3-3　食管支架置入术后DSA
　　　　　　　　　　　　　　　　　　处DSA图像　　　　　　　　　图像

五、术前护理

1. 参见第一篇第二章第三节中"二、非血管性介入诊疗围术期护理要点"的"术前护理"部分。

2. 术前6～8小时禁食禁水，术前30分钟酌情给予山莨菪碱、地西泮或阿托品等药物肌内注射，减少口腔、消化道分泌，防止食管痉挛，便于操作和防止呕吐物、分泌物反流而呛入气管。

3. 备急救药品和设备　患者操作过程中呕吐可引起误吸或者窒息等，应提前准备好急救药品、吸痰设备等。

六、术中护理

1. 参见第一篇第二章第三节中"二、非血管性介入诊疗围术期护理要点"的"术中护理"部分。

2. 插管时指导患者深呼吸并做吞咽动作，方便导丝一次性通过。术中及时清除患者口腔分泌物，必要时予以吸痰，防止吸入呼吸道，引起吸入性肺炎或窒息。

3. 支架释放成功后，立即让患者饮35～60℃少量温水，平卧15～30分钟，降低支架向外扩张的弹性阻力，使支架牢固地固定在狭窄处。

七、术后护理

1. 参见第一篇第二章第三节中"二、非血管性介入诊疗围术期护理要点"的"术后护理"部分。

2. 饮食指导　术后根据病情指导患者进食。食管支架置入术后禁食禁水24小时，口渴时可用少量温水漱口，第2～3天进全流食，第4～7天进半流食，1周后可进软烂食物。进食时一般取坐位，禁食黏稠、过热、过冷及粗纤维食物。进食多咀嚼，勿进食大块食物，以免支架移位、脱落或嵌顿。每餐后取直立位20分钟，餐后饮用温开水200ml，以清洁残留在支架上的食物碎屑，避免支架堵塞。睡前4小时禁食，睡觉时将枕头适当垫高。

3. 并发症护理

（1）胸痛和异物感：由于支架张力和扩张时食管黏膜受损等因素，大多数患者术后出现不同程度的异物感、不适感和胸痛，通常支架位置越高，症状越明显。应及时给予心理疏导，观察疼痛性质、部位、持续时间，并进行疼痛评分，遵医嘱应用止痛药。

（2）出血：是食管支架置入术后的并发症之一，也是球囊扩张术后的并发症，与术中操作或支架选择不当造成组织破坏有关。应严密观察患者生命体征变化，尤其是血压和心率的变化，注意观察患者口腔分泌物的颜色、性状和量并准确记录，少量出血可自行停止，出血较多时，协助患者取坐位或平卧位头偏向一侧，立即应用止血、抑酸药物，必要时输血。

（3）支架移位、脱落：多由支架与食管尚未紧密贴合、食管自身的节律性蠕动和进食不当等原因造成。患者再次出现进食困难，及时静脉补充营养，行消化道造影以明确诊断，在胃镜下取出支架。

（4）支架堵塞：短期堵塞多由食物淤积引起，可行内镜下疏通或取出食物。远期堵塞为肿瘤炎性增生及肿瘤向腔内生长所致，表现为吞咽困难，不能进食水。可再次行支架置入术，同时给予静脉营养支持。

（5）气管狭窄：与肿瘤的生长部位有关，当支架置入后，由于支架膨胀可推挤肿瘤向前移动，造成气管受压狭窄，患者出现不同程度的胸闷、气短、呼吸费力和发绀等缺氧症状，应立即给予吸氧，必要时行气管支架置入术。

八、康复指导

1. 疾病知识指导　食管癌是一种复发率高、生存率低的侵袭性恶性肿瘤，应做好疾病健康宣教，指导患者戒烟戒酒，避免进食热烫食物；观察有无早期淋巴转移征象，及时返院复查。

2. 饮食宣教　进食时宜细嚼慢咽，切忌暴饮暴食，宜少食多餐，防止食物嵌顿。每餐后用温水清洁食管。支架置入食管下段时，勿食过饱，餐后勿立即卧床。术后3个月内禁坚硬、生冷食物，防止支架移位、滑脱。鼓励进食高热量、高蛋白、丰富维生素、低渣的食物，忌烟酒及辛辣刺激性食物。

3. 生活方式指导　食管黏膜覆盖支架需4周左右，在此期间患者应保持情绪稳定，充足的睡眠，适当运动，可选择幅度小、频率慢、能耐受的运动项目，如太极、瑜伽等，避免重体力劳动，防止支架移位或脱落。

4. 随诊管理　定期复诊，若出现进食困难、呕吐、梗阻、疼痛、黑便或腹胀、便秘等，应及时就医，对症处理。

【案例参考答案】

1. 该患者主要的护理问题有哪些？

答：①营养失调：与疾病导致的吞咽困难有关。②焦虑或恐惧：与对癌症的恐惧及担心疾病预后有关。③潜在并发症：与支架置入及肿瘤生长有关。

2. 术后如何进行饮食指导？

答：术后根据病情指导患者进食。食管支架置入术后禁食禁水24小时，口渴时可用少量温水漱口，第2～3天进全流食，第4～7天进半流食，1周后可进软烂食物。进食时一般取坐位，禁食黏稠、过热、过冷及粗纤维食物。进食多咀嚼，勿进大块食物，以免支架移位、脱落或嵌顿。每餐后取直立位20分钟，餐后饮用温开水200ml，以清洁残留在支架上的食物碎屑，避免支架堵塞。睡前4小时禁食，睡觉时将枕头适当垫高。

3. 食管支架置入（成形）术后的并发症有哪些？如何观察护理？

答：①胸痛和异物感：观察疼痛性质、部位、持续时间，并进行疼痛评分，遵医嘱应用止痛剂并观察用药后效果。②出血：应严密观察患者生命体征变化，尤其是血压和心率的变化，注意观察患者口腔分泌物的颜色、性状和量并准确记录，少量出血可自行停止；出血较多时，协助患者取坐位或平卧位头偏向一侧，立即应用止血、抑酸药物，必要时输血。

③支架移位、脱落：观察患者有无再次出现进食困难，必要时行消化道造影以明确诊断，在胃镜下取出支架。④支架堵塞：观察患者有无再次出现进食困难，可行内镜下疏通或取出食物。远期堵塞为肿瘤炎性增生及肿瘤向腔内生长所致，可再次行支架置入术。⑤气管狭窄：观察患者是否出现不同程度的胸闷、气短、呼吸费力和发绀等缺氧症状，如出现立即给予吸氧，必要时行气管支架置入术。

（练贤惠）

第四节　肝　癌

【案例导入】

　　李某，男，57岁，右上腹胀痛2个月。

　　患者1周前腹部CT显示肝硬化、脾大、腹水、肝脏多发占位性病变，未系统诊治。起病以来食欲略差，睡眠差，伴焦虑，情绪低落，大、小便正常，体重略减轻。

　　患者朝鲜族，初中文化，工人，已婚，育有1子，妻子及儿子均体健，家庭经济情况一般，乙型肝炎病史40余年，饮酒史20余年，折合乙醇量约40g/d，无过敏史。

　　体格检查：入院T 36.5℃，P 70次/分，R 20次/分，BP 120/80mmHg，神志清楚。慢性肝病面容，有肝掌，无蜘蛛痣。腹平坦，腹软，上腹部压痛，无反跳痛及肌紧张，肝肋下8cm，脾肋下5cm，双下肢无水肿。

　　辅助检查：甲胎蛋白72～150ng/ml，γ-谷氨酰转肽酶77.3U/L，凝血酶原活动度77%，白蛋白36g/L，白细胞$2.15×10^9$/L，血红蛋白85g/L，血小板$61×10^9$/L。

　　初步诊断：原发性肝癌。拟尽快完善相关检查后行肝动脉化疗栓塞术。

请思考：

1. 该患者主要的护理问题有哪些？
2. 如果患者突发消化道出血，应如何紧急处置？
3. 如果患者突发癌结节破裂出血，应如何紧急处置？

一、疾病概述

　　肝癌（liver cancer）分为原发性肝癌和继发性肝癌。原发性肝癌是一种发生于肝细胞或肝内胆管上皮细胞的恶性肿瘤，主要包括肝细胞癌、肝内胆管癌和混合型肝细胞癌-胆管癌3种病理学类型，肝细胞癌占75%～85%。高危人群包括乙型/丙型病毒性肝炎、过度饮酒、非酒精性脂肪性肝炎及其他原因引起的肝硬化、肝癌家族史等。

　　多数以肝区疼痛为首发症状，呈间断性或持续性钝痛、刺痛、胀痛，癌肿累及横膈时可放射至右肩背部。伴随食欲减退、腹胀、腹泻、恶心、呕吐等消化道症状，晚期出现消瘦、乏力、贫血、黄疸、腹水、下肢水肿、皮下出血等恶病质表现。

二、专科检查与护理

　　1. 实验室检查　血常规、凝血功能、尿常规、粪便隐血、生化、肝炎病毒定量、肝癌肿瘤标志物、血氨、D-二聚体等。血清甲胎蛋白（AFP）是肝癌当前诊断和疗效监测常用且重要指标。

　　2. 影像学检查

　　（1）超声显像：早期检出肝内占位性病变，鉴别囊性或实质性，判断良性或恶性，筛查是否有转移灶、肝内血管及胆管侵犯，观察病灶血供。术中实时引导局部治疗，术后评估疗效。

（2）CT 和 MRI：肝脏 CT 用于诊断、分期、转移评价、局部治疗的疗效评价，观察动脉化疗栓塞后碘油沉积，预测首次动脉化疗栓塞治疗的疗效。肝脏 MRI 用于肝癌临床检出、诊断、分期和疗效评价。

（3）数字减影血管造影（DSA）：显示肝肿瘤血管染色、数目、大小及血供，用于肝癌局部治疗或自发破裂出血的治疗。

（4）核医学影像学检查：用于肝癌的分期、再分期和疗效评价。

3. 其他病因诊断检查　缺乏典型肝癌影像学特征的肝占位性病变，肝病灶穿刺活检可明确病灶性质及肝癌分子分型。

4. 护理配合　增强 CT 和 MRI 检查前空腹。应用碘对比剂前，全面评估病情、用药史、过敏史、肾功能、甲状腺功能。磁共振检查不能将金属及含铁物件带入检查室，体内有金属物者不能做此项检查。提前留置耐高压的套管针。做好检查过程突发事件的应急预案，危重患者检查时医护陪同，躁动、不配合的患者镇静后再做检查。发生碘对比剂过敏反应，轻者大量饮水加快药物代谢，重者保持气道通畅，吸氧、保留静脉通路补液或用药，喉头水肿影响呼吸时准备气管插管或者气管切开。糖尿病服用二甲双胍者，对比剂注射前后 48 小时内均应停用二甲双胍。预防对比剂肾病，检查前后采用口服或静脉的水化疗法。

三、对症支持护理

1. 减轻腹水　尽量平卧，增加肝肾血流灌注。下肢水肿者，抬高患肢，减轻水肿。按医嘱使用利尿药、补充白蛋白或血浆，记 24 小时出入量，了解有无低钾低钠。测量腹围和体重，做到定时、定体位、定部位。

2. 缓解疼痛　评估疼痛，调整适宜的环境和舒适的体位，避免光线、温度、声音等刺激。根据评估结果，选择适合的非药物或药物治疗。常用的非药物治疗有热敷、冷敷、充分休息、按摩、聆听音乐、呼吸放松操、正念减压训练等。应用止痛药物应静卧 30 分钟，避免因用药后头晕而发生跌倒，30 分钟后评估止痛药物疗效，同时观察有无药物副作用。

3. 皮肤护理　靶向药所致手足综合征时保持手足部清洁，裸露四肢或穿棉袜，避免使用过冷过热、化学洗涤剂，避免手足部过度摩擦或受压，局部涂抹尿素软膏等减轻手足症状。瘙痒时不可搔抓或涂抹刺激性止痒药，产生水疱时可在无菌条件下抽吸泡内液体，破溃处可涂抹抗生素预防感染。

4. 营养支持　晚期肝癌纠正低蛋白血症，加强营养支持。血红蛋白低于 70g/L 时，酌情输注红细胞悬液或药物治疗，铁剂、叶酸、维生素 B_{12} 和促红细胞生成素。血小板减少时，酌情输注血小板或药物治疗，重组人血小板生成素或血小板生成素受体激动剂。中性粒细胞减少时，酌情给予粒细胞集落刺激因子。

5. 心理支持　耐心倾听，主动沟通，树立治疗信心。通过宣教资料提供信心支持，增加对手术治疗的了解和配合。教会患者呼吸训练及放松训练，缓解紧张心理。

6. 并发症的观察与预防

（1）肝性脑病的观察与预防：早期识别，观察意识、性格、行为变化，监测血氨和大便，去除和避免诱因。发生肝性脑病，输注支链氨基酸及氨代谢清除制剂，食醋水灌肠，限制蛋白质摄入，高糖高维生素饮食。躁动者保护性约束，昏迷者保持呼吸道通畅，预防压疮、下肢静脉血栓及肌肉萎缩。

（2）防治休克：上消化道大出血、肝破裂出血引起低血容量性休克时，应迅速建立两组以上静脉通路以维持血流动力学稳定。

7. 其他症状护理　伴有发热、黄疸、恶心呕吐、腹胀、腹泻时给予对症处理。

四、介入手术方法

（一）消融治疗

肝癌消融治疗是借助超声、CT 和 MRI 引导，对肝肿瘤病灶靶向定位，局部采用物理或化学的方法直接杀灭肿瘤组织。

1. 射频消融（radiofrequency ablation，RFA） 超声、CT 等引导下将针状或多针状电极直接刺入肿瘤部位，产生热能破坏肿瘤细胞，当肿瘤细胞加热超过 50℃时，细胞内蛋白质变性。

2. 微波消融（microwave ablation，MWA） 利用超声引导判断病灶位置，精准地将探针穿刺到病变部位，再置入微波辐射器，利用微波产生高达 65 ～ 100℃局部高温，使病灶组织凝固变性坏死，达到原位灭活或局部根治的目的（图 8-4-1，图 8-4-2）。

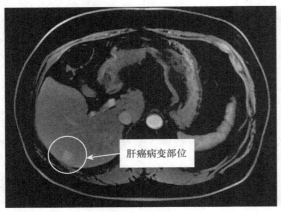
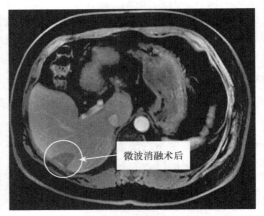

图 8-4-1　MRI 示肝癌　　　　　　　图 8-4-2　肝癌微波消融术后 MRI 图像

（二）肝血管内介入治疗

1. 肝动脉化疗栓塞术（transhepatic arterial chemoembolization，TACE） 是将带有化疗药物的碘化油乳剂或载药微球、补充栓塞剂（吸收性明胶海绵颗粒、空白微球、聚乙烯醇颗粒）等注入肿瘤供血动脉支的栓塞治疗（图 8-4-3，图 8-4-4）。

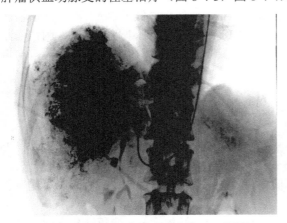
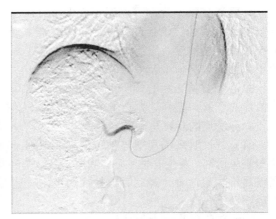

图 8-4-3　巨大肝癌肝动脉造影 DSA 图像　　　图 8-4-4　肝癌肝动脉化疗栓塞后 DSA 图像

2. 肝动脉灌注化疗（hepatic artery infusion chemotherapy，HAIC） 将导管选择性插入肝内肿瘤血管，通过留置导管对肿瘤供血动脉直接灌注化疗药物（常用蒽环类、铂类和氟尿嘧啶类），提高肿瘤局部药物浓度。

（三）放射性粒子置入术

肝癌放射性粒子置入术（radioactive particle implantation）是在模板、超声、CT 等引导下将放射性颗粒源直接置入肝脏肿瘤内，放射性核素持续释放射线杀伤肿瘤细胞。内放射治疗是利用放射性核素，经机体管道或通过针道置入肿瘤内。

五、术前护理

1. 参见第一篇第二章第三节中"介入围术期护理"的"术前护理"部分。

2. 呼吸训练　指导非血管性介入治疗肝癌患者术前 1 日进行呼吸训练：平静呼吸数次后屏气 5 秒，反复锻炼，逐步使屏气时间延长至 10 秒甚至更久，以利于术中穿刺引导针到达预定位置。

六、术中护理

1. 参见第一篇第二章第三节"介入围术期护理"的"术中护理"部分。

2. 射频消融　观察患者皮肤有无烫伤，监测电极温度，温度过高用冰盐水纱布湿敷或暂停治疗，电极板粘贴处出现皮肤湿润、粘贴不牢应重新粘贴或更换电极贴。

3. 放射性粒子置入

（1）粒子置入后协助扫描验证粒子数量和位置，做好记录。如有粒子丢失，使用放射探测仪对手术场地进行探测。

（2）术中穿铅衣防护，分装或置入粒子应用操作钳，避免直接用手接触。发生放射性泄漏应封闭现场，隔离人员，受污染人员做甲状腺碘测定。

七、术后护理

1. 参见第一篇第二章第三节"介入围术期护理"的"术后护理"部分。

2. 饮食指导　根据消化道反应程度给予饮食指导。术后无恶心呕吐可即刻进食高热量、高蛋白、高维生素的流质或半流质饮食，避免生硬、粗糙、刺激性食物，以免加重胃肠道损伤和诱发上消化道出血。

3. 栓塞综合征的护理　发热、胃肠道反应、疼痛护理参见第一篇第二章第三节中"一、血管性介入诊疗围术期护理要点"的"术后护理"部分。

（1）肝功能损害及黄疸：肝细胞缺血、缺氧及化疗药物毒性作用导致肝细胞损伤，表现为转氨酶一过性增高。肝细胞损伤、水肿坏死组织压迫肝内胆管引发胆管缺血、痉挛、狭窄所致黄疸，表现为血清胆红素升高，可伴皮肤、巩膜黄染。定期监测肝、肾功能，观察尿量、尿色、皮肤及巩膜有无黄染，应用保肝、降转氨酶药物，必要时补充白蛋白。

（2）呃逆：由化疗药刺激膈神经，或肿瘤位置较高刺激膈肌引起膈肌痉挛所致。可采用 CO_2 重复吸入法、含水屏气法、口服药物、中医针灸治疗。

（3）骨髓抑制：为化疗药物的副作用，表现为全血细胞下降，特别是白细胞。室内定时通风消毒，限制探视，减少交叉感染。定期监测血常规，其他参见本节对症支持护理"营养支持"部分。

4. HAIC 置管泵注化疗药的护理

（1）化疗药现用现配，抽药及换药过程中注意防护。

（2）妥善固定动脉导管及鞘管，贴管路标识，避免打折、受压、弯曲、受牵拉，注意观察外露长度。

（3）保持管路通畅，及时巡视，输液标签标注给药起止时间，观察导管有无回血、泵注药物速度及液体余量。

（4）观察穿刺口有无渗血渗药。

（5）观察有无恶心呕吐、胃部不适等化疗药反应。

5. 粒子防护指导　充分告知患者及其家属放射性粒子防护的要求和必要性。粒子置入后返回专用防护病房，患者穿戴铅防护用品，避免与人近距离接触，社交距离大于 1m。每位患者只允许 1 人陪护，每人陪护时间不超过 12 小时，家属尽量站在粒子置入的对侧，儿童、孕妇、哺乳期妇女勿接触患者。

6. 消融治疗术后并发症护理

（1）肝脓肿：为微波消融术后常见并发症，表现为发热、寒战。发热持续 3 天以上、体温高达 39℃，同时伴有寒战应警惕术后肝脓肿形成，查血常规、血培养及超声，对症给予抗生素或穿刺引流。

（2）疼痛：近膈面病灶消融后以右肩放射性疼痛为主，近胆囊病灶消融后以右上腹疼痛和局部压痛为主。重度疼痛、疼痛持续不缓解、进行性加重，或手术区外腹部剧烈疼痛、出现腹膜刺激征，应警惕内出血、胆汁外漏或肝脓肿，立刻汇报医生，配合完善各项检查，急救或对症处理。

（3）出血：由术中损伤血管、伤口处理不当所致。观察患者的意识、生命体征、胸腹部症状及尿量，及时给予止血、备血、补液。

（4）胆管损伤：观察有无腹痛、黄疸或黄疸加重，协助医生做好胆汁引流。

（5）气胸：经胸膜到达肝组织时可引起不同程度的胸膜损伤。液气胸较重行胸腔闭式引流，观察有无气促、胸部压迫感、引流液情况，保持引流通畅。卧床休息，半卧位或高枕卧位，利于肺扩张及体位引流。观察血氧饱和度，持续低流量吸氧，腹式呼吸增加肺活量。

7. TACE 术后并发症护理

（1）胆囊炎和胆囊穿孔：由胆囊异位栓塞引起，表现为右上腹疼痛、发热、恶心呕吐，胆囊穿孔时右上腹剧烈疼痛可蔓延全腹、全腹压痛及反跳痛，给予禁食、胃肠减压、静脉营养支持、解痉镇痛、抗炎、利胆等对症处理。

（2）肝脓肿和胆汁瘤：肝脓肿与胆道损伤和梗阻、营养状况低下、免疫力低下、肝功能低下、门静脉血流受阻、术者无菌观念不强、过度栓塞有关，表现为持续高热、寒战，伴有肝大、肝区疼痛，监测体温，给予抗炎、脓肿穿刺引流等对症处理。胆汁瘤与胆道扩张、肝切除史、非超选择性插管及使用 PVA 颗粒有关，表现为高热、寒战、黄疸、恶心、肝区疼痛，监测体温，给予抗炎、利胆、保肝、穿刺引流等对症处理。

（3）碘油异位栓塞：与导管放置未达到超选择部位、碘化油用量过多、肿瘤异常分流通道有关，会引起肺栓塞、脑栓塞、脊髓损伤、消化道穿孔等。给予脂肪乳静脉滴注，脂肪乳对碘油有乳化作用，加速碘化油代谢。碘油肺栓塞：吸氧，观察呼吸频率、深度，有无咳嗽、胸痛、咯血，监测患者生命体征及血氧饱和度，给予抗炎、化痰等对症处理。碘油脑栓塞：表现为急性脑缺血症状，给予脱水、降颅压等对症处理。脊髓损伤：表现为双下肢麻木、感觉迟钝、大小便失禁，吸氧，观察双下肢感知觉、活动度及肌力，给予脱水、营养神经、深部微波热疗等对症处理。消化道穿孔：表现为腹部压痛、肌紧张、反跳痛，非休克者取半卧位减轻腹壁张力，禁食，胃肠减压，观察腹痛情况，监测患者生命体征，记录出入量，给予抗炎、解痉镇痛、补液等对症处理。

8. 放射性粒子置入术后并发症护理 局部出血多由穿刺过程中损伤血管所致，观察穿刺部位敷料是否清洁无渗血，如有渗血，局部加压即可。肺梗死由放射性粒子迁移到肺动脉所致，观察有无胸闷、胸痛、呼吸困难、发绀等，一旦发现，立即卧床、吸氧，报告医生配合抢救。

八、康复指导

1. 疾病知识指导

（1）抗病毒药物可持续抑制病毒复制，减轻肝细胞炎症性坏死及肝纤维化，从而改善病情和延缓疾病发展；保肝药物可改善肝功能，促进肝细胞再生，增强肝脏解毒能力；分子靶向药物可抑制新的血管生成或破坏现有肿瘤相关血管系统，导致肿瘤细胞因缺血、缺氧而死亡。遵医嘱规范用药，按时服用，不要随意增减或停药。注意观察药物的疗效与副作用，一旦出现不良反应及时就医。

（2）根据医嘱和个人情况，定期复查，若出现呕血、黑便、腹痛、水肿、黄疸及出血倾向等应及时就医。

（3）防护指导：粒子置入术患者出院购买铅防护背心或围裙。术后 6 个月内如不穿防护衣，避免到人员密集的公共场所，或与人保持 1m 以上距离。避免与儿童、孕妇、哺乳期妇女、育龄妇女近距离接触。

2. 饮食指导　以高蛋白、高热量、高维生素、低脂、易消化饮食为主，少食多餐。出现腹水、水肿时应严格控制液体入量，限制食盐摄入。严重肝性脑病患者限制动物蛋白摄入，进食高比例植物蛋白及富含乳蛋白的食物，摄入丰富的膳食纤维。不食霉变食物，忌烟酒，避免生硬、粗糙、刺激性食物。

3. 生活方式指导　生活规律，睡眠充足，避免腹部碰撞、剧烈运动及重体力劳动。病情允许者可适当进行户外活动，加强锻炼，增强机体抵抗能力，但不可过度过量。

【案例参考答案】

1. 该患者主要的护理问题有哪些？

答：①疼痛：与肿瘤生长迅速、肝包膜被牵拉有关。②预感性悲哀：与知晓疾病诊断有关。③营养失调：与恶性肿瘤对机体的慢性消耗有关。

2. 如果患者突发消化道出血，应如何紧急处置？

答：①发生上消化道大出血时，绝对卧床，头偏向一侧，吸氧，保持呼吸道通畅，禁食水，及时清理口腔内血迹及呕吐物。②床旁备负压吸引器，动态观察意识、生命体征、呕血、黑便、贫血及失血性周围循环衰竭情况。③准确记录出入量，观察尿量，出血部位、量、性质。④建立静脉通路，遵医嘱使用止血药，酌情输血和静脉扩容，准备好急救药品及物品。⑤遵医嘱备血化验，掌握实验室检查结果。⑥必要时做好术前准备，急诊行介入手术止血。

3. 如果患者突发癌结节破裂出血，应如何紧急处置？

答：①发生肝癌结节破裂出血时，绝对卧床，禁食水，吸氧，必要时镇静、止痛。②动态观察意识、生命体征、疼痛、腹部体征及失血性周围循环衰竭情况。③准确记录出入量，观察尿量。④建立静脉通道，遵医嘱使用升压药，酌情输血和静脉扩容，准备好急救药品及物品。⑤遵医嘱备血化验，掌握实验室检查结果。⑥做好术前准备，急诊行介入手术。

（李　敏）

第五节　肝血管瘤

【案例导入】

才某，女，43 岁，因体检发现肝血管瘤 8 年，近 3 年病灶增大而入院。

患者 8 年前体检发现肝血管瘤，无明显症状、体征，未做特殊处理，近 3 年体检时发现病灶增大，肝区偶有胀痛，为求进一步治疗而入院。食欲一般，睡眠良好，伴焦虑，情绪低落，大、小便正常，体重无明显减轻。

患者汉族，高中文化，无业，已婚，育有 1 子，丈夫及儿子均体健，家庭经济情况一般，无吸烟史，无过敏史。

体格检查：入院测 T 36.3℃，P 78 次 / 分，R 16 次 / 分，BP 115/68mmHg，神志清楚，精神欠佳。

辅助检查：血常规及其他血液检查结果未见异常，肝脏 CT 平扫＋增强可见肝 S7/S8 一枚类圆形低密度结节，增强可见填充样强化，边界清晰，呈分叶状，两结节邻近，较大者长径约 48mm，邻近被膜。肝 S2 另见渐进性填充样强化小结节，直径 12mm。

初步诊断：肝 S7/S8/S2 多发结节，考虑血管瘤。拟完善相关检查后行经肝动脉栓塞术。

请思考：
1. 该患者主要的护理问题有哪些？
2. 如果患者肝血管瘤破裂出血，应如何紧急处置？

一、疾病概述

肝血管瘤（hepatic hemangioma）是一种最常见的肝脏良性肿瘤，随着病变范围的扩大，会出现肝区隐痛和相邻器官组织压迫症状。巨大血管瘤可发生破裂导致大出血，甚至危及生命，因此对有临床症状和 / 或体积较大的肝血管瘤应积极治疗，控制其发展。外科手术切除是治疗肝血管瘤的有效方法之一，但因其创伤大、并发症多，会对患者造成很大心理压力。而经肝动脉栓塞术是一种有效、安全可行的方法，可有效治疗肝血管瘤。

二、专科检查与护理

1. 实验室检查　血常规、尿常规、便常规、血型、凝血功能、肝功能、肾功能、乙型肝炎病毒、丙型肝炎病毒、梅毒、人类免疫缺陷病毒、肿瘤标志物检测等。

2. 影像学检查

（1）超声表现：声像图可显示为大小不等高回声、低回声、无回声或混合回声，周边回声增强，边界清楚，内部多呈筛网状结构，后方回声可增强，大的或靠近肝包膜血管瘤探头加压可见其形变。但因部分患者常规声像缺乏特异性，因此定性诊断较为困难。

（2）CT：平扫检查表现肝实质内境界清楚的圆形或类圆形低密度肿块，增强可见动脉期呈边缘强化，门脉期及延迟期可见强化向中心填充。

（3）MRI：海绵状血管瘤内的血窦和血窦内充满缓慢流动的血液，形成的 MRI 颇具特征的 T_2WI "灯泡征"表现。

（4）DSA：可见动脉早期异常血管显影，持续时间长，呈"爆米花样"染色或"树上挂果征"。

3. 护理配合　CT、MRI 及超声检查前应空腹，应用碘对比剂前全面评估病情、用药史、过敏史、肾功能、甲状腺功能。糖尿病服用二甲双胍者，对比剂注射前后 48 小时内均应停用二甲双胍。预防对比剂肾病，检查前后采用口服或静脉的水化疗法。

三、对症支持护理

1. 疼痛护理　因肝血管瘤在生长过程中，会引起牵扯性的肝包膜疼痛，是肝血管瘤引起疼痛的常见原因，可采取非手术治疗或手术治疗。给予心理护理，指导患者分散注意力的方法，如听音乐、缓慢深呼吸等。

2. 安全护理　指导患者保持大便通畅，用力排便有可能造成巨大的肝血管瘤破裂。指导患者避免剧烈运动，避免外力碰撞。

3. 饮食指导　当肿瘤体积大于 4cm 以上者，会出现食欲缺乏、消化不良等症状，可少食多餐，多食含优质蛋白食物、多饮水，多食富含纤维素食物，可适当进食流食、半流食或软食，避免食用煎炸食品、生冷辛辣等刺激性食物。

4. 心理支持　主动告知患者肝血管瘤为良性肿瘤，消除其恐惧心理，讲解疾病治疗等相关知识，鼓励其树立战胜疾病的信心，积极配合治疗。

5. 其他症状护理　巨大血管瘤伴血小板减少症，遵医嘱及时给予药物治疗或输注血小板、冷冻血浆、冷沉淀等。

四、介入手术方法

经肝动脉栓塞术（transhepatic arterial embolization，TAE）：局部麻醉下，经皮股动脉穿刺，DSA引导下采用Seldinger穿刺右股动脉成功后，导管前端进入肝总动脉或肝固有动脉，行肝动脉造影（图8-5-1），了解病灶数目、大小、肿瘤血供。将栓塞剂、药物经导管从肝动脉缓慢推入，达到破坏血窦内皮细胞和闭塞瘤体血窦的作用。常用的栓塞剂主要是碘化油、聚乙烯醇（PVA）颗粒、吸收性明胶海绵及弹簧圈等，治疗药物如平阳霉素、博来霉素等，与碘化油混合成乳剂后注入病灶供血动脉，栓塞肝内病灶，病灶内碘油明显沉积（图8-5-2）。

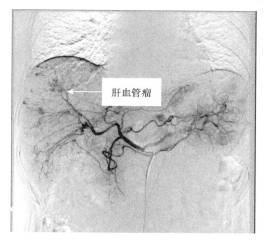

图8-5-1　DSA示肝血管瘤"挂果征"

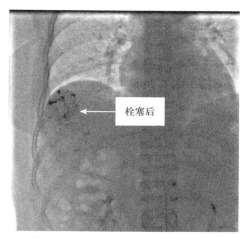

图8-5-2　肝血管瘤栓塞后DSA图像

五、术前护理

1. 参见第一篇第二章第三节中"一、血管性介入诊疗围术期护理要点"的"术前护理"部分。

2. 指导患者卧床休息，避免腹压增高、外力碰撞的动作，防止肝血管瘤破裂出血。

六、术中护理

参见第一篇第二章第三节中"一、血管性介入诊疗围术期护理要点"的"术中护理"部分。

七、术后护理

1. 参见第一篇第二章第三节中"一、血管性介入诊疗围术期护理要点"的"术后护理"部分。

2. 并发症护理

（1）胆囊炎：由于碘油乳剂经肝动脉误入或反流入胆囊动脉，从而导致化学性胆囊炎，可遵医嘱行解痉、镇痛、抗感染治疗。

（2）肝脓肿：巨大的肝血管瘤应预防使用抗生素，肝脓肿及时引流，遵医嘱观察引流液的颜色、性质、量，如有异常及时通知医生给予对症处理。

八、康复指导

1. 疾病知识指导

（1）遵医嘱按时服药，以改善肝功能，促进肝细胞再生，不可擅自增减药物剂量，慎用损害肝脏药物。

（2）术后1个月复查CT或超声、血常规、肝功能、肾功能等，发现异常情况时，随时复诊。

2. 饮食指导　进高蛋白、高维生素、高热量、低脂易消化软食，戒烟、酒、辛辣刺激性食物，多食水果、蔬菜，保持大便通畅。不食用霉变或含硝酸盐过高的食物，不暴饮暴食。

3. 生活方式指导 指导患者注意休息，保证充足睡眠，避免重体力劳动，劳逸结合，适量运动，活动量以不引起心悸、气短为宜，以增强体质。

4. 心理支持 保持心情舒畅，避免太重的心理负担。

【案例参考答案】
1. 该患者主要的护理问题有哪些？
答：①疼痛：与血管瘤牵扯肝包膜有关。②潜在并发症：出血。③焦虑：与担心疾病预后效果有关。
2. 如果患者肝血管瘤破裂出血，应如何紧急处置？
答：①建立静脉通路，密切监测生命体征，进行积极的补液、止血等治疗。②及时补充血容量，纠正失血性休克。③必要时迅速完善术前的检查及准备，进行介入止血或外科手术治疗。

（李伟航）

第六节　肝脓肿 / 肝囊肿

【案例导入】
赵某，男，56岁，因高热伴周身酸痛、乏力10余天，加重1天入院。

患者于10余天前无明显诱因出现发热，体温最高达40℃，伴畏寒及寒战，乏力、周身酸痛，偶有咳嗽，咳白色痰，无咯血，无头痛；食欲下降，恶心、呕吐胃内容物1次，无呕血；曾自行静脉滴注盐酸左氧氟沙星治疗，症状无好转。门诊肝胆CT诊断"肝脏多发混杂密度影、内见气液平面、考虑肝脓肿"。门诊以"肝脓肿"收住院治疗。

患者汉族，大学本科，已婚，配偶健在，育有1女，体健，家庭和睦；经济情况一般，吸烟30余年，已戒烟1年余；否认饮酒史，否认过敏史。糖尿病病史10余年，皮下注射胰岛素治疗，血糖控制稳定。

体格检查：入院测T 38.8℃，P 106次/分，R 24次/分，BP 136/88mmHg，神志清楚，表情痛苦，自主体位，查体合作；全身皮肤巩膜无黄染，全身浅表淋巴结无肿大；口唇无发绀，咽部略充血，双侧扁桃体无肿大；双肺呼吸音略粗糙，未闻及干、湿啰音；腹平坦，未见异常胃肠蠕动波，右侧上腹部轻压痛，无反跳痛及肌紧张，移动性浊音阴性；双下肢无水肿，双侧膝腱反射对称存在，双侧巴宾斯基征未引出。

辅助检查：白细胞12.49×10^9/L，血红蛋白122.50g/L，中性粒细胞百分比88.79%，血小板计数80.50×10^9/L，中性粒细胞计数11.09×10^9/L，单核细胞计数0.94×10^9/L；超敏C反应蛋白201mg/L、降钙素原（PCT）5.6143ng/ml；X线检查可见肝脏轮廓增大，右侧膈肌抬高、肋膈角模糊，胸腔少量积液。超声检查可发现肝部有约7.5cm×6.8cm液性无回音暗区，提示肝脓肿。

初步诊断：①感染性发热；②肝脓肿；③糖尿病。拟完善相关检查后行CT引导下经皮肝穿刺置管引流介入手术。

请思考：
1. 该患者主要的护理问题有哪些？
2. 经皮肝穿刺脓肿/囊肿置管引流术后最严重的并发症是什么？如何观察护理？

一、疾病概述

■（一）肝脓肿

肝脓肿（liver abscess）是指肝受感染后形成的脓肿，属于继发性感染性疾病。常见的肝脓肿有细菌性肝脓肿和阿米巴性肝脓肿 2 种。

1. 细菌性肝脓肿（bacterial liver abscess）　是指化脓性细菌经多种途径侵入肝脏，造成肝组织局部炎症、液化坏死、脓液积聚而形成的脓肿，又称化脓性肝脓肿（pyogenic liver abscess）。其多由肝外胆系疾病逆行感染所致，可能与门静脉内微栓塞继发感染有关，临床上多见于青壮年，以右半肝为主。本病以乏力、发热与腹痛为主要症状，其次为盗汗、消瘦、厌食、恶心与腹泻等，表现可不典型。细菌可由胆道、门静脉、肝动脉、毗邻器官或组织感染灶侵入肝脏，开放性肝损伤时细菌可直接经伤口侵入肝脏引起感染，形成脓肿。此外，肝脏其他疾病的有创性治疗方法，如经肝动脉化疗栓塞、消融等肿瘤治疗措施，也可能导致肝脓肿。

2. 阿米巴性肝脓肿（amebic liver abscess）　是肠道阿米巴感染的并发症，阿米巴滋养体经破损的肠壁小静脉或淋巴管进入肝脏，绝大多数单发，治疗上首先考虑非手术治疗，以抗阿米巴药物（甲硝唑、氯喹、依米丁），以及必要时反复穿刺吸脓和支持疗法为主。大多数患者可获得良好疗效。

■（二）肝囊肿

肝囊肿（hepatic cyst）是指长在肝脏上的所有囊泡状病变，发病部位主要在肝脏，导致患者出现此种疾病的主要原因包括胆管发炎、肝脏创伤、胚胎发育障碍等，对于患者的危害较大。

二、专科检查与护理

1. 实验室检查　血常规、便常规、血型、凝血功能、肝功能、肾功能、乙型肝炎病毒、丙型肝炎病毒、人类免疫缺陷病毒、梅毒抗体检验等。血常规可见白细胞计数和中性粒性细胞计数、降钙素原等炎症指标增高，转氨酶和碱性磷酸酶增高，红细胞沉降率（ESR）延长，慢性病程患者可有贫血和低蛋白血症。

2. 影像学检查

（1）超声检查：可明确肝脓肿的部位、大小，阳性诊断率可达 96% 以上，为首选的检查方法。

（2）X 线检查：可见肝阴影增大或有局限性隆起，右叶脓肿可使右膈肌升高，有时出现右侧反应性胸膜炎或胸腔积液。

（3）CT 检查：可显示单个或多发小脓肿。

（4）MRI 检查：对存在可疑胆道疾病时帮助较大。

3. 其他病因诊断检查

（1）内镜逆行胰胆管造影（endoscopic retrograde cholangiopancreatography，ERCP）：适用于肝源性的肝脓肿，有助于确定胆管梗阻的部位、原因和胆管引流。

（2）诊断性穿刺：必要时可在肝区压痛最剧烈处或在超声探测引导下施行诊断性穿刺，抽取脓液并将脓液送细菌培养即可确切诊断。

4. 护理配合　行腹部 B 超、CT、MRI 或 ERCP 检查前均应空腹，避免影响检查结果。应用碘对比剂前全面评估病情、用药史、过敏史、肾功能、甲状腺功能。糖尿病服用二甲双胍者，对比剂注射前后 48 小时内均应停用二甲双胍。预防对比剂肾病，检查前后采用口服或静脉的水化疗法。

三、对症支持护理

1. 预防肝脓肿/囊肿破裂　尽量减少增加腹压和避免碰撞腹部等相关动作，如仰卧起坐、跑步、爬楼梯、拎重物、转呼啦圈等都会增加腹压；注意观察有无脓肿破溃引起的全腹部压痛、反跳痛、肌紧张等急性腹膜炎症状及胸腔内感染、膈下脓肿、心脏压塞等严重并发症；注意观察有无继发脓毒血症、急性化脓性胆管炎或中毒休克等症状，如有应立即抢救。

2. 防止高热虚脱或惊厥　患者发生寒战、高热，体温高于39℃时，遵医嘱给予物理和药物降温，同时注意保暖，每2小时监测1次体温，每日摄入液体量至少2000ml（控制摄入液体量者除外），以防高渗性缺水虚脱或高热惊厥等并发症。病室温度应保持在18～22℃，湿度在50%～60%，定时通风，保持空气清新。

3. 抗感染　遵医嘱应用抗生素，注意多种药物合用配伍禁忌和给药间隔时间，注意药物不良反应及疗效观察，必要时分组输注。长期应用抗生素者，应注意观察口腔黏膜病变、有无腹泻、腹胀等。

4. 营养支持　鼓励患者多食高热量、高蛋白、低盐低脂、富含维生素和膳食纤维的食物；保证足够的液体摄入量，对有贫血、低蛋白血症者应输注血液制品；进食较差、营养不良者，可提供肠内、外营养支持。

5. 心理护理　为患者提供安全、舒适、安静的环境，主动告知患者疾病情况、治疗等相关知识，耐心倾听患者的主诉及需求，给予患者心理安慰及提供帮助，避免患者过度焦虑恐惧，必要时遵医嘱应用镇痛剂。

四、介入手术方法

1. 经皮肝穿刺脓肿置管引流术（CT-guided percutaneous catheter drainage of liver abscess）适用于单个较大的肝脓肿，可在超声、CT的引导下，针对液化坏死区域确定进针的位置、角度和深度（图8-6-1），选择型号合适的穿刺针，按计划好的进针位置、角度和深度循序进针，当穿刺针进入靶区后，可见到脓液流出，再次超声或CT扫描确定穿刺针的针尖位置，排除穿刺损伤的可能性，尽量抽尽脓液并冲洗，根据脓肿大小等情况行置管引流（图8-6-2），术毕固定引流管，包扎穿刺部位。

2. 肝囊肿与肝脓肿介入手术方法相同，肝囊肿治疗可以通过穿刺针或导管将囊肿内囊液抽吸后注入无水乙醇硬化治疗。

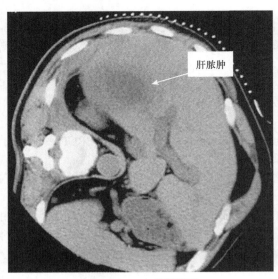

图 8-6-1　CT 示肝脓肿

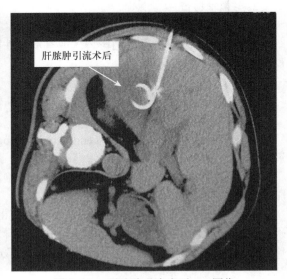

图 8-6-2　肝脓肿引流术后 CT 图像

五、术 前 护 理

1. 参见第一篇第二章第三节中"二、非血管性介入诊疗围术期护理要点"的"术前护理"部分。

2. 训练屏气 指导患者在床上平静呼吸时吸一口气,停止呼吸 10 ~ 15 秒,然后缓缓呼出,配合穿刺时屏气不动训练,避免穿刺操作时由于剧烈咳嗽和深呼吸划破脓(囊)肿黏膜壁或误伤肝脏大血管造成出血。

六、术 中 护 理

1. 参见第一篇第二章第三节中"二、非血管性介入诊疗围术期护理要点"的"术中护理"部分。

2. 穿刺过程中嘱患者屏气不动,定位准确后再进针,避免误穿肝脏大血管导致内出血。

3. 安慰患者,根据患者疼痛程度,遵医嘱应用镇痛剂,同时记录引流液颜色、量,并留取标本送检。

4. 备好抗生素、生理盐水等冲洗药物,协助医生进行脓腔冲洗。注意协助医生抽吸药液冲洗脓腔时,必须准确记录出入量,压力不宜过大,注入量应小于或等于抽出量,及时提示医生,以防止脓腔内压力过大出现脓液外溢,甚至脓肿破裂而造成炎症扩散和出血,操作时要严格遵守无菌技术操作。

5. 肝囊肿应用无水乙醇硬化时,警惕乙醇过敏或肺出血,密切观察患者有无面色苍白、潮红、出汗、发绀、心率增快等过敏或醉酒症状,及时提醒医生注射速度不宜过快,防止压力过大乙醇外溢造成比邻组织损伤,也防止药物进入肝内小静脉后迅速进入肺循环导致肺出血;为了减少或避免注入无水乙醇时疼痛的发生,操作时最好一次穿入囊腔,避免反复穿刺。

6. 根据穿刺手术情况,对于没有放置引流管的患者,穿刺结束后按压穿刺点 5 ~ 10 分钟,外用无菌敷料包扎。

七、术 后 护 理

1. 饮食与体位 安置患者平卧位,嘱其可轻轻变换体位,使药液充分与囊壁接触发挥作用;每 2 小时翻身一次,监测生命体征,做好护理记录,如有出血嘱患者卧床 24 小时,给予止血处理,出血停止后可以下床活动。术后 2 ~ 6 小时如病情平稳可进食高蛋白、高维生素、低脂肪、低胆固醇、易消化的流食或半流食,少量多餐,以免不适。

2. 引流管护理

(1)妥善固定引流管,床上长度 40 ~ 60cm,引流袋距床沿 40cm,便于患者翻身并保持引流管通畅,防止引流管牵拉脱出、打折、扭曲。患者离床活动时,指导患者引流袋携带方法,保持引流袋低于引流口 30cm 以上,防止引流液倒流,切勿经常挤压引流管,导致逆行感染。引流袋更换时间按照引流袋说明书定期更换。

(2)密切观察记录引流液的颜色、性状、24 小时引流量。脓肿置管引流术后第二天或数日起,遵医嘱每天用抗生素等渗盐水多次或持续冲洗脓腔,注意观察出入量,直至洗出液不再混浊。当患者临床症状好转,检验血常规、肝功能明显改善,且无脓汁或液体排出 24 小时少于 10ml 时,则可试关闭引流管 2 ~ 3 天,患者无发热或疼痛症状时,应再做脓腔造影或其他影像学检查以明确脓腔缩小或消失,即可拔除引流管。一般引流管保留 10 天左右,如拔管过早,则易复发。肝囊肿置管引流术后 24 小时引流液少于 30ml 时,协助医生进行无水乙醇注入硬化囊壁,患者如有腹部疼痛、周身不适症状及时给予处理或终止手术。

(3)保持伤口敷料清洁干燥,如敷料完全浸湿时通知医生更换敷料,并查明原因及时处理。

3. 发热护理 肝脓肿 / 囊肿引流不畅时,患者发热体温可达 39℃以上,给予物理降温,观察降温效果,必要时遵医嘱抽取血培养,并协助医生冲洗引流并检查冲洗后引流管的通畅情况,一般 48 小时体温恢复正常,不用特殊处理。患者再次寒战时遵医嘱给予对症处理。

4. 并发症的护理 监测并记录血压、脉搏、体温、血常规,警惕内出血的发生;观察腹部有无压痛、反跳痛、肌紧张，有无脓液流入腹腔或创面出血等表现，位置较高的肝脓肿穿刺后注意呼吸、胸痛和胸部体征，以防发生气胸、脓胸等并发症。

八、康复指导

1. 疾病知识指导

（1）向患者及其家属讲解本病的病因、常见的临床表现等相关知识。积极治疗原发病，如抗感染治疗，合并糖尿病的患者积极控制血糖，预防肝脓肿再发生。

（2）对于留置引流管出院的患者，教会患者引流管及穿刺点敷料的自我护理方法，保持引流管通畅，防止管路滑脱，以提高其自我护理能力。

（3）遵医嘱规范用药，不得擅自增加、减少药量或停药，如应用高血压或降糖药物者，注意药物的不良反应，避免跌倒或低血糖的发生。

（4）根据个人情况和出院医嘱要求定期随访，定期复查腹部超声，腹部CT等；若出现发热、寒战、腹痛等不适症状及时到医院就诊。

2. 饮食指导 患者以清淡低盐、低脂、低胆固醇饮食为主，多食高热量、高蛋白、富含维生素和纤维素的食物，如牛奶、豆制品、瘦肉、鱼、禽，多食新鲜的水果、蔬菜，多饮温开水，以增强机体抵抗力。忌食肥肉、油煎油炸、浓茶、咖啡、辛辣等刺激性食物。

3. 生活方式指导 指导患者生活要有规律、劳逸结合，注意休息，适当进行户外活动，如散步、打太极拳等，避免碰撞腹部，2周内避免重体力劳动及剧烈运动和情绪激动，保持心情愉悦，预防呼吸道及其他系统感染。

4. 心理家庭社会支持 向患者及其家属介绍疾病康复知识，启动相应的社会支持系统，减轻患者心理压力，使患者保持良好的情绪，促进身心康复。

【案例参考答案】

1. 该患者主要的护理问题有哪些？

答：①疼痛：与肝脏被膜张力增大有关。②发热：与感染性疾病有关。③焦虑/恐惧：与担心手术疼痛和治愈效果有关。

2. 经皮肝穿刺脓肿/囊肿置管引流术后最严重的并发症是什么？如何观察护理？

答：①疼痛：与术中反复穿刺，致使患者术后肝区疼痛有关，或与肝囊肿行无水乙醇硬化有关。密切观察患者疼痛的部位、性质、范围、程度及持续时间和转变情况，待疼痛性质确定后，遵医嘱给予镇痛药物。②出血：观察腹部有无压痛、反跳痛、肌紧张，有无脓液流入腹腔或创面出血等表现；位置较高的肝脓肿穿刺后注意呼吸、胸痛和胸部体征，以防发生气胸、脓胸等并发症；监测并记录血压、脉搏、体温、血常规，警惕内出血的发生。③寒战、高热：患者体温常可高达39℃以上，伴恶心、呕吐、食欲缺乏和周身乏力，给予物理降温，观察降温效果，必要时遵医嘱抽取血培养，并协助医生冲洗引流并检查冲洗后引流管通畅情况，一般48小时体温恢复正常，不用特殊处理。患者再次寒战时遵医嘱给予对症处理。

（郑　宇）

第七节　门静脉高压症

【案例导入】

张某，男，45岁，因确诊肝硬化10年，反复呕血、黑便6个月入院。患者于10年前诊断为肝硬化，未治疗。6个月前开始反复出现黑便、呕血，至当地医院进行静脉套扎治疗及制酸护胃等治疗后好转。半个月前再次出现黑便症状，在医院门诊行腹部增强 CT 检查，显示肝硬化再生结节形成，门静脉高压侧支循环开通，脾大，腹水，腹膜渗出，肠壁水肿，肠系膜上静脉血栓形成。患者主诉发病以来精神疲惫，情绪低落，食欲缺乏，腹胀，大便次数增多，黑便。

患者初中文化水平，已婚，妻子与子女均健康，个体户，经济情况尚可，时常饮酒甚至酗酒，无过敏史，既往有慢性乙型病毒性肝炎及慢性丙型病毒性肝炎病史。

体格检查：入院测 T 36.3℃，P 97 次 / 分，R 20 次 / 分，BP 117/65mmHg，神志清楚，精神欠佳。腹部触诊移动性浊音，自觉腹胀乏力，双下肢轻度水肿，黑便。

辅助检查：血常规显示白细胞计数 $1.36×10^9$/L，血红蛋白 55g/L，血小板计数 $39×10^9$/L；肝功能显示总蛋白 59.7g/L，白蛋白 37.9g/L，谷丙转氨酶 274U/L，谷草转氨酶 194U/L，胆碱酯酶 1927U/L。

初步诊断：①肝硬化失代偿期伴门静脉高压症；②上消化道出血。拟行经颈静脉肝内门体静脉分流术。

请思考：

1. 该患者主要的护理问题有哪些？
2. 经颈静脉肝内门体静脉分流术最主要的并发症是什么？如何护理？
3. 患者急性消化道大出血时该如何处理？

一、疾病概述

门静脉高压症（portal hypertension）是指由肝硬化、肝恶性肿瘤、门静脉栓塞（血栓或癌栓）等疾病原因引起的门静脉系统血流受阻和 / 或血流量增加，导致门静脉压力增高的一系列临床综合征。其主要临床表现为脾大、脾功能亢进、顽固性腹水、食管胃底静脉曲张、肝性脑病、肝肾综合征等，其中食管胃底静脉曲张破裂出血是最常见的消化道急症之一。巴德 - 基亚里综合征（Budd-Chiari syndrome）曾称，布 - 加综合征（Budd-Chiari syndrome）是由各种原因所致肝静脉和其开口以上段下腔静脉阻塞性病变引起伴有下腔静脉高压为特点的一种肝后门静脉高压症，急性型多见于肝静脉完全阻塞引起，表现为肝大、黄疸、腹水迅速增长、门静脉高压症、食管胃底静脉破裂出血等；非急性型多为肝静脉及下腔静脉非完全阻塞导致的顽固性腹水，肝脾大和下肢水肿，胸腹壁浅表静脉曲张。

本节以案例中的门静脉高压症经颈静脉肝内门体静脉分流术介绍围术期护理。

二、专科检查与护理

1. 实验室检查　血常规、血氨、凝血指标、肝功能、肾功能、血型、生化八项等。

2. 影像学检查　CT 和 MRI 检查可显示肝、脾、肝内门静脉、肝静脉、侧支循环血管改变及腹水情况。超声显像在门静脉高压症时可见脾大、门静脉直径增宽、侧支循环存在，有腹水时可见液性暗区。X 线钡剂在胃底静脉曲张时可呈菊花样充盈缺损。上消化道内镜检查可观察食管胃管静脉曲张程度和范围，并发食管胃底静脉曲张出血时，通过急诊内镜检查可明确出血部位及原因，并可进行止血治疗。

3. 其他病因诊断检查　肝组织活检有助于确诊由肝脏疾病引起门静脉高压症的病因，指导治疗和判断预后。血管造影是确诊巴德 - 基亚里综合征的方法，常用的有下腔静脉造影及测压、经皮肝穿刺肝静脉造影、经皮脾穿刺门静脉造影。

4. 护理配合　MRI、CT 及 X 线钡剂检查前均应空腹 4 ～ 6 小时，MRI 检查前去除患者体内金属异物。应用碘对比剂前全面评估病情、用药史、过敏史、肾功能、甲状腺功能。糖尿病服用二甲双胍者，对比剂注射前后 48 小时内均应停用二甲双胍。预防对比剂肾病，检查前后采用口服或静脉的水化疗法。

三、对症支持护理

1. 止血护理、防治休克、预防窒息的护理参见本章第一节消化道出血相关内容。

2. 脾功能亢进护理 门静脉高压导致脾静脉回流受阻压力增加，继而出现脾大脾功能亢进，对血细胞的破坏增加，随后可出现白细胞、红细胞和血小板减少的现象。①预防感染：指导患者戴口罩，减少人员探视，勤洗手，保持床单位及皮肤清洁，每日进行 2～3 次口腔清洁，防寒保暖预防感冒。②预防出血范围扩大：防止碰撞及创伤，进行口腔清洁时使用软毛刷，关注皮下及黏膜出血情况，若出血（鼻出血）量大时，应低头防止窒息，进行后鼻腔填塞。

3. 下肢水肿护理 ①测量双下肢周径：标记髌骨上缘和髌骨下缘，量取中点并标记，将皮尺上缘置于髌骨中点向上 15cm 处，皮尺下缘置于髌骨中点向下 10cm 处，定期测量并记录对比，首次测量时需做好标记点，以便于对比观察。②皮肤护理：指导患者避免搔抓，避免用碱性皂液清洗及长时间热水浸泡，避免穿拖鞋及过紧袜子，防止创伤。③预防下肢静脉血栓：指导患者抬高水肿双下肢；进行踝泵运动，每日 3～5 次，每次 5～10 分钟；观察患者双下肢皮肤颜色、皮肤温度、肿胀程度及疼痛情况。

4. 腹水管理 腹水形成的主要因素：①门静脉压力增高，腹腔脏器毛细血管床静脉压增高，组织间液吸收减少而漏入腹腔形成腹水。②肝静脉回流受阻，肝内淋巴液生成增多，超过胸导管引流能力，淋巴管内压力增高，使大量淋巴液自肝包膜和肝门淋巴管渗出至腹腔。③肝硬化使肝细胞功能减退，致使白蛋白合成减少、摄入吸收障碍，形成低清蛋白血症，血浆胶体渗透压降低，血管内液体进入组织间隙形成腹水。护理措施如下。①出入量监测：为跟踪患者疾病进程和评价治疗效果，护士每日记录和把控患者出入量，指导患者使用有明确标记容量的杯子用于饮水。②限制钠和水的摄入：根据其电解质情况指导限钠饮食（每日 5～6.5g）；根据患者尿量指导饮水量，正常情况下 24 小时尿量为 1000～2000ml，腹水患者每日以总出量多于总入量 500ml 为宜。③腹围监测：每日定时定尺定点定体位进行测量，具体方法参见第十四章第七节"腹围测量技术"。④配合治疗：遵医嘱给予白蛋白、利尿治疗，对于顽固性腹水患者，应配合医生进行放腹水、腹水浓缩回收等治疗。

5. 舒适护理 出血停止后用温开水漱口，及时去除和更换被污染的被服、衣物，保持口腔、皮肤、头发、会阴部清洁，去除不良气味，润肤露外涂水肿下肢，避免皮肤干裂，修剪指甲并磨钝，预防抓挠水肿皮肤。

6. 饮食指导 ①出血患者在活动性出血时应禁食，止血后 1～2 天可渐进高热量、高维生素流质，限制钠和蛋白质摄入，避免粗糙、坚硬、刺激性食物，保持大便通畅，减少腹压增加情况。②针对无消化道出血、无肝脏疾病的门静脉高压伴脾功能亢进患者，可指导以焖煮炖方式进食红衣花生、大枣、内脏及动物血等，以食补方式补充花生三烯，促进血细胞的生长。

7. 心理支持 向患者及其家属解释各项护理及治疗措施，经常巡视、关心、安慰患者以减轻紧张情绪，消化道大出血时抢救工作迅速而不忙乱，呕血或解黑便后及时清理污物以减少对患者的不良刺激。

8. 其他症状护理 如患者伴有发热、恶心、呕吐、腹痛、腹胀等症状时，遵医嘱予以相应对症处理，如退热、抗感染、止吐、保护胃黏膜、镇痛等。

四、介入手术方法

（一）经颈静脉肝内门体静脉分流术

经颈静脉肝内门体静脉分流术（transjugular intrahepatic portosystemic stent-shunt, TIPSS/TIPS）：选择在右下颌角 2.5cm、胸锁乳突肌前缘处为穿刺点行颈静脉穿刺后，将导丝送入下腔静脉，并沿导丝送入鞘管，调整导丝导管进入所选肝静脉进行造影，调整穿刺角度和方向将穿刺尖端插入门静脉（图 8-7-1），确认无误后利用超滑导丝进行调整，然后进入脾静脉或肠系膜上静脉行门静脉造影及测算门静脉压力梯度，随后行肝内门静脉分流道球囊扩张，送入金属支架释放系统（图 8-7-2），定位后释放，再次测算门静脉压力梯度，门静脉造影显示分流道血流通畅后结束手术。

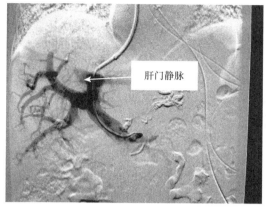
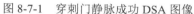

图 8-7-1　穿刺门静脉成功 DSA 图像

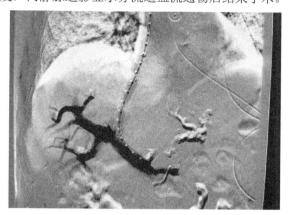

图 8-7-2　支架释放后 DSA 图像

（二）经皮经肝食管胃底曲张静脉栓塞术

经皮经肝食管胃底曲张静脉栓塞术（percutaneous transhepatic variceal embolization，PTVE）又称经皮肝穿刺胃冠状静脉栓塞术，选择右侧腋中线第 7～9 肋间隙，采用 Chiba 针经选定穿刺点对准 T_{11}～T_{12} 锥体穿刺，针尖达到右侧脊椎旁 3cm 处停止，边退针鞘边退针，直至抽出血液后停止退针，注入对比剂确定进入门静脉后插入导丝，退出针鞘换穿刺套管系统，插入导管，测量脾静脉近脾处及肠系膜上静脉主干的静脉压力并进行造影，随后选择合适的导管插入胃冠状静脉，再次造影了解曲张静脉的管径、流速方向，注入栓塞剂，直至曲张的胃冠状静脉血流完全消失，再次测量门静脉系统压力后结束手术。

（三）脾动脉栓塞术

参见本章第八节脾功能亢进"四、介入手术方法"部分。

五、术前护理

1. 参见第一篇第二章第三节中"一、血管性介入诊疗围术期护理要点"的"术前护理"部分。
2. 手术当天于患者双上肢建立静脉通路以备用，必要时给予留置导尿管。
3. 若为全身麻醉患者，术前禁食禁饮 4～8 小时。

六、术中护理

1. 参见第一篇第二章第三节中"一、血管性介入诊疗围术期护理要点"的"术中护理"部分。
2. 体位准备。协助患者取去枕仰卧位，头偏向左侧，以便于充分暴露穿刺部位。在患者受压部位安置软垫预防压力性损伤。指导患者保持平静呼吸，避免咳嗽及大幅度运动，以减少出血危险，按需给予留置导尿管。
3. 预防窒息。密切观察患者血压、呼吸频率、心率、血氧饱和度、面色及有无腹痛等情况，如有异常及时报告医生并协助处理。消化道出血患者应密切观察其呕血情况，并及时清理口腔内呕吐物以防误吸及窒息，一旦发现患者误吸导致呼吸道阻塞应立即配合医生进行急救，必要时行气管插管或气管切开。
4. 液体管理。术中为确保有效的组织及器官灌注量，应密切观察患者四肢末端循环及尿量情况，遵医嘱进行补液或输血治疗，一般补液量不超过 1.2ml/（kg·h）。

5. 门静脉测压配合。测压过程做好医、护、患的防护工作，保持测压通路装置通畅，测压时指导患者缓慢呼吸或短暂屏气，不可随意活动肢体。

七、术后护理

1. 休息与活动 术后 24 小时内卧床休息，常规实施生命体征监测及吸氧，实施液体管理，确保组织及器官的有效灌注，记录患者出入量情况，观察颈部穿刺部位有无出血及呼吸困难情况，指导患者床上活动。

2. 饮食管理 术后第 1 天，消化道出血患者必要时给予利尿剂以加速对比剂排泄，术后予继续禁食处理，直至消化道出血好转，期间给予静脉营养治疗。术前后无消化道出血无腹水患者于术后第 1 天，指导患者多饮水加速体内对比剂排泄，3～5 天内进食流质，1 周后逐渐过渡为常规饮食，以低蛋白、低盐软食为主。严格控制蛋白摄入总量，指导患者术后 3 天内控制蛋白摄入20g/d 以下，每 3～5 天增加 10g 蛋白质，以植物蛋白为首选，蛋白质供能应控制在 25%～30%，指导患者少食多餐，白天每 3～5 小时进食 1 次，夜间加餐 1 次，并且必须包含 50g 碳水化合物以防止出现低血糖事件。

3. 并发症护理

（1）疼痛、出血与支架移位：术后患者可出现肝区隐隐胀痛或刺痛，应倾听患者主诉，及时评估疼痛程度及腹胀情况，监测腹围，密切观察患者生命体征，如出现消化道出血症状加重、排除因发热引起的心率加快、短时间腹围增大、移动性浊音范围改变、肠鸣音增加或减弱，应警惕支架移位脱落或血管壁破裂出血可能，积极配合医生进行止血或抢救治疗。排除出血可能后的腹痛，经疼痛评估，予以适时安抚，必要时按医嘱进行止痛治疗。当怀疑支架移位时，应立即行多普勒超声检查，评估分流道位置及通畅情况，一旦确定支架移位现象，应立即进行介入手术，通过叠加其他支架达到修正或延展分流道的作用。

（2）肝性脑病：是经颈静脉肝内门体静脉分流术的常见并发症之一。术后应密切观察患者精神状况，有无行为异常、性格改变、谵妄及嗜睡昏迷等症状，做到尽早识别尽早处理。指导患者每日保持大便通畅，防止便秘。关注血氨指标，按医嘱给予护肝治疗。若术后患者出现肝性脑病时，应密切观察患者的分期进展情况，协助医生迅速去除本次发病的诱因：①及时灌肠清除肠道内积便积血，保持排便通畅，减少氨的吸收。②避免快速利尿，以防止有效血容量减少、大量蛋白丢失及低钾血症，从而加重病情。③避免应用催眠镇静剂、麻醉药等。④防止和控制感染，以免病情加重。⑤控制蛋白质摄入，保持正氮平衡。急性期首日禁蛋白饮食，意识障碍不能配合的患者予以禁食，行静脉营养治疗，此后每 3～5 天增加 10g 蛋白质，直至达到蛋白摄入量为 1～1.5g/（kg·d）后不再增加，以植物蛋白为首选。

（3）急性心功能、肝功能衰竭：经颈静脉肝内门体静脉分流术后血流动力学改变是引起急性心功能、肝功能衰竭的重要影响因素之一，因此术后患者依常规护肝治疗，并时常监测心功能、肝功能指标，若发现患者出现急性心功能、肝功能衰竭时，予以强心利尿，记录出入量，控制补液量及速度，加强护肝治疗。

八、康复指导

1. 疾病知识指导

（1）向患者及其家属解释疾病相关知识，进行病情监测指导：①指导患者家属掌握消化道出血征象及应急措施，当患者出现头晕、心悸、呕血、黑便时，立即取侧卧位卧床休息，及时清除呼吸道呕吐物避免梗阻后，立即送医院治疗。②指导家属学会观察患者的行为、性格及睡眠方面的改变，以便尽早识别肝性脑病。③指导家属关注患者皮肤、巩膜颜色变化，定时进行肝功能指标检查，尽早识别急性肝功能衰竭。

（2）指导患者遵医嘱用药，不私自停药，定期复诊。

（3）指导患者腹胀症状未消失前每日测量腹围，记录尿量、口服液体量，关注双下肢水肿情况，当腹围及双下肢水肿情况逐日增加应及时告知医生进行处理。

2. 饮食指导　注意饮食卫生及饮食规律，避免过饥或暴饮暴食，避免粗糙、刺激性食物，或过冷过热、产气多的食物，戒烟酒；进食易消化、高维生素、高热量食物，控制蛋白摄入，蛋白摄入量以 1～1.5g/（kg·d）为宜。

3. 生活方式指导　生活起居规律，劳逸结合，保证身心休息，避免长时间精神紧张和过度劳累，避免各种感染，保持排便通畅。

【案例参考答案】

1. 该患者主要的护理问题有哪些？

答：①体液过多：与肝功能减退、门静脉高压症引起的水钠潴留有关。②营养失调——低于身体需要量：与肝功能减退、门静脉高压症引起的食欲减退、消化吸收障碍有关。③潜在并发症：消化道大出血、肝性脑病。

2. 经颈静脉肝内门体静脉分流术最主要的并发症是什么？如何护理？

答：并发症如下。①腹腔内出血：主要为患者凝血功能差及术中操作损伤所致，一般采用内科非手术治疗，若大量出血则行急症手术。②肝性脑病：经颈静脉肝内门体静脉分流术后，部分血液未经肝脏代谢绕行进入体循环，使血液中氨浓度增加，因而易导致肝性脑病。③支架移位。④急性心功能、肝功能衰竭。护理详见本节"并发症护理"部分。

3. 患者急性消化道大出血时该如何处理？

答：立即开通静脉通道，进行扩充血容量、止血护理、预防失血性休克护理。动态监测病情变化。①指标监测：包括生命体征、周围循环有无失血性休克状态改变，精神及意识状态有无肝性脑病样改变。②出血量估计：询问患者发生呕血或血便的时间间隔、次数、量及性状，以估计出血量和速度；出血量超过400ml，可出现头晕、心悸、乏力等症状；出血量超过1000ml，临床即出现周围循环衰竭表现。另外，急性大出血者应禁食禁水，向患者家属解释各项护理和治疗的目的和意义，积极配合医生抢救，抢救工作开展快速而不慌乱，增加巡视，安慰和关心患者使其有安全感，缓解其焦虑紧张情绪。

（陈秀梅）

第八节　脾功能亢进

【案例导入】

刘某，女，28岁，因发现皮肤瘀斑5年余入院。

患者5年前开始出现双下肢间断性皮肤瘀斑，当时未引起注意。1个月前因上呼吸道感染化验血常规时发现全血细胞减少，行腹部B超检查提示脾大。遂以"脾功能亢进"收入院。起病以来，食欲一般，睡眠好，大、小便正常，体重无明显减轻。

患者汉族，本科，教师，已婚，育有1子，丈夫及儿子均体健，家庭经济情况一般，无吸烟酗酒史，无过敏史。

体格检查：入院测 T 36.9℃，P 81 次/分，R 23 次/分，BP 105/60mmHg，神志清楚，精神一般。双下肢小腿见散在皮肤瘀斑；肝肋下未触及；脾大，左锁骨中线肋缘下8cm可触及，质中等硬，表面光滑，压痛（+）。

辅助检查：查血常规提示血小板 38×10^9/L，白细胞 1.9×10^9/L，红细胞 2.9×10^{12}/L。腹部超声示脾大。

> 初步诊断：脾功能亢进。拟完善相关检查后行部分脾动脉栓塞术。
>
> **请思考：**
>   1. 该患者主要的护理问题有哪些？
>   2. 脾功能亢进的临床表现有哪些？
>   3. 如何观察患者是否发生脾脓肿？发生后如何处理？

一、疾 病 概 述

脾功能亢进（partial splenic embolization，PSE）是以脾肿大伴红细胞、白细胞及血小板一种或多种减少，骨髓呈增生状态的临床症候群。原发性脾功能亢进的病因及发病机制尚不清楚。临床上多见的为继发性脾功能亢进，最常见继发于肝硬化门静脉高压症、肝癌伴门静脉癌栓形成等。临床表现为脾大、腹水、贫血、不同程度的出血倾向，如牙龈出血、皮下出血点，女性患者可出现月经量增多。

脾功能亢进以脾大为特征。脾大分度：深吸气时，触及的脾脏在肋缘下不超过 2～3cm，称为轻度脾大；自 3cm 至脐水平为中度脾肿大；达脐水平线以下或脾右缘超过人体正中线为重度脾大（巨脾）。

二、专科检查与护理

1. 实验室检查 血常规示白细胞、血小板或红细胞计数减少、血红蛋白下降。

2. 影像学检查 腹部超声可以显示脾大、脾密度及质地异常；多普勒超声可以显示血管开放情况，测定血流量。CT 可以测定肝脾体积。

3. 护理配合 指导患者练习屏气，避免因呼吸运动而造成伪影；检查前禁食 4 小时。

三、对症支持护理

1. 预防感染 根据患者情况决定是否应实施保护性隔离：术前复查血常规，

当白细胞计数低于 $1.0×10^9/L$ 时，应实施保护性隔离，预防交叉感染；给予必要的支持治疗，如应用升白细胞类药物等。加强病室空气消毒，减少探视；指导并督促患者注意个人卫生，如保持口腔清洁、勤换衣裤等。

2. 预防自发性出血 当血小板计数低于 $30×10^9/L$ 时，人体可发生自发性出血，严重者可发生消化道出血。处理办法是输注血小板治疗；应用止血药物；口服升高血小板的药物等措施以提高血小板数量。

3. 心理护理 向患者及其家属告知该疾病的相关知识。详细、耐心进行沟通，缓解患者紧张情绪。

四、介入手术方法

部分性脾动脉栓塞术（partial splenic artery embolization，PSE），经皮股动脉穿刺后，DSA 引导下用造影导管选择性插管行脾动脉主干血管造影（图 8-8-1），显示脾动脉及脾实质情况；根据患者病情确定栓塞部位与范围，然后注入吸收性明胶海绵或聚乙烯醇颗粒进行栓塞（图 8-8-2）。造影观察栓塞成功后拔除导管，穿刺部位予以压迫止血、加压包扎。

五、术 前 护 理

参见第一篇第二章第三节中"一、血管性介入诊疗围术期护理要点"的"术前护理"部分。

六、术 中 护 理

参见第一篇第二章第三节中"一、血管性介入诊疗围术期护理要点"的"术中护理"部分。

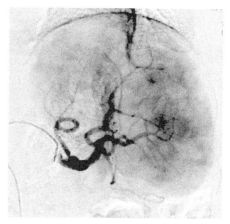

图 8-8-1　部分性脾动脉栓塞术前 DSA 图像

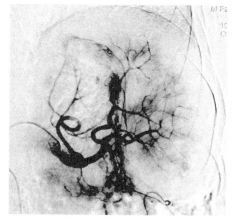

图 8-8-2　部分性脾动脉栓塞术后 DSA 图像

七、术后护理

1. 参见第一篇第二章第三节中"一、血管性介入诊疗围术期护理要点"的"术后护理"部分。

2. 并发症护理

（1）腹痛：多为轻、中度疼痛，一般持续 1～2 周，与脾栓塞后脾水肿、包膜紧张及脾梗死有关。应密切观察患者疼痛的部位、性质、发生频率、持续时间及程度变化等，并采用疼痛数字评分量表对患者疼痛程度进行评估，密切观察患者的病情变化，分析患者疼痛的原因，遵医嘱及时给予镇痛药物进行止痛治疗，同时给予患者心理疏导，缓解其痛苦和恐惧感。

（2）发热：主要是与脾坏死组织所致的无菌性炎症有关，体温一般为 38～39.5℃，可持续 2～3 周。体温超过 38.5℃时可给予物理和／或药物降温。嘱多饮水，饮水量应在 2000ml 以上。出汗时应及时擦干并更换衣物，避免着凉，同时避免体温骤降导致虚脱等。对于反复高热者应警惕败血症的发生。

（3）脾脓肿：是脾动脉栓塞术中较为严重的并发症。与术中栓塞面积过大及术中未严格按照无菌操作规程进行而导致脾液化坏死有关。术后密切注意患者是否存在持续高热、寒战等感染症状，是否存在腹膜炎症状和体征及持续左上腹疼痛，怀疑脓肿时应及时行腹部 B 超或 CT 检查明确诊断；确诊后予以加强护理，卧床休息、监测体温及腹部症状变化，必要时禁食。积极抗感染及营养支持对症治疗，必要时应在 B 超导引下行经脾穿刺脓肿置管引流术。

（4）顽固性呃逆：由脾上极包膜水肿刺激膈肌所致，呃逆随着疼痛的缓解而减轻。可遵医嘱予甲氧氯普胺足三里穴位注射，大多数患者会得到缓解。

（5）反应性胸腔积液：为脾上极栓塞梗死所致，多可自行吸收。

八、康复指导

1. 疾病知识指导　注意身体健康情况，每年安排时间进行体检。避免硬物撞击到腹部，3 个月内避免剧烈运动，不提重物。遵医嘱规范用药，注意观察药物疗效与副作用，发现异常时应及时就医。

2. 饮食指导　进食易消化、清淡饮食，多吃蔬菜水果，保持均衡饮食；少食多餐，切忌暴饮暴食，忌辛辣刺激性食物。

3. 生活方式指导　避免劳累和过度活动，保证充分休息；保持乐观、稳定情绪。

4. 随访复查　指导患者及其家属密切观察体温变化，正确测量体温；掌握居家降温方法，如持续高热怀疑脾脓肿者应及时返院复查。根据个人情况和医嘱定期复查，如复查 B 超、腹部 CT 等。

【案例参考答案】

1. 该患者主要的护理问题有哪些？

答：①焦虑或恐惧：与对疾病及介入手术不了解有关。②疼痛：与脾栓塞后脾水肿、包膜紧张及脾梗死有关。③体温异常（发热）：与脾坏死组织所致的无菌性炎症有关。

2. 脾功能亢进的临床表现有哪些？

答：临床表现为脾大、腹水、贫血、不同程度的出血倾向，如牙龈出血、皮下出血点，女性患者可出现月经量增多。

3. 如何观察患者是否发生脾脓肿？发生后如何处理？

答：脾脓肿是脾动脉栓塞术中较为严重的并发症。与术中栓塞面积过大及术中未严格按照无菌操作规程进行而导致脾液化坏死有关。术后密切注意患者是否存在持续高热、寒战等感染症状，是否存在腹膜炎症状和体征及持续左上腹疼痛。怀疑脓肿时应及时行腹部 B 超或 CT 检查明确诊断；确诊后予以加强护理、卧床休息、监测体温及腹部症状变化，必要时禁食。积极抗感染及营养支持对症治疗，必要时应在 B 超导引下行经脾穿刺脓肿置管引流术。

（练贤惠）

第九节 肠 梗 阻

【案例导入】

王某，男，68 岁，因腹痛、腹胀伴排便困难半年，加重半个月入院。

患者于半年前无明显诱因出现腹部不适，轻微疼痛，腹胀较重，排便后缓解，近半个月加重，伴有恶心呕吐。昨日患者自觉症状较前加重，为求进一步诊治来就诊。病程中患者饮食、睡眠较差，大便量少，排尿正常，体重减轻约 3kg。

体格检查：入院测 T 36.0℃，P 80 次／分，R 18 次／分，BP 121/65mmHg，神志清楚，精神欠佳。听诊双肺呼吸音清晰，腹膨隆，未见腹壁静脉曲张，无胃肠型及异常蠕动波，腹软，无移动性浊音。

实验室检查及辅助检查：血常规结果提示 WBC 10.2×10⁹/L，中性粒细胞百分比 86%；腹部立位平片示肠管内见多个气液平面，肠腔扩张，见密集肠黏膜皱襞；全腹 CT 增强示升结肠见不均匀强化软组织密度肿块，径线约 5.9cm×4.9cm，其近端肠管扩张，内见气液平面。

初步诊断：升结肠占位，伴肠梗阻。拟完善相关检查后行肠梗阻导管置入。

请思考：

1. 该患者主要的护理问题有哪些？

2. 肠梗阻患者的症状和体征有哪些？

3. 肠梗阻结肠导管气囊如何护理？

一、疾病概述

任何原因引起的肠内容物通过障碍统称为肠梗阻，是常见的急腹症之一。由于引起肠梗阻的病因不同，肠梗阻的分类也不同。

1. 按梗阻的程度分类 可分为完全性肠梗阻和不完全性肠梗阻。

2. 按梗阻部位分类 可分为高位（空肠）梗阻、低位（回肠）梗阻和结肠梗阻。

3. 按梗阻原因分类　①机械性肠梗阻：系各种原因引起肠腔狭小或不通，致使肠内容物不能通过。②动力性肠梗阻：是由于神经抑制或毒素刺激以致肠壁肌运动紊乱，使肠蠕动丧失或肠管痉挛，以致肠内容物不能正常运行，但无器质性肠腔狭小。③血运性肠梗阻：由于肠系膜血管栓塞或血栓形成，使肠管血运障碍，肠失去蠕动能力，导致肠内容物停止运行，但无肠腔阻塞。

4. 按肠壁有无血运障碍分类　①单纯性肠梗阻：仅有肠内容物通过受阻，而无肠管血运障碍。②绞窄性肠梗阻：因肠系膜血管或肠壁小血管受压、血管管腔栓塞或血栓形成而使相应肠段血运障碍。

二、专科检查与护理

1. 实验室检查　单纯性肠梗阻后期，可出现白细胞计数增加；缺水、血液浓缩可引起血红蛋白、血细胞比容及尿比重升高。绞窄性肠梗阻早期即有白细胞计数和中性粒细胞比例显著升高。肠梗阻晚期可出现血气分析及血清电解质的变化。

2. 影像学检查　肠梗阻发生 4～6 小时后，腹部立位或侧卧位 X 线平片可见多个阶梯状气液平面及胀气肠袢。绞窄性肠梗阻，可见孤立、突出胀大的肠袢，且不受体位、时间的影响。推荐在有条件的情况下，腹部 CT 扫描作为肠梗阻影像学诊断的首选方法。

3. 护理配合　评估患者病情，做好检查应急预案，医护人员全程陪检，携带必要的药品及物品。

三、对症支持护理

1. 保持呼吸道通畅　呕吐时头偏向一侧，及时清除口腔内呕吐物，防止吸入性肺炎或窒息；观察和记录呕吐物的量、颜色、性状。

2. 胃肠减压　采取胃肠减压术治疗，可以有效地吸出胃内的积液和多余的气体，减轻腹胀，降低肠腔压力，减少肠腔内的细菌和毒素，改善肠壁血运。妥善固定引流管，避免引流管发生折叠、扭曲或滑落等，并定时挤压引流管。观察并记录引流量、引流液的颜色和性状等。

3. 饮食指导　常规禁食 24～48 小时，胃肠减压同时进行肠外营养支持，待肛门排气、肠道功能初步恢复正常后，可以给予高蛋白、丰富维生素和易消化食物。

4. 舒适护理

（1）体位：患者取半坐卧位，减轻腹肌紧张，有利于呼吸。

（2）口腔护理：观察患者有无发热、寒战等全身感染症状，做好口腔护理，置管期间易口腔干燥、细菌滋生，口腔护理一日两次，石蜡油滴鼻。

5. 心理支持　主动告知患者疾病进展、治疗等相关知识，与患者进行有效沟通，讲解手术的必要性，给予心理安慰，帮助患者保持安静、放松、冷静，配合治疗。

四、介入手术方法

肠梗阻导管置入：患者平卧于 DSA 手术床，通过胃管注入对比剂 20ml，观察胃腔形态及充盈情况见（图 8-9-1），如果胃腔明显扩张提示减压不良，暂停肠梗阻导管置入，调整胃管位置，进行充分胃减压。采用 260cm Amplaz 导丝将胃管换成 125cm MPA 导管，选用 180cm PA 超滑导丝配合导管进入十二指肠水平段以远位置。通过 MPA 导管，再次送入 260cm Amplaz 导丝，沿导丝送入 6F-90cm 长鞘，交换肠梗阻套件自带的 0.049″ 350cm 超滑加硬导丝。这时做好 300cm 肠梗阻导管内外壁润滑的准备工作，沿导丝尾端在助手配合下送入肠梗阻导管（图 8-9-2）。术后立即接负压胃肠减压装置进行引流吸引，同时保持不定时将导管从鼻孔进入胃腔。

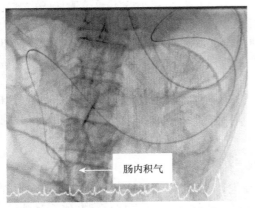

肠内积气

图 8-9-1　DSA 示肠梗阻、肠道积气

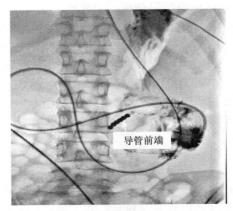

导管前端

图 8-9-2　肠梗阻导管置入术后 DSA 图像

五、术 前 护 理

1. 参见第一篇第二章第三节中"二、非血管性介入诊疗围术期护理要点"的"术前护理"部分。

2. 皮肤准备　保持皮肤清洁干燥，避免皮肤完整性受损。

3. 身心准备　置管前，对患者的配合程度、意识状态、器官功能状态等进行评估，排除禁忌证从而减少并发症的发生，为成功置管提供保障。

六、术 中 护 理

1. 参见第一篇第二章第三节中"二、非血管性介入诊疗围术期护理要点"的"术中护理"部分。

2. 患者取仰卧位，建立静脉通道，并要患者放松，全过程注意无菌操作，避免感染。

3. 积极配合医生完成手术，如患者出现剧烈的疼痛，立即通知医生，严密观察患者病情变化。

七、术 后 护 理

1. 参见第一篇第二章第三节中"二、非血管性介入诊疗围术期护理要点"的"术后护理"部分。

2. 置管后效果观察　导管通过幽门后，通常到达肠梗阻部位需要 1～2 天的时间。观察置管后患者腹痛、腹胀缓解的情况；腹围缩小程度，每天测量脐水平腹部的周径，以置管前数据为100%，置管后腹围与之对比；观察记录减压导管的液体出入量，判断导管有无堵塞（引流量 = 引出量 - 冲洗量）。置管前和置管后第 7 天，行腹部 X 线片检查，以观引流效果。

3. 置管后的饮食　一般情况下，置管后 24～48 小时适当补液，患者如腹胀症状明显缓解，可以进少量流质饮食并逐渐加量（少食多餐）。同时口服肠道抗生素，可予适量石蜡油或缓泻剂口服通便。一般置管 5～6 天后恢复全肠内营养。

4. 导管安全护理　导管意外包括导管脱出、破损、阻塞及水囊破裂。患者宜取半卧位，防止导管打折扭曲；标记导管鼻腔外的长度，及时了解导管是深入或脱出；将负压引流器固定牢固，及时倾倒引流液，防止引流液过多、过重引起导管脱出；向患者讲解导管的自我防护方法，如床上翻身时勿用力过猛，避免造成气囊移位或破裂；不能用止血钳等锐器用力夹闭管道，防止管壁破损。

八、康 复 指 导

1. 疾病知识指导

（1）向患者及其家属解释置管的目的、方法、优点、可能出现的并发症，让他们充分了解留置管的重要性和管路护理相关知识，积极配合管路维护。

（2）指导患者及其家属观察管路固定是否牢固，避免管路扭曲打折或脱出，有异常须及时处理。

（3）加强自我监测，若出现腹痛、腹胀、呕吐、停止排便等不适，及时就医。

2. 饮食指导　养成进食平衡膳食习惯，饮食要有规律，进食细嚼慢咽。禁食辛辣刺激性食物，忌食硬果类及高纤维的蔬菜、水果。

3. 生活方式指导

（1）合理膳食，避免暴饮暴食，少食产气的牛奶和甜食及辛辣刺激性食物，进食易消化的食物，保持大便通畅。

（2）劳逸结合，饭后忌剧烈活动；注意充分休息和适当户外活动，保持精神愉快，提高机体营养及代谢水平，以增强体质和抵抗力。

【案例参考答案】

1. 该患者主要的护理问题有哪些？

答：①疼痛：与肠内容物不能正常运行、手术创伤有关。②体液不足：与呕吐、禁食、肠腔积液、胃肠减压致体液丢失有关。③腹胀：与肠梗阻致肠腔积液、积气有关。

2. 肠梗阻患者的症状和体征有哪些？

答：（1）肠梗阻症状。①腹痛：单纯性机械性肠梗阻因梗阻部位以上肠管剧烈蠕动而致，表现为阵发性腹部绞痛。②呕吐：与肠梗阻发生的部位、类型有关。③腹胀：程度与梗阻部位有关，发生于腹痛和呕吐之后。④停止排便排气。

（2）肠梗阻体征。①局部：机械性肠梗阻可见腹部膨隆、异常肠蠕动波和肠型；麻痹性肠梗阻者见均匀性腹胀，肠扭转时有不均匀腹胀。触诊单纯性肠梗阻者有轻度压痛，绞窄性肠梗阻者有固定压痛和腹膜刺激征，可扪及压痛性包块。叩诊绞窄性肠梗阻腹内有渗液，移动性浊音阳性。麻痹性肠梗阻全腹呈鼓音。听诊机械性肠梗阻者肠鸣音亢进，有气过水声或金属音；麻痹性肠梗阻者肠鸣音减弱或消失。②肠梗阻患者由于体液丢失可出现相应的脱水体征，如皮肤弹性差，眼窝内陷、脉细速、血压下降和心律失常。

3. 肠梗阻结肠导管气囊如何护理？

答：定期更换气囊内的灭菌蒸馏水（一周一次左右）。更换时，将气囊内的灭菌蒸馏水全部抽出，按指定量再次注入以扩张气囊。注意管理气囊的状态。进行减压疗法时，如果补气口堵塞，则无法进行减压和吸引。因此，患者最好采用右侧卧位或半卧位，减少对气囊的压迫；记录肛门外导管留置的长度，及时了解导管深入或脱出；将引流袋固定牢固，防止引流袋将导管坠带脱出；向意识清楚的患者讲解自我防护方法，床上翻身时勿用力过猛，避免造成气囊移位或破裂；昏迷或意识欠清楚者派专人看护防止意外拔管；护士进行冲洗操作时，不能用止血钳等锐器用力夹闭导管，以防止管壁破损，可尽量使用随管附带的"Y"形接头夹闭或开放导管。

（郑玉婷）

第九章　泌尿系统疾病介入护理

第一节　泌尿系统肿瘤

【案例导入】

　　张某，男，68岁，主因发现直肠癌膀胱转移瘤1年余，伴间断血尿3个月，加重20天入院。

　　患者2年前诊断直肠癌，行手术治疗。1年前发现直肠癌膀胱转移，间断血尿，行经尿道膀胱肿瘤电切术后血尿缓解，20天前血尿再次加重而入院。起病以来食欲一般，精神尚可，睡眠差，大便正常，体重无明显变化。

　　患者汉族，小学文化，务农，已婚，育有2子1女，妻子及子女均体健，家庭经济情况一般，有吸烟史，日吸烟60支，否认饮酒史，无过敏史。否认高血压史，有糖尿病病史7年余。

　　体格检查：入院测 T 36.8℃，P 88 次 / 分，R 23 次 / 分，BP 146/90mmHg，神志清楚。尿管引流通畅，尿色呈淡红。

　　辅助检查：CT 提示膀胱后壁实性占位，尿常规提示隐血（BLD）+++，蛋白质（PRO）+++，白细胞（WBC）+++，血常规结果提示红细胞（RBC）2.69×10^{12}/L，血红蛋白（Hb）84g/L。

　　初步诊断：①血尿；②膀胱转移瘤。拟尽快完善相关检查后行膀胱肿瘤供血动脉栓塞术。

请思考：

1. 该患者主要的护理问题有哪些？

2. 膀胱肿瘤供血动脉栓塞术后最严重的并发症是什么？如何观察护理？

一、疾病概述

我国泌尿、男生殖系统常见的恶性肿瘤是膀胱癌、肾癌。

（一）膀胱肿瘤

　　膀胱肿瘤（tumor of bladder）是泌尿系统最常见的恶性肿瘤，90% 以上为尿路上皮癌。首发症状多为间歇、无痛、全程肉眼血尿，尿色呈淡红色至深褐色不等，形成血凝块可引起排尿困难致尿潴留。排尿过程中初始血尿，提示膀胱颈部病变，终末血尿提示病变位于膀胱三角区、膀胱颈部或后尿道。晚期多表现为尿频、尿急、尿痛。淋巴转移是最常见的转移途径。病因与长期吸烟、接触工业化学产品、膀胱内长期慢性炎症刺激等有关。

（二）肾细胞癌

　　肾细胞癌（renal cell carcinoma，RCC）又称肾腺癌，简称为肾癌，起源于肾小管上皮细胞，病因与吸烟、肥胖、高血压、饮食、职业接触、遗传因素等有关。高发年龄50～70岁，多见于男性。典型的临床表现是肉眼血尿、腰痛、肿块，其中10%～20%的患者有副瘤综合征，表现为高血压、发热、红细胞沉降率升高等。晚期患者有转移性肿瘤症状，常见转移部位有肺、淋巴结、骨骼、肝脏和中枢神经系统。发现肾脏肿瘤最简便的方法是腹部超声。诊断肾癌和进行临床分期的重要方法是腹部 CT。

　　本节以膀胱肿瘤为例介绍泌尿系统肿瘤介入围术期护理。

二、专科检查与护理

1. 实验室检查　血常规、血型、凝血功能、肝功能、肾功能等，尿常规检查可见血尿、脓尿，膀胱肿瘤抗原等肿瘤标志物检测有助于早期诊断。

2. 影像学检查　超声检查简便易行，在膀胱充盈情况下可看到肿瘤位置、大小，发现直径＞0.5cm 的肿瘤。静脉肾盂造影和尿路 CT 重建对较大的肿瘤显示为充盈缺损。CT、MRI 可以了解膀胱浸润深度、局部转移病灶及肿瘤与膀胱壁的关系。

3. 其他病因诊断检查

（1）在新鲜尿液中易发现脱落的肿瘤细胞，故尿细胞学检查是膀胱癌诊断和术后随诊的主要方法之一。

（2）膀胱镜检查可以明确膀胱肿瘤的数目、大小、形态、部位、生长方式及周围膀胱黏膜的异常情况，同时可以对肿瘤和可疑病变进行活检。

4. 护理配合　充分评估患者病情和配合情况，做好检查过程中体温和血压下降的应急预案，检查前排空膀胱，协助患者取膀胱截石位，检查中严格无菌操作，密切观察生命体征，注意保护患者隐私；检查后观察有无血尿、疼痛、体温升高等并发症，必要时给予抗感染等对症治疗。

三、对症支持护理

1. 预防泌尿系感染

（1）增加水分的摄入：每日饮水量在 2000ml 以上，避免血液凝结成块堵塞尿路导致尿潴留。

（2）长期留置尿管者应在无菌操作下定期更换引流袋，预防感染。

（3）保持会阴部清洁，减少细菌侵入尿路而引起感染的机会。女性患者月经期间尤需注意会阴部的清洁。

2. 血尿的观察与护理

（1）观察尿液颜色的改变，有无血块，准确评估出血量。

（2）注意肉眼血尿的出现时间，排尿时是否有疼痛等伴随症状。

（3）尿液或尿管引出洗肉水样或鲜红色液体时，指导患者卧床休息，必要时行膀胱持续冲洗。

（4）积极纠正贫血，注意患者有无面色苍白、心率增快、血压下降等失血表现，遵医嘱给予输液、输血治疗。

（5）药物止血首选氨甲苯酸静脉滴注，蛇毒血凝酶静脉推注。严格掌握药物不良反应，氨甲苯酸有抑制纤维蛋白溶解的作用，因此有血栓形成倾向或血栓栓塞史者禁用。

3. 舒适护理　注意保持床单元、衣物清洁干燥，及时去除和更换被引流液污染的被服、衣物，房间开窗通风。带有引流管的患者活动时宜清空引流袋并妥善固定，注意保持会阴部清洁。

4. 饮食指导　戒烟、戒酒，24 小时饮水 2000ml 以上，进食高蛋白、富含维生素、清淡易消化食物，减少葱、姜、蒜等刺激性食物的摄入，忌辛辣。

5. 心理支持　长期留置引流管、血尿，或伴有下腹部疼痛等症状，会给患者造成一定的心理压力，尊重患者的隐私权和知情权，向患者解释原因，告知介入治疗的必要性和重要性，增强患者战胜疾病的信心。

6. 其他症状护理　如患者伴有发热、膀胱刺激征时，遵医嘱予以相应对症处理，如退热、抗感染、止痛等。

四、介入手术方法

膀胱肿瘤供血动脉栓塞术：患者取平卧位，腹股沟区消毒，铺巾，局部麻醉下经皮股动脉穿刺，一般选择右侧入路，在 DSA 引导下用造影导管分别行双侧髂总动脉、髂内动脉等动脉造影（图 9-1-1），明确供血动脉和病理征象后，将导管或微导管超选择插入肿瘤供血动脉或出血动脉，试注对比剂无反流后缓慢推入对比剂稀释的栓塞剂。选取栓塞剂（常用微球、PVA 颗粒、吸收性明胶海绵、弹簧圈等）栓塞肿瘤或出血动脉，直至血流缓慢，造影显示无对比剂外溢征象或肿瘤"染色"征消失后停止（图 9-1-2）。术毕，拔除导管、动脉鞘，穿刺点覆盖无菌纱布，股动脉压迫止血器加压包扎。

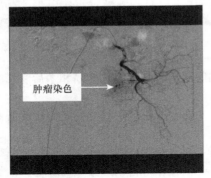

图 9-1-1 DSA 示膀胱肿瘤染色

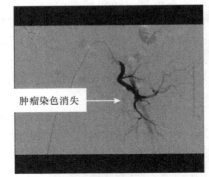

图 9-1-2 膀胱肿瘤供血动脉栓塞后 DSA 图像

五、术前护理

1. 参见第一篇第二章第三节中"一、血管性介入诊疗围术期护理要点"的"术前护理"部分。

2. 术前 30 分钟留置导尿管，给予止血、配血、补充血容量等措施，备急救药品和设备。

六、术中护理

1. 参见第一篇第二章第三节中"一、血管性介入诊疗围术期护理要点"的"术中护理"部分。

2. 术中保持导尿管引流通畅，出现血尿时，说明有活动性出血，及时通知医生。

3. 栓塞时可能出现疼痛、恶心等反应，遵医嘱给予镇痛、止吐药物治疗。

七、术后护理

1. 参见第一篇第二章第三节中"一、血管性介入诊疗围术期护理要点"的"术后护理"部分。

2. 膀胱冲洗护理 ①严格无菌操作，防止感染。②冲洗液距床面 60cm，滴速每分钟 60 ～ 100 滴，色深则快、色浅则慢。③冲洗液温度 25 ～ 30℃，以防止膀胱痉挛发生。④定时挤捏引流管，保持引流通畅。若患者感到剧痛或尿色加深，说明有活动性出血，应及时通知医生。⑤准确记录尿量，计算方法是排出量 - 冲洗量。

3. 膀胱造口引流管护理 ①保持膀胱造口周围皮肤清洁干燥，注意观察造口的颜色和状态。②保持引流装置的有效性，评估引流液的颜色、性状、量并记录。③妥善固定引流袋并低于引流部位，勿使导管扭曲、脱出、牵拉等。④定时更换引流装置，更换时注意无菌操作。

4. 并发症护理

（1）臀部疼痛：与化疗药或栓塞剂反流入臀上动脉，造成局部血运障碍有关。表现为臀部麻胀、疼痛，部分患者出现臀部皮肤红肿、硬结，偶见皮肤破损。随着药物的排泄和肢体循环的建立，一般 3 ～ 5 天症状即可缓解。

（2）血尿：由髂内动脉栓塞引起膀胱组织缺血坏死所致。鼓励患者多饮水，必要时留置导尿管行膀胱冲洗，仔细观察尿液的颜色、量，认真做好出入量记录，5 ～ 7 天尿液可转清。

（3）下肢动脉栓塞：是较严重的并发症。与过度压迫穿刺点或栓塞剂反流，误栓塞下肢动脉有关。表现为急性下肢缺血性疼痛，局部皮温减退、皮肤苍白，足背动脉减弱或消失。定时观察足背动脉搏动及患者下肢皮肤温度、颜色，肢体活动等，有助于尽早发现下肢动脉栓塞。一旦确诊，需做好手术取栓的准备。

八、康复指导

1. 疾病知识指导

（1）遵医嘱坚持膀胱灌注，膀胱灌注药物后需保留 2 小时，每半小时变换体位 1 次。

（2）指导尿流改道术后患者学会自我护理，保持造口周围皮肤清洁干燥，内支撑引流管固定牢靠且引流通畅，定期更换引流袋。

（3）遵医嘱规范用药，如泌尿系感染口服抗菌药物和碳酸氢钠，应注意观察药物的疗效与不良反应，出现过敏、皮疹等应及时就医。

（4）根据个人情况和医嘱复查，定期行膀胱镜、胸部 CT、超声检查，复查肝、肾、肺等重要脏器功能，及早发现转移灶，若出现血尿、尿路梗阻应及时就医。

2. 饮食指导　禁烟酒及刺激性食物，饮食宜清淡、低盐低脂，多食高蛋白、高维生素、高热量的食物，如牛奶、豆制品、瘦肉、鱼、禽、新鲜蔬菜水果及富含粗纤维的食物，多饮水，保持大便通畅。

3. 生活方式指导　生活有规律，保证充足的睡眠，逐步增加活动量，避免重体力劳动及剧烈运动。带引流管的患者活动时清空引流袋，妥善固定，避免引流管脱落引起漏尿。注意个人卫生，指导患者正确清洁会阴部。

4. 心理家庭社会支持　向患者及其亲属介绍疾病健康知识、定期复查和规范治疗的目的及重要性，准确评估其心理状态，对焦虑、抑郁等不良情绪者及时疏导，给予针对性的个体化心理辅导，帮助患者及其亲属树立战胜疾病的信心。

【案例参考答案】

1. 该患者主要的护理问题有哪些？

答：①恐惧与焦虑：与对癌症的恐惧、血尿、如厕自理缺陷有关。②自我形象紊乱：与尿流改道、引流装置的存在有关。③膀胱刺激征：由肿瘤坏死、溃疡合并感染所致。

2. 膀胱肿瘤供血动脉栓塞术后较严重的并发症是什么？如何观察护理？

答：较为严重的并发症是下肢动脉栓塞。与过度压迫穿刺点或栓塞剂反流，误栓塞下肢动脉有关。表现为急性下肢缺血性疼痛，局部皮肤温度减退、皮肤苍白，足背动脉减弱或消失。定时观察足背动脉搏动及患者下肢皮温、颜色、肢体活动等，有助于尽早发现下肢动脉栓塞。一旦确诊，需做好手术取栓的准备。

（黄　慧）

第二节　肾　囊　肿

【案例导入】

李某，男，68 岁，9 个月前体检发现左肾囊肿。偶有劳累后腰部酸痛不适，无尿色异常、尿频、尿急、尿痛，未予重视。

患者近期劳累后左侧腰痛加重，卧床休息疼痛减轻不明显，有时影响睡眠。无尿色异常、尿频、尿急、尿痛等症状。由子女陪同检查并住院。病程中有心悸不适，无胸闷及胸痛。食欲正常，睡眠差，伴焦虑，情绪稍低落，大、小便正常，体重无明显变化。

患者汉族，小学文化，农民，已婚，育有 3 个子女，妻子及子女均体健。曾行右侧腹股沟疝手术治疗，否认高血压、糖尿病病史，否认肝炎、结核、药物过敏史。

体格检查：入院测 T 36.5℃，P 65 次 / 分，R 23 次 / 分，BP 130/75mmHg，精神面貌佳，

正常面容，皮肤黏膜无黄染及出血点。胸廓对称，听诊呼吸音清，未闻及干、湿啰音。无心前区隆起或凹陷，听诊心音正常。

辅助检查：血、尿常规均正常，尿素氮 5.27mmol/L，肌酐 70.70μmol/L，胱抑素 C 1.05mg/L，血尿酸 330μmol/L。彩超提示双肾形态大小如常，实质回声均匀，集合系统未见明显异常回声，肾血流分布正常，右肾上部可见大小约 11mm×10mm 囊性无回声区，左肾下部可见大小约 68mm×65mm 囊性无回声区，界限清。

初步诊断：双肾单纯性肾囊肿。拟完善相关检查后行超声介入引导下左肾囊肿经皮穿刺抽液硬化治疗术。

请思考：

　　1. 该患者术中主要的护理问题有哪些？

　　2. 肾囊肿经皮穿刺抽液硬化治疗术最严重的并发症是什么？如何观察护理？

一、疾病概述

肾囊肿（renal cyst）是一种肾脏良性病变，临床指单纯性肾囊肿，在肾囊性病变中居首位。肾囊肿一般为单侧、单发，也有双侧、多发者，但较少见。发病率随年龄增长，男性多于女性。其病因尚不明确。

肾囊肿的临床表现因囊肿压迫或损害周边组织器官不同而有差异。如肾上极和背侧囊肿会顶压膈肌，或推压腰部肌肉，产生腰腹部不适或腰背痛；位于腹侧肾门周边的囊肿会严重压迫肾动脉，造成肾供血不足或肾素分泌增多，引起肾性高血压；背侧周边的囊肿会对肾盂和肾盏产生压迫损伤，导致肾积水与肾结石；囊肿内压力增加使囊壁血管因过度牵拉、破裂而出现镜下或肉眼血尿及继发感染；囊肿压迫致肾组织显著减少，会出现肾功能进行性减退，严重时可致尿毒症。当肾囊肿出现压迫症状时，影像介入引导下经皮穿刺抽液硬化治疗成为首选治疗方法。

二、专科检查与护理

1. 实验室检查　血常规、凝血功能、尿常规、肝功能、肾功能、传染四项等。

2. 影像学检查

（1）超声和超声造影：超声因其经济安全目前仍是肾囊肿诊断的首选方法。常规超声易受周围组织（如肠气）和病变特征（如大小、位置）的影响，导致肾囊肿内分隔、结节或壁增厚等不能充分显现。超声造影对于复杂性肾囊肿诊断的有效性很高，对微血管方面极其敏感，而且在显示隔膜和壁增厚较增强 CT 也有天然的优势。

（2）CT：是评估囊肿的主要方法，CT 增强检查用于单纯性与肾盂源性肾囊肿和重复肾上位肾盂积水的鉴别。增强 CT 延迟成像或患侧逆行肾盂造影、多层增强 CT- 超声融合成像、双能量 CT 的应用，成为确定囊肿来源、性质、原因以及改善复杂性肾囊肿评估的有效检查。

（3）MRI：在评估肾脏囊性病变的特征方面有优势；对钙化不敏感、对增强灵敏度较高、没有伪影和电离辐射。条件允许的情况下考虑使用。

（4）静脉肾盂造影：确定肾盂和囊肿间的关联性有重要的鉴别诊断价值。

3. 护理配合　检查前询问过敏史、监测生命体征，备好急救用品，留置静脉留置针。检查中指导患者呼吸及屏气动作的配合；保持体位，避免咳嗽、打喷嚏等。检查结束后注意观察有无过敏反应。

三、对症支持护理

1. 腰痛护理　慢性腰部疼痛，多由肾囊肿增大压迫所致，一过性疼痛卧床休息并观察；如果出现疼痛持续，遵医嘱给予止痛药物治疗；如腰痛合并反复尿路感染、血尿等症状，需遵医嘱给予抗感染治疗或考虑影像介入引导下经皮穿刺抽液硬化术。

2. 防止肾囊肿破裂出血　当囊肿较大时，应避免剧烈的体力活动和外力撞击，以免囊肿破裂出血。

3. 生活方式指导　大多数患者早期无须改变生活方式或限制体育活动，可采取散步、游泳、慢跑、打太极等方式，以提高抵抗力。

4. 饮食护理　养成良好的饮食习惯，如细嚼慢咽，饮食有节，不暴饮暴食，鼓励多喝水，忌烟酒及辛辣刺激性食物。肾功能异常患者控制蛋白、盐及盐类食物的摄入，避免使用肾毒性药物。

5. 心理支持　保持轻松、愉快的心情，避免紧张、焦虑等情绪刺激。

四、介入手术方法

经皮穿刺抽液硬化术：根据囊肿位置调整患者取健侧或俯卧位。影像引导下（CT平扫或超声）以明确病灶位置，选择最佳的穿刺路径及穿刺部位，并标记。标记点区域皮肤常规消毒铺巾，2%盐酸利多卡因局部麻醉，再次确定进针位置，指导患者屏住呼吸，沿标记点慢慢进针至针尖到达囊肿中央位置（图9-2-1）。固定针杆拔出针芯，见囊液从针尾流出，连接20ml注射器抽取并记录囊液量。送囊液做常规化验和脱落细胞检查，疑有囊肿感染者应做细菌培养。蛋白定性试验阳性者，将囊液抽尽，注入硬化剂（无水乙醇、聚桂醇、鱼肝油酸钠等）反复冲洗囊腔，至抽出液清澈（图9-2-2），再注入适量（最多不超过50ml）硬化剂，保留在囊腔内。回纳针芯，拔针，局部按压10分钟后加压包扎。

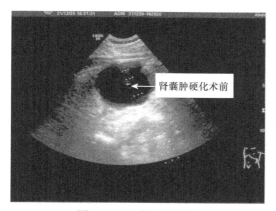
图9-2-1　B超示肾囊肿

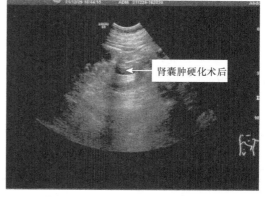
图9-2-2　肾囊肿硬化术后B超图像

五、术前护理

参见第一篇第二章第三节中"二、非血管性介入诊疗围术期护理要点"的"术前护理"部分。

六、术中护理

1. 参见第一篇第二章第三节中"二、非血管性介入诊疗围术期护理要点"的"术中护理"部分。

2. 物品准备　静脉输液用品、体表定位尺、记号笔等。准备无菌注射器、穿刺包、穿刺针、穿刺架、彩超探头套、耦合剂、延长管、三通、无菌试管等。抢救物品、设备、药品，2%利多卡因、硬化剂等。

3. 体位　术中协助患者取舒适且能很好暴露穿刺部位的体位，健侧卧位时，用合适的软枕将腰部适当垫高；俯卧位时应避免胸部受压，影响呼吸。

4. 并发症观察护理

（1）囊肿闭合不全预防措施：①囊肿直径较大（＞10cm），或囊液抽出量超过150ml，应分次进行硬化治疗。②囊腔内置管引流冲洗，可使硬化剂长时间留置，维持治疗浓度，提升硬化治疗效果。③无水乙醇冲洗联合聚桂醇硬化治疗优于传统无水乙醇及单纯聚桂醇。④避免硬化剂单次用量不足（＜60ml），应反复多次冲洗，并抽尽囊内气体。⑤硬化剂注入前囊液应抽尽，避免被稀释。

（2）囊肿破裂、囊内或肾周出血：密切观察患者生命体征，询问患者疼痛等不适表现，如发现囊内出血，可囊内推注冰盐水（4℃）并反复冲洗，使囊内血管收缩，3～5分钟后可起到止血的效果。同时，可通过精细化操作预防：①选择囊肿张力较小的位置及囊肿周围存在有肾实质的位置进针，避开囊肿最膨胀的位置，以免囊肿内压力过大而直接导致囊肿破裂。②选用软型穿刺针可以减少出血发生率。③妥善固定针杆。穿刺成功后、拔针芯时、抽吸完囊液后，都必须固定穿刺针。抽吸囊液时应轻柔、准确、快速。用延长管连接针尾与注射器，避免注射器与针杆反复拔插，针尖脱出囊肿导致损伤出血。④穿刺针进入囊腔内应保持1/2～2/3深度，抽吸囊液时应及时调整针尖位置，因囊液抽尽后难以在图像上清晰显示穿刺针的位置，囊壁回缩或受呼吸影响易使针尖脱出囊腔，导致出血、囊肿残留、复发和不良反应发生。⑤术前排除动静脉瘘、动脉瘤等。

（3）脏器损伤：术中密切观察患者，如有腰痛加重、憋气、呼吸困难等可疑脏器损伤表现时，应告知医生暂停手术操作，结合影像检查确诊并遵医嘱做相应处理。另外，术前穿刺点的精心设计和提高穿刺技术可避免损伤的发生。①肾损伤：穿刺时经肾实质可引起肾损伤。鉴别肾盂源性肾囊肿和重复肾上位肾盂积水，避免假性囊肿误穿，导致肾脏严重损害。②气胸或血气胸：肾上极囊肿高位穿刺时有可能损伤肋膈窦或肋间血管，引起气胸或血气胸。发生活动性出血时建议尽快行动脉栓塞或手术治疗。穿刺时尽量避开胸膜、肝、脾等脏器。囊肿体积较大者，应尽量分次缓慢抽吸，以免一次性大量抽出囊液导致肝肾结构变化而产生的不利影响。

（4）疼痛护理：穿刺过程中及注入硬化剂后，尤其是使用无水乙醇硬化时，患者会产生一定的刺激性疼痛，但都在患者可耐受范围。无法耐受的疼痛，遵医嘱给予止痛药物对症治疗。另外，在囊液抽尽后，先注入囊腔内2%利多卡因再推注硬化剂能减轻疼痛；手术结束退针时，将2%利多卡因注入针道，可减轻硬化剂外溢针道产生的疼痛。护士应做好健康宣教，告知患者腰痛是注入硬化剂的常见不良反应，如果疼痛严重及时告知医务人员，遵医嘱给予止痛药物缓解疼痛；同时，护士要安慰患者减少患者对疼痛的恐惧，放松心情，提高患者对疼痛的耐受性。

（5）醉酒反应：主要是因为：①无水乙醇中乙醇浓度含量高。②短时间内注入大量无水乙醇。③患者体内缺乏乙醇脱氢酶或乙醇脱氢酶功能低下。以上原因导致体内乙醇浓度超出患者基础代谢能力，会出现醉酒反应。乙醇具有一定的脂溶性，严重时可以穿透血脑屏障，进而作用于神经细胞，抑制中枢神经系统，出现头晕、昏睡，甚至昏迷。护理观察：术中严密观察患者有无口干、面红、心跳加快，同时询问患者是否有头晕、憋气等醉酒反应。轻者不予干预，严重者静脉补充葡萄糖、醒脑、利尿药物等，促进体内乙醇代谢。

七、术后护理

1. 参见第一篇第二章第三节中"二、非血管性介入诊疗围术期护理要点"的"术后护理"部分。

2. 血尿的观察护理 严密观察首次排尿时间、性质、尿量及尿液颜色。硬化剂注入囊腔后，使囊壁坏死导致肾脏组织的一过性反应，出现镜下血尿，如镜下显示红细胞3～5个/高倍视野，通常2～3天就会消失，不需要采取特殊治疗。如尿液鲜红且颜色逐渐加深，嘱患者卧床休息，可遵医嘱输入止血药物治疗。

3. 活动与饮食 指导患者平卧4小时，避免剧烈咳嗽。24小时后下床活动，1个月内不进行重体力活动。嘱患者多饮水，注意饮食清淡，主张少量多餐，以免引起不适。

4. 并发症护理

（1）出血：患者出现血压下降、面色苍白等，需立即为患者行腹部超声检查，评估是否有内脏活动性出血，一旦发现则立即行介入血管造影动脉栓塞止血或外科手术治疗。

（2）发热：硬化剂刺激机体产生应激反应，会出现术后发热。另外，囊内保留的硬化剂偏多，拔针时顺针道流出，导致针道周围组织坏死，也会出现发热。一般都会自行恢复，必要时遵医嘱抗感染治疗。

（3）尿瘘：是肾囊肿术后较常见的并发症，其原因可能为：①囊肿与肾盂、肾盏相通或组织间隔较薄，术中穿刺时造成囊肿与集合系统沟通。②无水乙醇置管硬化时，引流管位置放置不当，压迫局部组织，出现组织坏死，形成尿瘘。尿瘘治疗措施包括：①经膀胱镜逆行置双"J"管，充分引流尿液，瘘管可自行愈合。②对于囊腔较小，漏尿量较少的患者可以尝试囊腔内注射无水乙醇、四环素等硬化剂以封闭瘘口。③上述治疗无效者需开放手术处理，依据尿瘘部位及对侧肾功能，行肾瘘口修补、肾部分切除或肾切除术。严密观察患者尿液，倾听患者主诉，根据尿瘘采取的治疗方案不同采取相应护理措施。

八、康复指导

1. 疾病知识指导　①术后应3个月时进行影像学复查，可真实反映患者囊肿的转归情况。随后6个月、12个月分别进行超声随访。定期随访检查尿常规、肾功能等。短时间内无须复查，因囊肿逐渐硬化后仍存在炎性液体渗出，致反弹性液体潴留反而增大，囊肿消失率较低，告知患者不必担心。②如果合并有腰痛、反复尿路感染、血尿等症状及时就医，遵医嘱给予对症处理。肾囊肿合并高血压的患者，要遵医嘱应用降压药，定期监测血压。

2. 生活方式指导、饮食指导、心理家庭社会支持　同术前。

【案例参考答案】

1. 该患者术中主要的护理问题有哪些？

答：该患者术中主要的护理问题是腰痛和醉酒反应。

（1）术中严密观察患者病情变化，患者出现腰痛，轻微的头晕、心慌、憋气等症状，同时观察到患者口唇干，脸面潮红。迅速告知医生停止操作，初步判断为无水乙醇注入囊腔时引起的刺激性疼痛和醉酒反应。

（2）安抚患者，并告知这些反应是乙醇注入囊腔引起的正常反应，不必惊慌，遵医嘱给予止痛药物以缓解疼痛；同时囊液抽尽后，注入囊腔内2%利多卡因再推注硬化剂能减轻疼痛；手术结束退针时，将2%利多卡因注入针道，可减轻硬化剂外溢针道产生的疼痛。

（3）静脉补充葡萄糖、醒脑、利尿药物等，促进体内乙醇的代谢。

2. 肾囊肿经皮穿刺抽液硬化治疗术最严重的并发症是什么？如何观察护理？

答：出血是肾囊肿经皮穿刺抽液硬化治疗术最严重的并发症。出血多以囊内及肾周出血多见。首先，观察尿液颜色，如尿液鲜红且颜色逐渐加深者，嘱患者卧床休息，可遵医嘱输入止血药物治疗；其次，若出现血压下降、面色苍白等，则需立即为患者行腹部超声检查，评估患者是否有内脏活动性出血，一旦发现则立即行介入血管造影动脉栓塞止血或外科手术治疗。

（孙桂娥）

第三节　前列腺增生

【案例导入】

曹某，男，91岁，尿频、尿急10余年，排尿困难4个月，1周前加重入院。

患者于10余年前无明显诱因出现间断排尿困难，伴尿频、尿急、尿痛，尿线变细，夜尿次数增多，2～3次/夜，天气寒冷时加重，未见肉眼血尿。4个月前多次出现排尿困难，尿失禁，夜尿较前明显增多，最多 10 次 / 夜。1 周前患者因无法自行排尿于门诊留置尿管后入院。起病以来食欲一般，睡眠差，伴焦虑，情绪低落，大便正常，体重无明显变化。

患者汉族，初中文化，退伍军人，已婚，育有 1 子 1 女，配偶及子女均体健，家庭经济情况良好，高血压病史 30 余年，药物控制尚可，无过敏史。

体格检查：入院测 T 36.4℃，P 70 次 / 分，R 18 次 / 分，BP 124/64mmHg，神志清楚，精神欠佳。直肠指诊可触及表面光滑、有弹性、中央沟消失的前列腺。

辅助检查：查血结果提示 PSA（总）9.4ng/ml，PSA（游离）3.5ng/ml。尿流动力学检查示最大尿流率为 9.3ml/s。前列腺 B 超显示前列腺腺体明显增大，向膀胱突出。尿道造影显示后尿道延长，扩大。膀胱镜显示前列腺中叶、两侧叶部分突入膀胱腔内。

初步诊断：前列腺增生。拟行前列腺动脉栓塞术。

请思考：

1. 该患者主要的护理问题有哪些？
2. 如果患者留置导尿管后出现血尿，应如何紧急处置？
3. 前列腺动脉栓塞术后最常见的并发症是什么？如何观察护理？

一、疾病概述

前列腺增生是由于前列腺移行区和尿道周围区域的上皮和纤维肌组织增生，导致前列腺良性增大，是男性老年人排尿障碍原因中最为常见的一种良性疾病。尿频是前列腺增生最常见的早期症状，夜间更为明显。进行性排尿困难是其最主要的症状。其典型表现是排尿迟缓、断续、尿细而无力、射程短、终末淋漓。

二、专科检查与护理

1. 直肠指诊 是简单而有价值的诊断方法。触到增大的前列腺表面光滑、质韧、中央沟消失，即可作出初步诊断。

2. 超声检查 可经腹壁或直肠，测量前列腺体积、增生腺体是否突入膀胱，还可测定膀胱残余尿量。经直肠超声检查更为精确。

3. 尿流率检查 可确定前列腺增生患者排尿的梗阻程度。检查时要求排尿量在 150～200ml，如最大尿流率 < 15ml/s 表示排尿不畅；如 < 10ml/s 则提示梗阻严重，常为手术指征之一。如需进一步评估逼尿肌功能，应行尿流动力学检查。

4. 血清 PSA 测定 前列腺有结节或质地较硬时，PSA 测定有助于排除前列腺癌。

5. 膀胱镜检查 可以在膀胱镜下看到尿道延长，前列腺增大或突入膀胱，膀胱壁有小梁小房或憩室形成。如患者有血尿，还可以在膀胱镜下与膀胱肿瘤相鉴别。

6. 护理配合 B 超检查前嘱患者检查前排空大、小便，放松情绪配合检查。膀胱镜检查后，嘱患者检查后多饮水，必要时遵医嘱口服抗生素，以防止泌尿系感染。

三、对症支持护理

1. 急性尿潴留的预防及护理 ①预防：避免急性尿潴留的诱发因素，如受凉、过度劳累、饮酒、便秘、久坐；指导患者适当限制饮水，每天少于 1000ml，可以缓解尿频症状，注意液体摄入时间，如夜间和社交活动前限水。②护理：当发生尿潴留时，及时留置导尿管或膀胱造瘘管，并做好管道护理。

2. 血尿的护理 患者入院时询问是否有血尿情况。轻度肉眼血尿，无须特殊处置，指导患者卧床休息，多饮水，饮水量为 1500～2000ml。较严重的血尿，遵医嘱给予止血药，留置导尿管行持续膀胱冲洗，同时密切观察患者生命体征的变化。若有血块堵塞导尿管导致引流不畅时，及时通知医生，遵医嘱给予高压冲洗，及时冲出血块以保持尿路通畅、减轻患者的不适。

3. 用药护理 ①α₁受体阻滞药：主要副作用为头晕、直立性低血压，应睡前服用，用药后卧床休息，改变体位时动作慢，预防跌倒，同时与其他降压药分开服用，避免对血压的影响。② 5α还原酶抑制剂：主要副作用为勃起功能障碍、性欲低下、男性乳房女性化等。起效缓慢，停药后症状易复发，告知患者应坚持长期服药。

4. 安全护理 若夜尿次数较多，嘱患者白天多饮水，睡前少饮水。夜间睡前在床边为患者准备便器。如需起床如厕，应有家属或护工陪护，以防跌倒。

5. 心理护理 尿频尤其是夜尿不仅给患者带来生活上的不便，且将严重影响患者的休息与睡眠；排尿困难与尿潴留又给患者带来极大的身心痛苦。因此护士应理解患者的身心痛苦，帮助患者更好地适应前列腺增生给生活带来的不便。向患者解释前列腺增生的主要治疗方法及有效率，鼓励患者树立治疗疾病的信心。

四、介入治疗方法

前列腺动脉栓塞术（prostatic arterial embolization，PAE）：采用 Seldinger 穿刺技术将 5F 动脉鞘经股动脉插入，进入髂内动脉后注射对比剂，根据造影结果确定前列腺动脉（图 9-3-1），微导管超选进入前列腺动脉，选择 100 ～ 300μm 微球栓塞，反复造影确认供血动脉栓塞（图 9-3-2），实质无染色后撤去导管。

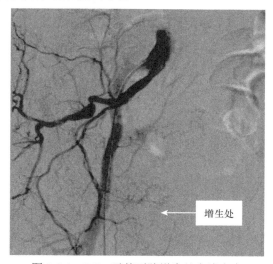
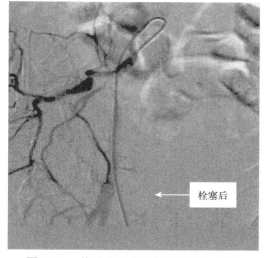

图 9-3-1 DSA 示前列腺增生处血流丰富　　　图 9-3-2 前列腺动脉栓塞术后 DSA 图像

五、术前护理

1. 参见第一篇第二章第三节中"一、血管性介入诊疗围术期护理要点"的"术前护理"部分。

2. 注意血肌酐及尿素氮水平，排除肾功能不全或肾衰竭，并遵医嘱为前列腺增生患者术前留置导尿管。

六、术中护理

参见第一篇第二章第三节中"一、血管性介入诊疗围术期护理要点"的"术中护理"部分。

七、术后护理

1. 参见第一篇第二章第三节中"一、血管性介入诊疗围术期护理要点"的"术后护理"部分。

2. 导尿管护理　妥善固定导尿管，注意观察尿液的颜色、量及性状；尿袋位置低于膀胱，使用抗逆流的引流袋；做好尿道口、膀胱造瘘口及尿管的消毒，避免发生感染。

3. 并发症护理

（1）栓塞综合征：参见第一篇第二章第三节中"一、血管性介入诊疗围术期护理要点"的"术后护理""栓塞综合征"部分。

（2）异位栓塞：异位栓塞可引起膀胱下动脉等前列腺动脉引发动脉闭塞，导致膀胱壁、直肠、尿道、龟头等缺血坏死。密切观察患者有无不同程度的会阴部持续疼痛、大便带血、血尿、龟头炎等。一旦发生应及时告知医生，可使用罂粟碱、低分子右旋糖酐等扩张血管药物及抗凝、溶栓药物对症治疗。

（3）动脉痉挛：反复操作刺激纤细的前列腺动脉可导致血管痉挛，不仅影响临床疗效，而且可有继发性血栓形成。表现为管腔内血流速度减慢，血管变细、中断，管壁呈串珠状改变。应及时配合医生应用解痉药物。

（4）动脉夹层：对纤细扭曲硬化的前列腺动脉，若导管过硬、形态不合适及暴力操作可直接损伤血管内膜，用力抽吸顶端紧贴血管壁的导管，导致血管内膜剥脱，可形成动脉夹层。在前列腺动脉栓塞时应选择合适的导管、导丝，适时换用微导管，操作轻柔，先进导丝，再进导管，避免盲目导管跟进。

（5）排尿困难与尿失禁：一般介入术后1周持续留置导尿管，观察到尿道口遗尿明显时，再拔出，预防患者术后再次出现排尿困难加重或拔管后的尿失禁。拔除导尿管前对患者进行夹管训练，指导其正确训练提肛肌。

八、康复指导

1. 疾病知识指导

（1）建议年龄较大的男性患者每年进行体检，如前列腺B超。

（2）遵医嘱按时服用药物，请勿随意自行停药或减量。

（3）出院留置导尿管者，教会患者正确导尿管护理的方法，如妥善固定，避免牵拉，定时消毒尿道口，观察有无漏尿，定期到社区或就近医院更换尿管及尿袋，防止感染。若出现血尿时，大量饮水后，颜色未发生变化或继续加深，应及时就诊。

（4）根据个人情况和医嘱定期复查，行尿液检查、尿流动力学、前列腺超声检查，复查尿流率及残余尿量。

（5）盆底肌训练方法可在坐位、站立位、卧位进行。①缓慢收缩法：放松大腿、臀部和下腹部肌肉；集中注意力，慢慢向上收紧和提升尿道周围肌肉和肛门括约肌，尽可能把盆底肌肉收紧，维持收缩10秒，然后慢慢放松、休息10秒，然后再重复运动。每组运动包括收缩和放松盆底肌肉。每天至少50次。②快速收缩法：合并膀胱过度活动症的患者，感到尿急时做快速收缩，可减轻尿急的感觉；收缩1秒，放松1秒，循环10次。盆底肌训练需坚持训练至少3个月才能起效。

2. 饮食指导　禁烟酒及刺激性食物，饮食宜清淡，应多食高维生素、高蛋白、粗纤维的食物（如鱼肉、瘦肉、绿叶蔬菜），少食动物脂肪和高胆固醇食物，多饮水，保持大便通畅。

3. 生活方式指导　指导患者注意休息，劳逸结合，保持良好的心理状态，同时有效进行盆底肌锻炼，尽快恢复尿道括约肌功能。

4. 心理家庭社会支持　向患者及其家属介绍疾病健康知识和介入治疗目的及重要性，准确评估其心理状态，对存在焦虑、抑郁等不良情绪者及时疏导，给予个体化心理辅导，帮助患者及其家属树立战胜疾病的信心。

【案例参考答案】

1. 该患者主要的护理问题有哪些?

答:①疼痛:与逼尿肌动能不稳定、导尿管刺激、膀胱痉挛有关。②排尿形态改变:与膀胱出口梗阻有关。③焦虑或抑郁:与排尿困难、夜尿增多、患者精神压力大有关。

2. 如果患者留置导尿管后出现血尿,应如何紧急处置?

答:指导患者卧床休息,大量饮水,饮水量为 1500~2000ml,较严重的血尿,遵医嘱给予止血药,留置导尿管行持续膀胱冲洗,同时密切观察患者生命体征的变化。若有血块堵塞其尿管导致引流不畅时,及时通知医生,遵医嘱给予高压冲洗,及时冲出血块以保持尿路通畅、减轻患者的不适。

3. 前列腺动脉栓塞术后最常见的并发症是什么?如何观察护理?

答:栓塞综合征是术后最常见的并发症。包括疼痛、发热、恶心、呕吐等,严重者可导致患者生活质量下降,其表现及程度与栓塞剂的类型、栓塞水平、程度有关,主要方法为对症处理。①疼痛:为前列腺动脉栓塞后最重要的反应,前列腺动脉栓塞后组织缺血坏死细胞内致痛物质释放及局部肿胀刺激包膜,一般能自行缓解。但应对疼痛的程度、部位、性质作出正确的评估,排除其他原因引起的疼痛,如发现问题及时告知医生并协助处理。②发热:与前列腺栓塞后组织缺血坏死吸收有关,体温可达 38.0~39.0℃,发热持续时间 1~7 天,需要给予患者降温药物,必要时遵医嘱给予患者抗感染药物治疗。③恶心、呕吐:与前列腺栓塞前使用麻醉药物刺激肠胃有关,使患者头偏向一侧,保持呼吸道通畅,遵医嘱应用止吐及保护胃黏膜药物。

(郭丽萍)

第十章　生殖系统疾病介入护理

第一节　子宫肌瘤／子宫腺肌病

【案例导入】
　　陈某，女，45 岁，B 超发现子宫肌瘤增大 2 年余入院。
　　患者 2 年前体检行 B 超检查发现子宫肌瘤最大直径约 6.0cm，无月经改变，未在意未治疗，未遵医嘱定期复查。近半年出现无明显诱因月经量增多伴经期延长，伴有下腹部坠胀、腰酸背痛、白带增多、持续无缓解，为求进一步诊治来院就诊，门诊以"子宫肌瘤"收住院治疗。起病以来无进行性消瘦、发热寒战、心慌气短、阴道接触性出血等不适，偶诉头晕、无乏力，饮食、睡眠尚可，伴焦虑，心情低落，意志活动减退，偶有尿频，排便正常。
　　患者汉族，大专文化，教师，已婚，育有 1 子 1 女，爱人及子女均体健，家庭经济情况良好，否认吸烟、饮酒史。
　　月经史：初潮 13 岁，（3～7）天 /（28～30）天，月经周期规律，月经量中等，颜色正常。
　　体格检查：入院测 T 36.5℃，P 90 次 / 分，R 20 次 / 分，BP 138/86mmHg，神志清楚，精神尚可。
　　专科检查：外阴发育正常，阴道通畅，内见少量分泌物，宫颈光滑，子宫增大，宫底位于脐下二指，双侧附件区未见明显异常。
　　辅助检查：血常规结果示红细胞计数 2.73×10^{12}/L，血红蛋白 63.00g/L，白细胞 10.2×10^{9}/L，淋巴细胞比率 17.47%。
　　阴式彩超：子宫肌瘤结节约 9.5cm×8.7cm。
　　初步诊断：①子宫肌瘤；②中度贫血。拟完善相关检查后行子宫双侧动脉栓塞术。
请思考：
　　1. 目前该患者主要的护理问题有哪些？
　　2. 子宫动脉栓塞术后常见的综合征有哪些？ 如何观察护理？

一、疾病概述

（一）子宫肌瘤

　　子宫肌瘤（uterine myoma）是女性生殖器最常见的良性肿瘤，由子宫平滑肌及结缔组织组成。患者常表现为月经过多，盆腔疼痛，育龄期女性多伴发盆腔压迫、尿频、便秘、腹胀、性交痛以及腹部包块。常见于 30～50 岁妇女。按肌瘤与子宫肌壁的关系可将子宫肌瘤分为三类：肌壁间肌瘤、浆膜下肌瘤、黏膜下肌瘤。

（二）子宫腺肌病

　　子宫腺肌病（adenomyosis）是指当子宫内膜腺体及间质侵入子宫肌层形成的弥漫或局限性病变，以月经量过多、经期延长和进行性痛经加重，常于经前 1 周开始下腹正中疼痛，直至月经结束为主要症状。有 35% 患者无典型症状，子宫腺肌病患者中月经过多发生率为 40%～50%，表现为连续数个月经周期中月经量增多，一般大于 80ml，并影响女性身体、心理、社会和经济等方面的生活质量。月经过多主要与子宫内膜面积增加、子宫肌层纤维增生使子宫肌层收缩不良、子宫内膜增生等因素有关。子宫腺肌病痛经的发生率为 15% ～ 30%，妇科检查子宫呈均匀增大或有局限性结节隆起，质硬且有压痛，经期压痛更甚。无症状者有时与子宫肌瘤不易鉴别。

上述两种疾病的介入治疗方法基本一致，本节以子宫肌瘤为例介绍介入围术期护理。

二、专科检查与护理

1. 实验室检查　血常规、尿常规、血型、凝血功能、肝功能、肾功能、乙型肝炎病毒、丙型肝炎病毒、人类免疫缺陷病毒、梅毒抗体筛查等。

2. 影像学检查

（1）超声：可明确显示肌瘤部位和肌瘤的大小，是诊断子宫肌瘤主要手段之一。子宫异常增大，局部明显突起，主要见于浆膜下肌瘤和多发性肌瘤；肌瘤结节呈低回声或等回声，周围有包膜；彩超见部分肌瘤周边或内部有丰富的血流信号，尤为较大肌瘤，可检出动脉和静脉频谱。子宫壁增厚，肌层回声不均匀减低，提示子宫腺肌病。

（2）DSA：在 DSA 造影上，动脉早期见子宫动脉主干增粗、弯曲，动脉末期见细小动脉显影。

（3）MRI：对盆腔软组织有较好分辨率。肌瘤内部有无变性、种类及其程度不同信号、包膜与边界及内膜与结合带的改变，对子宫腺肌病的诊断具有较大价值。强化 MRI 对怀疑子宫有恶性病变者具有重要临床意义。

3. 妇科检查　肌壁间肌瘤子宫常增大，表面不规则、单个或多个结节状突起；浆膜下肌瘤可扪及质硬、球状块物与子宫有蒂相连，活动；黏膜下肌瘤子宫多为均匀增大，有时肌瘤位于宫口内或脱出在阴道内，呈红色、实质、表面光滑，伴感染则有渗出液或溃疡形成，排液有臭味。

4. 护理配合　同本节介入手术围术期护理要点。

三、对症支持护理

1. 解除尿潴留　子宫肌瘤较大，压迫膀胱可出现尿频、尿急、排尿困难、尿潴留等症状，查明原因，可给予留置导尿管等对症处理。

2. 饮食指导　适当增加营养，多食富含铁的食物，提高机体免疫力，预防贫血。少食油炸、腌制、辛辣等刺激性食物。

3. 心理支持　主动告知患者子宫肌瘤 / 子宫腺肌病的相关知识及手术方式和成功案例，给予患者心理安慰及提供必要帮助。

四、介入手术方法

子宫动脉栓塞术（uterine artery embolization，UAE）：经皮股动脉穿刺，在 DSA 引导下将造影导管引入髂内或至子宫动脉进行血管造影，进一步明确肌瘤位置、大小、数目、主要供血动脉（图 10-1-1），继而采用子宫双侧动脉栓塞技术，通过阻断子宫动脉及其分支，减少肌瘤的血供（图 10-1-2），从而延缓肌瘤的生长，缓解症状或使肌瘤缺血、缺氧、坏死、萎缩甚至消失。获得与外科手术相近的效果。

UAE 尤其适用于子宫肌瘤剔除术后复发，多次腹部手术史、不能耐受或不愿意接受手术但希望保留子宫的患者。子宫大量急性出血时可行急诊 UAE。无绝对禁忌证。

五、术前护理

1. 参见第一篇第二章第三节中"一、血管性介入诊疗围术期护理要点"的"术前护理"部分。

2. 手术时间宜选在患者非月经期，最好是月经干净后 3 ～ 7 天。如果患者阴道有出血情况，应在医生指导下给予患者止血治疗。

3. 无胃肠道动力障碍患者，术前一天给予清淡易消化饮食，便秘患者术前晚酌情给予导泻药或灌肠，可避免术中肠道内容物造成伪影。术日晨留置导尿管，以免膀胱积聚的尿液影响术中影像。

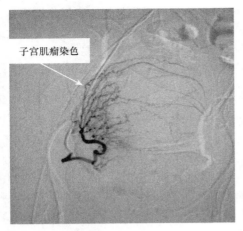
图 10-1-1　右侧子宫动脉 DSA 造影示子宫肌瘤

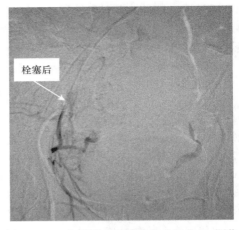
图 10-1-2　右侧子宫动脉栓塞术后 DSA 图像

六、术 中 护 理

参见第一篇第二章第三节中"一、血管性介入诊疗围术期护理要点"的"术中护理"部分。

七、术 后 护 理

1. 参见第一篇第二章第三节中"一、血管性介入诊疗围术期护理要点"的"术后护理"部分。

2. 饮食指导　鼓励患者少食多餐，给予高热量、高蛋白、高维生素，清淡易消化、低脂富含铁等补血的食物；多饮温开水（2000ml 以上），警惕对比剂及化疗药物对肾脏的损害，观察记录 24 小时尿量。

3. 预防感染　术后患者发热多在 37.5 ～ 38.5℃，持续 3 ～ 7 天，给予物理降温，鼓励多饮温开水，有感染时遵医嘱给予抗生素治疗有利于炎症消退；部分患者可能会在栓塞后 3 周出现阴道分泌物增多，呈血性或黄色组织物样改变，该表现与 UAE 治疗后肌瘤坏死可能相关。注意做好个人卫生，每日清洗会阴两次，保持局部清洁干燥。

4. 心理护理　根据术前掌握患者心理特点，主动与患者及其家属沟通，稳定患者情绪，鼓励患者倾诉对疼痛的反应、需求，耐心解答疼痛的原因、机制，指导患者能缓解疼痛的方法，有助于减轻其焦虑、恐惧等不良情绪，如家属陪伴或听轻音乐、读书看报、看电视、谈论感兴趣的话题、做深呼吸训练或放松按摩等，与家属共同做患者的心理护理，使其得到更多的社会支持。

5. 并发症的护理

（1）栓塞后综合征

1）发热：大部分患者手术当日或次日有不同程度的发热，体温一般在 38℃左右，鼓励患者多饮温开水，衣服潮湿及时更换，避免着凉。告知患者术后发热的原因多是组织缺血、缺氧坏死造成的吸收热，减轻患者的思想顾虑，同时密切观察体温变化。

2）疼痛护理：疼痛是栓塞术后最常见的综合征。由于子宫动脉栓塞后，组织缺血坏死引起患者下腹部阵发性胀痛或持续剧烈的绞痛，一般 24 小时内疼痛较剧烈，3 天后逐渐缓解；下肢酸胀乏力感可持续大约 20 天。护士倾听患者主诉疼痛部位、性质、程度、持续时间，向患者讲解疼痛的原因，指导患者分散注意力，必要时遵医嘱给予对症处理。

3）胃肠道反应：部分患者出现恶心、呕吐等胃肠道不良反应，指导患者头偏向一侧，防止误吸，同时观察患者呕吐物的量、颜色、性状，做好记录。遵医嘱给予止吐药物并适当补液，做好口腔护理，保持病室安静舒适，空气清新，患者床单位清洁。

（2）出血：密切观察患者的神志，穿刺部位敷料有无出血、渗血，监测患者血压有无持续下降、脉搏增快等情况，立即报告医生及时处理。子宫动脉栓塞术后，子宫内膜缺血坏死脱落所致阴道出血，一般持续 3 ～ 4 天。

（3）尿潴留：少数患者术后出现尿潴留，待疼痛减轻后可自行恢复，必要时可给予导尿等对症处理。

八、康复指导

1. 疾病知识指导

（1）由于子宫动脉栓塞后组织缺血、缺氧坏死，患者感觉下腹部或腰骶部坠痛、酸胀，坏死组织从阴道排出。若非月经期，出现阴道流血、异常分泌物、突发性血尿或发热等症状及时就诊。

（2）指导患者保持会阴清洁，术后 3 个月内严禁性生活和盆浴，对于有生育需求的妇女在 1 年内避孕。

（3）遵医嘱定期 1 个月、3 个月复查妇科常规项目，6 个月、12 个月超声复查瘤体缩小情况或瘤体排出情况。

2. 饮食指导　同术前。

3. 生活方式指导　保持心情愉悦，规律生活，劳逸结合，适当加强身体锻炼，增强机体抵抗力。

【案例参考答案】

1. 目前该患者主要的护理问题有哪些？

答：①疼痛：与月经期或月经前期子宫内膜充血、水肿，刺激周围平滑肌产生痉挛收缩有关。②焦虑／恐惧：与担心术后治疗效果目标期待有关。③体液不足：与月经紊乱或月经失血量过多有关。④知识缺乏：缺乏子宫动脉栓塞术后健康知识。

2. 子宫动脉栓塞术后常见的综合征有哪些？如何观察护理？

答：①疼痛：倾听患者主诉疼痛部位、性质、程度、持续时间，向患者讲解疼痛的原因，指导患者分散注意力，必要时遵医嘱给予镇痛药物。由于子宫动脉栓塞后，组织缺血坏死引起患者下腹部阵发性胀痛或持续剧烈的绞痛，一般 24 小时内疼痛较剧烈，3 天后逐渐缓解。②出血：密切监测患者血压、脉搏、神志等情况；穿刺肢体弹力绷带加压包扎或用压迫止血器压迫 6 ～ 8 小时，伸直制动 6 ～ 12 小时，6 小时内每 30 ～ 60 分钟观察一次穿刺部位有无出血、血肿，严禁屈髋、屈膝、打喷嚏和剧烈咳嗽等增强腹压运动，以免造成穿刺点出血。若发现出血问题立即报告医生及时处理。③深静脉血栓：观察患侧下肢皮肤的颜色、温度、肢体感觉及足背动脉搏动较术前有无异常变化，指导患者进行足踝的伸屈运动及环转运动，以促进下肢静脉回流，防止深静脉血栓形成。

（郑　宇）

第二节　盆腔恶性肿瘤

【案例导入】

于女士，37 岁，因剖宫产后 5 个月，阴道不规则出血半个月，加重 2 天入院。

患者于半个月前无明显诱因出现阴道不规则出血，暗红色，量少，伴阴道排液，尿频，右下肢困乏，出血加重 2 天入院。患者既往体健，月经规律，（4 ～ 5）天／（28 ～ 30）天，经量中等，分娩后无月经来潮。生育史孕 3 产 2。精神、食欲一般，睡眠尚可，体重减轻约 3.5kg。

体格检查：入院测 T 36.3℃，P 120 次／分，R 23 次／分，BP 115/77mmHg，神志清楚，面色苍白，双下肢无水肿。

专科检查：宫颈内生型肿物，直径约 5cm 质硬，接触性出血阳性，阴道前壁上 1/3 受侵，有脓血性白带。

> 辅助检查:病理诊断为宫颈低分化腺癌。中性粒细胞百分比 79.6%,血红蛋白 70g/L,红细胞 2.42×10^{12}/L,血小板 72×10^{9}/L。
>
> 初步诊断:宫颈癌 ⅡA2 期内生型;贫血。拟尽快完善相关检查后行双侧子宫动脉栓塞术。
>
> **请思考:**
> 　　1. 该患者主要的护理问题有哪些?
> 　　2. 如果患者突发阴道大出血,应如何紧急处置?
> 　　3. 子宫动脉栓塞术后最严重的并发症是什么?如何观察护理?

一、疾 病 概 述

　　盆腔恶性肿瘤以女性居多,临床常见的有宫颈癌、卵巢癌、子宫内膜癌等,其中宫颈癌是常见的妇科恶性肿瘤之一。其主要症状是接触性出血、不规则阴道流血,多有阴道排液,伴恶臭,晚期可因肿瘤侵犯其他器官出现相应的症状,也可因肿瘤坏死、大血管侵蚀而发生致命性出血。子宫动脉或髂内动脉栓塞术,可暂时或永久阻断肿瘤的供血动脉,使肿瘤缺血、坏死、肿瘤体积缩小,可有效止血、挽救患者生命。

　　高危型人乳头状瘤病毒(HPV)持续感染是宫颈癌主要的高危因素。此外,宫颈癌还与性行为、分娩次数、吸烟等行为因素有关。其主要组织学类型是鳞癌,腺癌次之。直接蔓延和淋巴转移是宫颈癌的主要转移途径。

　　本节主要以宫颈癌为例介绍盆腔恶性肿瘤介入围术期护理。

二、专科检查与护理

　　1. 实验室检查　血常规、血型、凝血功能、肝功能、肾功能等,最常被检测的血清学肿瘤标志物是血清鳞状上皮细胞癌抗原(SCCA)、糖类抗原 125(CA125)等。

　　2. 影像学检查　宫颈癌最佳影像学检查方法是盆腔 MRI,有助于病变的检出和大小、位置的判断。有磁共振成像禁忌证的患者可选择 CT 检查。子宫动脉造影可见子宫增大,子宫颈部血管增粗、扭曲及移位,毛细血管增多、紊乱、形成肿瘤血管团。

　　3. 诊断检查

　　(1) 宫颈细胞学检查联合 HPV 检测:宫颈细胞学检查是发现宫颈癌早期病变的主要方法,联合 HPV 检测有利于提高筛查率。对于 HPV16 及 18 型阳性的患者建议直接转诊阴道镜,进行组织学活检。

　　(2) 阴道镜检查:主要观察宫颈阴道病变上皮血管及组织变化,可提高诊断正确率。

　　(3) 子宫颈活组织检查:对于可疑病灶,或阴道镜诊断为高级别病变者均应行子宫颈活组织检查,该检查是确诊宫颈癌最可靠的方法。

　　4. 护理配合　向患者解释检查目的、方法以及可能引起的不适,备齐各种检查用物。告知其检查应避开月经期,检查前 2 天禁止性生活或阴道用药,检查前需排空膀胱。检查时协助患者取膀胱截石位,注意隐私保护,观察有无不适主诉;检查后嘱其保持会阴部清洁,12 小时后自行取出带尾纱布卷。

三、对症支持护理

　　1. 阴道出血的观察与护理

　　(1) 观察阴道出血情况,记录出血开始和持续时间,准确评估出血量并记录。

　　(2) 出血量增多时,配合医生用长纱条填塞阴道压迫止血,纱条于 24 ~ 48 小时内取出。

　　(3) 遵医嘱给予药物止血,可选巴曲酶静脉滴注。巴曲酶有促使血小板聚集、促进纤维蛋白原降解、使出血部位血栓形成的作用,使用时要注意观察血压及心率的变化,出现低血压和心率减慢时停用。

（4）患者卧床休息，减少活动，保持大、小便通畅，避免腹压增加而加重出血。

（5）行会阴护理每日 2 次，以减少感染。

2. 转移症状的观察与护理

（1）肿瘤病灶侵入部位可出现相应的继发症状。如病灶侵犯膀胱可出现尿频、尿急、尿痛和血尿症状；侵犯直肠可出现肛门坠胀、排便困难、里急后重或血便等，严重者可形成阴道直肠瘘；肿瘤压迫输尿管可引起输尿管梗死、肾盂积水及尿毒症，晚期还会出现恶病质等全身衰竭症状。

（2）做好患者身体状况的评估，观察体温变化、有无转移症状等，若有异常及时报告医生，给予对症治疗。

3. 舒适护理 及时更换会阴垫，保持会阴部清洁，更换被血渍污染的被服、衣物，去除不良气味。保证充足的睡眠，指导卧床患者进行床上肢体活动，协助翻身，防止下肢静脉血栓形成。

4. 饮食护理 鼓励患者进食高热量、高蛋白、高维生素、富含铁的食物，多饮水，多食富含纤维素食物，以保持大便通畅。

5. 心理支持 主动告知宫颈癌介入治疗相关知识，可能出现的不适和有效的措施，解除患者心理负担，增强抗癌的信心，积极配合治疗。

6. 其他症状护理 如患者伴有发热、膀胱刺激征时，遵医嘱予以相应对症处理，如退热、抗感染等。

四、介入手术方法

子宫动脉栓塞术（uterine artery embolization，UAE）：患者平卧，常规消毒、铺单，经皮右（或左）侧股动脉穿刺成功后，DSA 引导下依次送入导丝、动脉鞘、导管，行双侧髂内动脉、子宫动脉等血管造影，造影显示子宫、宫颈肿瘤染色和出血动脉（图 10-2-1），将导管或微导管超选择插入肿瘤供血动脉或出血动脉，试注对比剂无反流后，缓慢推入栓塞剂（据病情考虑是否推入化疗药），直至血流缓慢，造影显示无对比剂外溢征象或肿瘤"染色"征消失后停止（图 10-2-2）。术毕，拍片，拔管，局部压迫止血 15 分钟，一次性股动脉关闭器加压包扎。

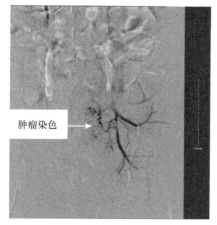
肿瘤染色

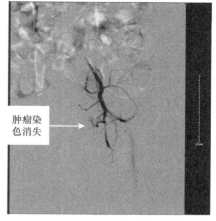
肿瘤染色消失

图 10-2-1 左侧子宫动脉 DSA 造影示肿瘤染色　　图 10-2-2 左侧子宫动脉栓塞术后 DSA 图像

五、术前护理

1. 参见第一篇第二章第三节中"一、血管性介入诊疗围术期护理要点"的"术前护理"部分。

2. 为避免术中膀胱充盈影响手术操作，需留置导尿管。

六、术中护理

1. 参见第一篇第二章第三节中"一、血管性介入诊疗围术期护理要点"的"术中护理"部分。

2. 宫颈癌大出血易发生失血性休克，应备齐急救药品、抢救设备，做好配血等准备。

3. 术中密切观察患者生命体征，保持静脉通路畅通，阴道出血量增多时，应加压输血，防止失血性休克。

4. 术中注入栓塞剂时引起的疼痛，可遵医嘱注射布桂嗪或吗啡镇痛。

七、术后护理

1. 参见第一篇第二章第三节中"一、血管性介入诊疗围术期护理要点"的"术后护理"部分。

2. 会阴部及留置导尿管的护理　注意观察阴道分泌物及尿液的颜色、性状、量，保持外阴清洁，保持导尿管引流通畅，每日行会阴护理 2 次，有出血、感染者遵医嘱使用抗生素。

3. 疼痛的护理　与栓塞后局部组织缺血、缺氧有关，多表现为下腹部疼痛。对疼痛的部位、性质、程度和持续时间进行评估，轻度疼痛可以通过听音乐、聊天等转移注意力的方式得到缓解，疼痛评分 ≥ 4 分遵医嘱使用止痛剂。若疼痛持续加重，应警惕误栓、感染的可能。

4. 并发症护理

（1）异位栓塞：是子宫动脉栓塞术后最严重的并发症，与栓塞剂进入髂内动脉或子宫动脉的分支或栓塞剂反流有关。可出现下肢麻痹、臀部疼痛等症状。应注意患者是否出现下肢感觉异常，有无臀部皮肤红肿、硬结等症状，一旦发生应及时报告医生，部分患者可出现臀部皮肤破溃，可按照压力性损伤进行护理。

（2）阴道少量出血或排液：介入治疗后患者可出现阴道少量出血或排液，多与栓塞后子宫壁充血渗出有关，一般 3 ～ 5 天可自行缓解。应注意观察阴道分泌物的量及性质，行会阴护理每日 2 次，保持外阴清洁，禁盆浴。

（3）泌尿生殖系统感染：与阴道出血、纱布填塞、栓塞后肿瘤水肿刺激膀胱有关，表现为尿频、尿急、尿痛，发热等。指导患者多饮水，使每日尿量在 1500ml 以上，注意观察患者体温变化，必要时遵医嘱使用抗生素。

（4）下肢深静脉血栓形成：患者长期卧床、下肢制动及恶性肿瘤等因素导致血液黏性改变，血流缓慢，可引起下肢深静脉血栓形成。术后应注意局部保暖，观察双下肢皮温、颜色、感觉及足背动脉搏动情况，指导患者进行下肢锻炼，如踝泵运动等，以促进静脉回流。

八、康复指导

1. 疾病知识指导

（1）提倡晚婚，开展性卫生宣传，推广 HPV 预防性疫苗接种。

（2）指导有性生活史妇女定期进行宫颈细胞学检查和 HPV 检测，有接触性出血或月经异常者应及时就诊，警惕宫颈癌发生。

（3）宫颈癌患者术后禁止盆浴及性生活 3 个月，放疗后规律阴道冲洗，减少阴道粘连。

（4）动脉灌注化疗药物者，注意观察化疗药物的副作用，若出现肝肾功能异常、骨髓抑制表现时应及时就医。

（5）根据患者疾病复发风险或医嘱定期复查，内容包括全身体格检查、妇科检查以及影像学检查；肿瘤标志物和子宫颈或阴道残端细胞学、HPV 检测；必要时行阴道镜检查、活体组织病理学检查。

2. 饮食指导　肿瘤患者多伴有营养不良，宜少食多餐，给予高蛋白、高热量、高维生素、营养丰富易消化的饮食，多食新鲜蔬菜水果，保持大便通畅。

3. 生活方式指导　指导患者生活要有规律、劳逸结合，合理安排休息和工作，保证充足的睡眠。避免重体力劳动及剧烈运动，病情允许者可适当进行户外活动，加强锻炼，增强机体抵抗能力。注意个人卫生，保持外阴清洁，及时更换内衣、衣裤，洗净后应在阳光下暴晒。

4. 心理家庭社会支持　宫颈癌患者由于身体缺陷、阴道出血而产生自卑、焦虑和恐惧感。护士要评估患者的心理，在健康教育中防癌知识，解除患者的困惑，鼓励其多与家人和朋友交流，及时表达自己的内心感受，以获得他人的理解和关心，减轻自卑、忧虑等负性情绪，从而树立战胜疾病的信心。

【案例参考答案】

1. 该患者主要的护理问题有哪些？

答：①有感染的危险：与阴道流血、贫血造成免疫力下降有关。②焦虑或恐惧：与担心宫颈癌危及生命有关。③知识缺乏：缺乏宫颈癌介入治疗相关知识。④排尿障碍：与宫颈癌术后膀胱张力受到影响有关。

2. 如果患者突发阴道大出血，应如何紧急处置？

答：①患者绝对卧床，监测生命体征和血氧饱和度。②迅速建立两组以上静脉通路，遵医嘱使用止血药，酌情输血和静脉扩容。③配合医生用长纱条填塞阴道压迫止血，纱条于24～48小时取出。④使用休克指数法（SI），准确估算出血量。休克指数=1，失血量为500～1500ml，休克指数=1.5，失血量为1500～2500ml，休克指数=2，失血量为2500～3000ml。⑤准备好急救药品及物品，必要时做好术前准备，急诊行介入手术止血。

3. 子宫动脉栓塞术后最重要的并发症是什么？如何观察护理？

答：异位栓塞是子宫动脉栓塞术后最严重的并发症，与栓塞剂进入髂内动脉或子宫动脉的分支或栓塞剂反流有关，可出现下肢麻痹、臀部疼痛、大小便失禁等症状。应密切观察患者是否出现下肢感觉异常，有无臀部皮肤红肿、硬结等症状，一旦发生应及时报告医生，部分患者可出现臀部皮肤破溃，可按照压力性损伤进行护理。

（黄　慧）

第三节　围生期出血

【案例导入】

李某，女，38岁，患者初潮年龄14岁，5天/29天，平素月经规律，末次月经为2020年2月7日，因晚期妊娠、瘢痕子宫、子宫肌瘤、前置胎盘入院。

患者汉族，高中文化，个体，已婚，怀孕3次，流产1次，剖宫产2次，生育2女，一女于两岁时"急性心肌炎"去世，配偶及另一女体健，无过敏史。

体格检查：T 37.2℃，HR 104次/分，R 24次/分，BP 116/78mmHg，血氧饱和度98%。

辅助检查：彩超示胎盘位于左侧壁后壁Ⅱ级，完全覆盖宫颈内口，厚度约3.4cm，内可见陷窝血流，左前壁肌层显示不清，范围约13.9cm×7.9cm，胎盘未凸向膀胱，膀胱壁连续，子宫与膀胱壁之间可见丰富血流信号，可见跨界血管。宫颈长约4.0cm。孕妇下段左后壁探及5.0cm×3.5cm。胎盘植入风险评分8分。

患者入院后完善术前准备，在腰椎硬膜外联合麻醉下行子宫下段剖宫产术+宫腔球囊填塞术，术中出血量约3000ml，输液1500ml，输红细胞4.5U，血浆780ml，术后返回病房后4小时内宫腔引流量约560ml，术后6小时后再次出现阴道流血约500ml，色鲜红，考虑出血未控制，拟立即行子宫动脉介入栓塞术。

请思考：

1. 该患者主要的护理问题有哪些？

2. 如果患者产后出血持续增多，应如何紧急处置？

一、疾病概述

围生期出血是指孕产妇在孕期、产时和产后发生的出血。产后出血（postpartum hemorrhage，PPH）指胎儿娩出后 24 小时内失血量超过 500ml，剖宫产时失血量超过 1000ml，是分娩期的严重并发症，居我国产妇死亡原因首位。

出血的主要原因有：剖宫产术后的瘢痕妊娠、前置胎盘、胎盘植入、宫缩乏力、子宫损伤以及延迟性产后出血（分娩 24 小时后出血）等。其主要表现为孕产妇间断性或持续的阴道出血、失血性贫血、失血性休克等。

胎盘植入极易导致大出血，大大增加了子宫切除率，甚至威胁到孕产妇的生命安全。产妇产前在 DSA 引导下预防性放置球囊封堵腹主动脉或髂内动脉，能够明显减少术中出血量。产后出血，因其出血量大、速度快、非常凶险，严重危及孕产妇的生命安全，需紧急干预。

本节主要针对产后大出血介绍介入围术期护理。

二、专科检查与护理

1. 实验室检查　血常规、血型、凝血功能、大生化、血栓弹力图、血气分析等。

2. 影像学检查　目前围生期出血胎盘植入诊断主要依靠产前彩超及 MRI 筛查，通过特异性超声图像评估胎盘植入类型及严重程度，指导临床决策。超声影像特点为胎盘后间隙消失及肌层变薄、胎盘实质内多发血管池"瑞士奶酪现象"、血管或胎盘组织跨越子宫胎盘边界及大量血管出现在基底部等。

3. 护理配合　检查过程中应充分评估血压，严密观察引导流血的情况，做好出血性休克抢救应急预案，医护全程陪检，备好止血及抢救药品。

三、对症支持护理

产前出血的主要原因是胎盘早剥、前置胎盘、胎盘植入等，针对前置胎盘和胎盘植入的产妇，应开展术前胎盘植入的风险评分，对存在出血高风险的患者应安排有经验的医生实施手术并做好抢救预案。有条件者可在术前实施介入性血管球囊预置术（髂内动脉或腹主动脉），以减少手术出血量。

产后出血的常见病因为子宫收缩乏力、胎盘因素、软产道裂伤和凝血功能障碍，其中子宫收缩乏力一直居首位。积极处理第三产程和合理应用宫缩剂，是预防和治疗产后出血的第一步，对有出血风险者应尽早或常规选择有效的宫缩剂，并在产后出血早期（3 小时内）及时应用氨甲环酸。对于药物及简单手法（如子宫按摩）处理无效的产后出血，应及时选择非药物手法干预，包括宫腔球囊或纱布填塞压迫。

四、介入手术方法

子宫动脉栓塞术：患者取仰卧位，局部麻醉后，采用 Seldinger 技术穿刺右侧股动脉，成功后置入 5F 动脉鞘，然后经鞘管置入 5F 单弯导管，导管配合导丝选插至左侧髂内动脉，进行造影，观察子宫动脉开口，1.5m 超滑导丝配合导管选插至左侧子宫动脉，造影示左侧子宫动脉明显增粗，走行迂曲紊乱，远端分支增多（图 10-3-1），造影完成后采用适量 350～560μm 吸收性明胶海绵颗粒栓塞左侧子宫动脉，栓塞完成后造影示左侧子宫动脉仅主干显影，远端分支未再显影（图 10-3-2）。然后采用成襻技术将 5F 单弯导管选插至右侧髂内动脉，造影示右侧子宫动脉明显增粗，走行迂曲紊乱，远端分支增多（图 10-3-3）。5F 单弯导管配合导丝选插至右侧子宫动脉，采用同种规格吸收性明胶海绵颗粒栓塞右侧子宫动脉，栓塞完成后造影示右侧子宫动脉仅主干显影，远端分支未再显影（图 10-3-4）。撤出导管，加压包扎穿刺点。

五、术前护理

1. 参见第一篇第二章第三节中"一、血管性介入诊疗围术期护理要点"的"术前护理"部分。

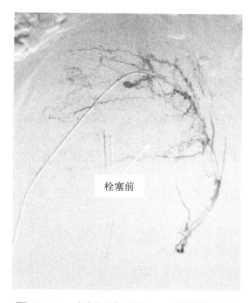

图 10-3-1　左侧子宫动脉 DSA 造影示出血

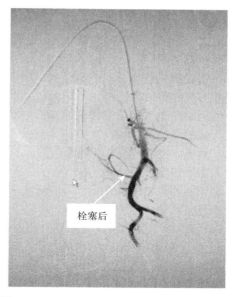

图 10-3-2　左侧子宫动脉栓塞术后 DSA 图像

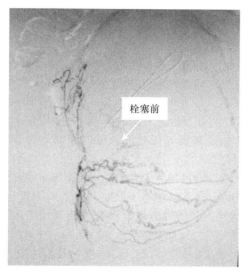

图 10-3-3　右侧子宫动脉 DSA 造影示出血

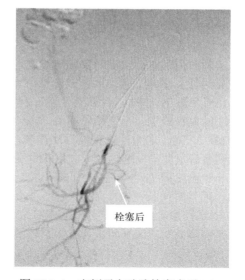

图 10-3-4　右侧子宫动脉栓塞术后 DSA

2. 做好输血准备、备齐急救药品。凶险性前置胎盘患者出血风险极高，且出血凶猛，易发生失血性休克、心搏骤停等，抢救仪器处于备用状态。

3. 评估产妇身体情况，完成常规术前相关检查，向患者讲解关于介入治疗相关知识、操作过程、注意事项及可能出现的并发症，做好患者心理护理，减轻其恐惧与焦虑。

4. 检查穿刺侧远端动脉搏动情况，做好术前、术后对照记录。

六、术中护理

1. 参见第一篇第二章第三节中"一、血管性介入诊疗围术期护理要点"的"术中护理"部分。

2. 注意观察患者尿量变化，避免因导尿管不畅导致膀胱过度充盈，影响血管造影和选择性插管的成像质量。

3. 术中密切观察患者血压，保持静脉通路畅通，配合医生做好输血及抢救准备。

七、术后护理

1. 参见第一篇第二章第三节中"一、血管性介入诊疗围术期护理要点"的"术后护理"部分。

2. 专科护理

（1）严密观察生命体征、子宫收缩，观察阴道流血的颜色及量，寻找出血原因。根据出血的原因给予相对应的护理措施。

（2）利用临床上常用的估计失血量的方法（如容积法、称重法、面积法、休克指数等）对失血量进行正确的测量和评估。

（3）产后出血多者，应立即输液、输血，给予保暖。休克患者按休克护理常规进行护理。

3. 介入术后护理常规

（1）密切监测患者生命体征、阴道流血、子宫复旧、凝血功能等；留置导尿管24～48小时，应用抗生素预防感染。

（2）嘱产妇24小时后可下床活动，进食清淡易消化富含营养饮食，可适当每日饮水不少于2000ml，以利于对比剂排出。如病情允许，鼓励母乳喂养。

（3）注意观察穿刺部位有无出血、局部疼痛、发热，动静脉血栓形成，对比剂引起恶心、呕吐不良反应等症状。

（4）观察足背动脉搏动及下肢皮肤温度、颜色及触觉；尤其腹主动脉球囊预置术后患者，密切观察有无下肢动静脉血栓形成。术后常规复查下肢血管超声。

（5）常规行双下肢血栓预防处理。

4. 并发症护理

（1）穿刺部位出血：术后对穿刺点局部加压包扎，沙袋压迫4小时，护理人员定期观察穿刺点敷料有无渗血，渗液、敷料固定及局部红、肿、热、痛等情况，以防穿刺点感染。患肢制动6小时，嘱患者平卧12小时，要求绝对卧床24小时。

（2）动脉血栓形成：是股动脉穿刺介入术后常见的并发症之一。介入治疗时提高医生操作技能，减少操作时间，术中注意控制球囊阻断时间，拔除球囊导管后注意压迫穿刺点和下肢制动，术后密切观察患足背动脉搏动及下肢皮肤温度，警惕血栓的发生。

（3）静脉血栓栓塞性疾病：PPH患者术后下肢静脉血栓风险明显增高，可能与孕期反复出血、卧床保胎、手术时间长、出血量多、输注大量血制品、介入治疗后下肢制动等高危因素有关，所以对PPH围术期患者鼓励尽早在床上自主做踝泵运动、预防性应用间歇充气装置预防血栓形成，一旦出血风险降低就应该开始进行肝素预防血栓治疗。

八、康复指导

1. 疾病知识指导　由于凶险性前置胎盘患者其胎盘粘连、植入发生率极高，产后出血的发生率大大增加，甚至危及孕产妇生命。可以通过以下几方面来避免凶险性前置胎盘。

（1）应尽量避免无指征的剖宫产手术。如果孕妇有剖宫产史，则发生凶险性前置胎盘的概率也会明显增加。

（2）在没有妊娠计划的阶段应注意避孕。如果反复进行流产手术，可能会损害子宫内膜，从而增加前置胎盘的发生概率。

（3）产后哺乳期及闭经期做好避孕，剖宫产术后建议2～6年再受孕，最小间隔时间应为24个月，间隔越长越安全。

2. 饮食指导　术后6小时内禁饮食，6小时后进流质饮食，排便以后正常饮食，产后建议以清淡易消化饮食为主，多食蔬菜水果，保持大便通畅，避免食用辛辣、刺激及易回奶的食物。

3. 心理护理

（1）做好心理疏导，针对产妇体质虚弱，创造安静的住院环境，确保产妇能够得到充足的睡眠和休息。给予心理安慰，减轻产妇恐惧、不安等情绪造成的心理负担。

（2）通过家人陪护减轻产妇心理压力，鼓励产妇积极配合治疗护理措施的落实。

（3）护理人员要始终保持良好态度，举止关爱体贴，服务热心，帮助产妇获得心理满足感。

（4）针对术后患者因为刀口疼痛、子宫异常收缩、排尿不畅等，告知产妇缓解疼痛和不适的方法，鼓励产妇主动适应和接受角色变化，杜绝各类不良情绪产生。

【案例参考答案】

1. 该患者主要的护理问题有哪些？

答：①潜在并发症：出血性休克、下肢静脉血栓。②恐惧：担心手术效果、并发症、胎儿情况等。③有感染的危险：与失血后抵抗力低、手术操作有关。

2. 如果患者产后出血持续增多，应如何紧急处置？

答：①术前需要多学科的综合管理，根据需要请相关科室的专家会诊，必要时共同参与手术或抢救。术前联系血库准备充足的血液制品，建立良好的双静脉通路，以便快速补充血容量、使用宫缩剂等。②一旦发生产后出血，应立即予以吸氧、保暖、建立两路大静脉通路，汇报医生，以称重法及容积法正确估计出血量，测量各生命体征、尿量等。做好配血、输血及手术的各项准备工作，在岗人员团结协作，争分夺秒，配合抢救。

（孙希芹）

第四节　输卵管阻塞 / 不孕症

【案例导入】

李某，女，30岁，未避孕不孕2年入院，就诊时男方精液正常。

患者汉族，本科文化，已婚，3年前流产一次，平素月经规律，无痛经，家庭经济情况良好，无过敏史。

体格检查：入院测 T 36.5℃，P 68 次 / 分，R 20 次 / 分，BP 105/62mmHg。查体无特殊。

辅助检查：血常规结果提示血红蛋白 135g/L，白细胞 10.2×10^9/L，中性粒细胞百分比 55%，阴道分泌物涂片阴性 / 清洁度 I 度，衣原体阴性。

初步诊断：继发性输卵管不孕。拟尽快完善相关检查后行输卵管再通术。

请思考：

1. 该患者主要的护理问题有哪些？

2. 输卵管再通术后最严重的并发症是什么？如何观察？

一、疾 病 概 述

输卵管阻塞分为先天性输卵管阻塞和继发性输卵管阻塞。先天性输卵管阻塞，即原发性的，出生时自带，这种极为少见。继发性输卵管阻塞多因发生急性炎症、粘连、梗阻、积液等异常情况时，会使输卵管组织形态结构发生改变，从而影响输卵管伞端拾卵及运送受精卵进入宫腔着床的功能，可导致不孕，这种因输卵管阻塞导致妇女不能生育的情况也称为继发性输卵管不孕。输卵管阻塞主要表现为输卵管管腔的蠕动能力、拾卵以及将受精卵运送到宫腔等三大功能丧失。

二、专科检查与护理

1. 子宫输卵管造影　子宫输卵管造影是女性不孕症中检查输卵管情况最常用和有效的初筛方

法，其具有无创、方便、廉价、操作简单、诊断准确性高等优势，并能发现输卵管、宫腔、盆腔病变。护士应在造影术全过程准确掌握给药时间及浓度，密切观察不良反应，采取及时有效的护理措施，降低操作中的并发症。

2. 超声检查　包括普通超声、二维、三维及四维子宫输卵管超声造影。

3. 宫、腹腔镜检查　腹腔镜联合宫腔镜输卵管通液术是检测输卵管形态、通畅度及盆腔粘连的"金标准"。

4. 其他方法　除上述方法外，可进行普通子宫输卵管通液术、放射性核素子宫输卵管造影、阴道注水腹腔镜及输卵管镜检查等方法。

5. 护理配合　协助患者取截石位，双臂放于身体两侧，用床单包裹，避免手术床金属部分接触引起烫伤，且防止双臂过度外展导致臂丛神经损伤。

三、对症支持护理

1. 基础护理　妇科检查排除盆腔炎性疾病，白带常规正常，询问食物与药物过敏史。

2. 饮食护理　清淡饮食，避免刺激性食物。

3. 心理护理　①询问患者的婚姻史、妊娠史、治疗史及夫妻、家庭关系等，以便进行术前评估。②因受社会与家庭传统观念的影响，患者心理压力大，应主动进行沟通，引导患者主动诉说，了解患者心理特点和心理状态，进行个体化宣教与心理沟通。③由于患者缺乏疾病知识，护士应详细向患者介绍输卵管再通的目的、方法、步骤以及并发症，减轻患者紧张甚至恐惧的心理。

四、介入治疗方法

输卵管再通术（fallopian tube recanalization，FTR）：协助患者取膀胱截石位，常规消毒外阴及阴道内并铺无菌治疗巾。置入阴道窥器，用宫颈棒扩开宫颈后将子宫造影导管置于宫腔，利用造影导管球囊封闭宫颈峡部，连接高压注射器（对比剂流速 1ml/s，总量 10ml，压力 100mmHg）。患者屏气后经高压注射器向宫腔内注入碘海醇行宫腔造影，显示患者宫腔形态及输卵管堵塞部位（图 10-4-1）。利用输卵管介入再通套件将微导丝超选入堵塞的输卵管，机械性开通输卵管堵塞部位，在微导丝引导下将微导管引入输卵管近端，撤出微导丝，利用高压注射器经微导管行输卵管造影，显示输卵管全程形态，观察对比剂在盆腔弥散情况（图 10-4-2）。最后经微导管向输卵管注入混合液 15ml（含地塞米松 5mg、利多卡因 0.1g、庆大霉素 16 万 U）。若为双侧输卵管堵塞以相同方式开通另一侧。

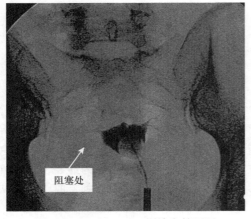

图 10-4-1　DSA 示双侧输卵管不通

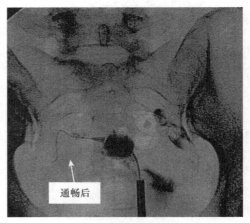

图 10-4-2　导丝疏通右侧输卵管 DSA 图像

五、术前护理

1. 手术时间选择在月经干净后 3 ～ 7 天。

2. 患者肠道准备。术前排空大、小便，便秘者可作清洁灌肠。

3. 患者术前无发热、无严重的全身性疾病，术前行白带分析检查，明确有无急、慢性生殖道炎症。

4. 术前行输卵管造影，明确输卵管病变。

5. 备齐抢救物品，如氧气、药品等。

6. 术前 15 ～ 30 分钟可给予解痉药物，肌内注射阿托品 0.5mg。

六、术中护理

1. 保护患者隐私　禁止非工作人员进入手术室，保持室内安静，适当地遮挡患者暴露部位，保护患者隐私。

2. 体位协助　协助患者取膀胱截石位，进行常规消毒，铺巾。

3. 术中配合　密切监测患者生命体征变化，尤其是再通输卵管远端积水、药物灌注以及导丝疏通输卵管时，患者易出现面色苍白、四肢冰冷、恶心呕吐、心率减慢以及冒汗等迷走神经反射，应注意观察下腹部疼痛以及阴道出血情况。若疼痛较为严重，则首先检查下腹部，确认其是否存在反跳痛和肌紧张，并确认患者是否存在输卵管浆膜下穿孔等严重并发症，然后及时将检查结果报告给医生，遵医嘱给予阿托品 0.5mg 肌内注射。

七、术后护理

1. 一般护理　术后 2 小时嘱患者平卧，观察患者是否有咳嗽、胸闷、阴道流血、剧烈腹痛等反应，生命体征是否平稳。术后 2 周禁盆浴和性生活，避免剧烈运动。

2. 饮食指导　术后 6 ～ 8 小时给予患者流食，术后 1 天给予半流食，术后 2 天即可进食高蛋白、高热量、高维生素、营养丰富易消化的饮食，避免生冷或过热饮食以免诱发咳嗽，少食多餐。

3. 心理护理　运用心理治疗方法，包括环境体验、光线、音乐、放松疗法、身体语言等影响、改变患者不良心理状态及行为，有利于术后预后及康复，以达到最佳效果。

4. 并发症护理

（1）输卵管穿孔：是输卵管再通术后最严重的并发症。发生率在 10% 以下，主要与输卵管原有病变和手术伤害有关。穿孔最易发生于由纤维化病变（如手术吻合部位或结节性输卵管峡部炎症区）造成较坚固的阻塞处。穿孔时患者出现瞬时疼痛及子宫收缩，造影可显示对比剂管腔周围弥散或聚集成团。应立即遵医嘱给予解痉止痛药物对症处理，必要时进行手术。

（2）子宫内膜损伤：原因为子宫内膜机械性损伤，内膜有炎症或注射压力过高等。出现子宫内膜损伤，部分患者出现胸闷气促、剧烈呛咳、咽部不适、恶心、呕吐、下腹部胀痛等，症状轻重不一。此时可立即给予吸氧，并针对性使用止痛及止吐药物对症处理。必要时可于术前检查并测量子宫颈管宫内膜厚度。

（3）阴道出血：因再通术时导丝导管的机械创伤或球囊对子宫内膜挤压可致出血，一般为少量阴道出血，3 ～ 5 天自行消失，无须特殊处理。若患者出血量较大，应给予及时止血治疗。术前常规做凝血功能及血常规检查，对凝血功能障碍者，给予纠正后再行介入治疗。

（4）感染：术后可能会出现急性阴道炎或盆腔炎的症状，如白带异常、腰腹部持续性疼痛、发热等，其防治方法是应注意术中的无菌操作，术后常规使用抗生素。

八、康复指导

1. 疾病知识指导

（1）遵医嘱规范用药，常规使用头孢类抗生素，必要时使用克林霉素凝胶进行阴道冲洗。

（2）遵医嘱及时复查，术后会有轻微腹痛，嘱患者不要紧张，热敷下腹部可有效缓解腹痛，告知患者术后阴道可能会有少量出血，如果出血量大并超过月经量、伴腹痛加剧等不适，应及时就诊。

2. 生活方式指导　术后禁止盆浴及性生活 2 周，保持会阴部清洁，酌情使用抗生素预防感染。

3. 心理家庭社会支持　开展术后随访调查，向患者及其亲属介绍疾病健康知识和介入治疗的目的及重要性，准确评估其心理状态，对存在焦虑、抑郁等不良情绪者及时疏导，给予个体化心理辅导，帮助患者及其亲属树立战胜疾病的信心。

【案例参考答案】

1. 该患者主要的护理问题有哪些？

答：①焦虑或抑郁：与不孕带来的精神压力有关。②有感染的风险：与侵入性操作有关。

2. 输卵管再通术后最严重的并发症是什么？如何观察？

答：输卵管穿孔是输卵管再通术后最严重的并发症。其发生率在 10% 以下，主要与输卵管原有病变和手术伤害有关。穿孔时患者可有瞬时疼痛及子宫收缩，造影可显示对比剂管腔周围弥散或聚集成团。应立即遵医嘱给予解痉止痛药物对症处理，必要时进行手术。

（郭丽萍）

第五节　盆腔淤血综合征

【案例导入】

王某，女，25 岁，因下腹部间歇性坠痛不适半年，加重 1 周入院。

患者约半年前开始出现间歇性下腹部坠痛，于当地医院治疗后症状缓解出院。近 1 周以来下腹部坠痛加剧伴有尿频、尿急，月经量多，白带多。患者一般情况尚可，睡眠尚可，情绪低落，大、小便正常，体重无明显减轻。

患者汉族，初中文化，已婚，育有 2 子，月经情况:7 天 /（25～27）天，量多，痛经（+）。家人及子女均体健，家庭经济情况一般，无过敏史。

体格检查：入院测 T 36.6℃，P 62 次 / 分，R 16 次 / 分，BP 132/88mmHg，神志清楚，精神尚可。

辅助检查：腹部彩超提示左侧子宫旁静脉曲张明显，最大径 12.7mm。

初步诊断：盆腔淤血综合征。拟行"双侧子宫动脉造影术＋卵巢静脉栓塞术"。

请思考：

1. 该患者主要的护理问题有哪些？

2. 盆腔淤血综合征的临床表现有哪些？

一、疾病概述

盆腔淤血综合征（pelvic congestion syndrome，PCS）是由于盆腔静脉曲张及慢性淤血导致的盆腔静脉循环障碍症候群，是一种临床症状表现为半年以上，无规律性的慢性盆腔痛。PCS 的病理特点为盆腔静脉血流不畅、盆腔静脉充盈扩张。

盆腔淤血综合征的临床表现：三痛两多一少（三痛：盆腔坠痛、低位腰痛、性交痛；两多：月经多、白带多；一少：妇科检查阳性体征少）；下肢静脉曲张（耻骨上静脉曲张、外阴静脉曲张和大腿后静脉曲张）；泌尿系统症状（血尿、尿频、尿急、尿痛等）。

盆腔静脉曲张的病因有 2 种：1 型，由于静脉壁病变，如瓣膜功能不全、瓣膜发育不全或畸形；2 型，继发于血管狭窄的盆腔静脉功能不全。

二、专科检查与护理

1. 实验室检查　血常规、血型、凝血功能、肝功能、肾功能等。

2. 影像学检查　能够提示盆腔静脉特征及变化，能够协助 PCS 的诊断，但不能作为诊断标准。彩色多普勒超声检查（经腹部或经阴道检查）为首选影像学检查，没有创伤并且简便易行；计算机断层扫描（CT）和磁共振成像（MRI）检查可提供详细的盆腔脉管系统和周围组织横截面成像；卵巢静脉造影和髂静脉血管造影是诊断 PCS 的"金标准"。

3. 其他病因诊断检查　腹腔镜检查诊断，腹腔镜作为一个有价值的侵入性检查，可与其他慢性盆腔疼痛相鉴别，如炎症、粘连、子宫内膜异位症等；剖腹探查术。

4. 护理配合　应用碘对比剂前全面评估病情、用药史、过敏史、肾功能、甲状腺功能。磁共振检查不能将金属及含铁物件带入检查室，体内有金属物者不能做此项检查。

三、对症支持护理

1. 减轻疼痛　评估疼痛的部位、性质、持续时间、强度及伴随症状，避免活动不当诱发穿刺部位疼痛，必要时给予药物止痛，为患者提供安静舒适的环境，提供心理支持，分散注意力。

2. 预防并发症　严密观察患者的神志、生命体征变化，观察其有无潜在并发症的发生，如血栓性静脉炎、下肢静脉血栓形成，听取患者主诉，及时处理问题，准确书写护理记录。

3. 饮食指导　鼓励其进低盐、低脂的食物，多饮水，多食新鲜蔬菜、水果等软化血管的食物，保持大便通畅。

4. 心理支持　主动告知患者疾病进展、治疗等相关知识，给予心理安慰和支持。鼓励其表达自身感受，并有针对性地采取护理措施。教会患者放松的技巧，如听音乐、聊天等。

四、介入手术方法

经导管卵巢静脉栓塞术（transcatheter ovarian vein embolization）：经股静脉穿刺进入下腔静脉，选择左肾静脉进行造影，检查是否有肾静脉受压综合征导致的狭窄以及左侧卵巢静脉反流，卵巢静脉功能不全会显示静脉扩张和对比剂反流。如果有左侧卵巢静脉反流，导丝引导下选择卵巢静脉再次进行造影寻找扩张的静脉丛以及对侧交通支。导管回撤以球囊或线圈阻断左侧卵巢静脉主干后，向扩张的静脉丛注射硬化剂，变性完成后在近端卵巢静脉内放置弹簧圈栓塞巩固。同法经下腔静脉选择右侧卵巢静脉造影，导丝引导下前进至扩张的静脉丛重复栓塞过程。最后再次进行左肾静脉及右侧卵巢静脉造影，未见反流，证实治疗成功后拔除导管，穿刺部位予以压迫止血、加压包扎。

五、术前护理

参见第一篇第二章第三节中"一、血管性介入诊疗围术期护理要点"的"术前护理"部分。

六、术中护理

参见第一篇第二章第三节中"一、血管性介入诊疗围术期护理要点"的"术中护理"部分。

七、术后护理

1. 参见第一篇第二章第三节中"一、血管性介入诊疗围术期护理要点"的"术后护理"部分。
2. 饮食指导。指导患者进食低盐、低脂的食物，多饮水，多食新鲜蔬菜、水果等软化血管的食物。

八、康复指导

1. 疾病知识指导

（1）改习惯性仰卧位为侧俯卧位，纠正便秘，节制房事，进行适当的体育锻炼以增进盆腔肌张力及改善盆腔血液循环。休息或睡眠时避免习惯性仰卧位，提倡两侧交替侧卧位，有利于预防子宫后位的形成。防止产后便秘及尿潴留，有助于生殖器官的恢复及盆腔静脉的回流。

（2）防止早婚、早育、性交过频及生育较密，两次生产至少应有 3～5 年的间隔，使生殖器官不仅在解剖上、生理功能上，而且血管的功能都得到充分地恢复。

（3）重视体育锻炼，增强体质，改善一般健康情况。

（4）加强产后卫生宣传教育，推广产后体操，对促使生殖器官及其支持组织的恢复有很大好处。

2. 饮食指导　禁烟酒及刺激性食物，饮食宜清淡、低盐低脂，多饮水，多食新鲜蔬菜、水果等软化血管的食物，保持大便通畅。

3. 生活方式指导　对长期从事站立或坐位工作者，建议开展工间操及适当的活动。

4. 心理家庭社会支持　向患者及其亲属介绍疾病健康知识和介入治疗的目的及重要性，准确评估其心理状态，对焦虑、抑郁等不良情绪者及时疏导，给予针对性的个体化心理辅导，帮助患者及其亲属树立战胜疾病的信心。

【案例参考答案】

1. 该患者主要的护理问题有哪些？

答：①疼痛——腹痛：与疾病有关。②焦虑或恐惧：与担心疾病及预后有关。③知识缺乏：缺乏疾病及手术相关知识。④潜在并发症：血栓形成，穿刺处出血、血肿。

2. 盆腔淤血综合征的临床表现有哪些？

答：盆腔淤血综合征的临床表现：三痛两多一少（三痛：盆腔坠痛、低位腰痛、性交痛；两多：月经多、白带多；一少：妇科检查阳性体征少）；下肢静脉曲张（耻骨上静脉曲张、外阴静脉曲张和大腿后静脉曲张）；泌尿系统症状（血尿、尿频、尿急、尿痛等）。

（李　燕）

第六节　精索静脉曲张

【案例导入】

邝某，男，19 岁，因会阴部疼痛伴坠胀感 1 年余入院。

患者 1 年前自觉会阴部疼痛伴坠胀感，站立过久及劳累时加重，平卧休息后减轻。发病以来患者情绪低落，焦虑。

患者汉族，学生，未婚，无疫区、疫情接触史，营养中等，正力型发育，无吸烟史，无饮酒史，无过敏史，父母健在。

体格检查：入院测 T 36.6℃，P 76 次 / 分，R 18 次 / 分，BP 122/80mmHg，神志清楚，精神良好。双侧睾丸可见皮下静脉曲张，左侧显著；深吸气时，静脉曲张明显。局部皮肤温度正常，皮肤表面未见色素沉着及破溃。

辅助检查：CDFI 显示右侧附睾头见一大小为 0.4cm×0.4cm 的无回声区，壁薄，内透声可。双侧腹股沟区及睾丸外侧见有迂曲扩张的静脉血管，超声提示左侧精索静脉内径增宽，瓦氏动作时，左侧管径最宽为 0.24cm，右侧管径最宽为 0.20cm。CDFI 显示管腔内彩色血流充盈，瓦氏动作时，可见反向彩色血流，多普勒检测可录及静脉血流频谱。

初步诊断：双侧精索静脉曲张。拟行经皮穿刺精索静脉栓塞术。

请思考：

1. 该患者主要的护理问题有哪些？

2. 什么是瓦氏动作？瓦氏动作在诊断精索静脉曲张中的意义是什么？

3. 经皮穿刺精索静脉栓塞术后疼痛的护理要点是什么？

一、疾病概述

精索静脉曲张（varicocele，VC）是指精索内静脉瓣膜发育异常或局部解剖因素导致静脉血液回流受阻，从而引起精索静脉丛、阴囊内静脉丛迂曲扩张，屈曲成团，并导致的阴囊坠胀感、腰腹胀痛等一系列临床症状。对睾丸及附属结构产生损害，导致精子质量异常、睾丸体积缩小、睾丸灌注减少及睾丸功能障碍，是男性不育的常见原因之一。本病多见于青壮年，发病率占正常男性人群的 10%～15%，在原发性男性不育症中占 21%～41%。在继发性男性不育症中占40%～80%。精索静脉曲张多发于左侧，占 77%～92%，双侧平均为 10%（7%～22%），单纯发生于右侧的少见（1%）。

二、专科检查与护理

1. 实验室检查 血常规、血型、凝血功能、尿常规、肝功能、肾功能检测等。

2. 体格检查 重点对阴囊及其内容物等进行检查，包括站立位和平卧位检查，并做瓦氏动作。瓦氏动作即令患者行强力闭呼动作，通过增加胸膜腔内压、腹压来影响血液循环和自主神经功能状态，进而达到诊疗目的的一种临床生理试验。方法：患者取站立位，深吸气后紧闭声门，再用力做呼气动作，且对抗紧闭的会厌，必要时可以辅以用手压患者腹部，以增加腹压，达到更好的效果。检查内容包括睾丸大小与质地、附睾、输精管、精索及其血管等。睾丸变小、变软是睾丸功能不全的征象。

精索静脉曲张体格检查分度如下。①临床型Ⅰ度：阴囊触诊时无异常，瓦氏动作时可扪及曲张的精索静脉。②临床型Ⅱ度：阴囊触诊可扪及曲张的精索静脉。③临床型Ⅲ度：视诊可见阴囊内曲张静脉团，阴囊触诊时可扪及明显增大、曲张的静脉团。

3. 影像学检查 彩色多普勒超声检查能同时显示二维图像及其血流情况，对精索静脉曲张的诊断及分型具有重要价值。测定平静呼吸试验时的精索静脉内径（DR）；瓦氏动作时的精索静脉内径（DV）和直立体位的超声检查。反流：静息时和瓦氏动作时的反流持续时间（TR）。

目前国内普遍认同诊断精索静脉曲张的 CDFI 参考标准。①亚临床型：平静呼吸时精索静脉最大内径（DR）≥ 1.8mm。瓦氏动作出现反流，反流时间≥ 1 秒。②临床型：平稳状态下，精索静脉丛中至少检测到 3 支精索静脉，其中 1 支血管内径大于 2mm，或做瓦氏动作后静脉血流存在明显反流。

4. 其他病因诊断检查 CT、MRI、血管造影等。

5. 护理配合 教会患者瓦氏动作。彩色多普勒超声检查时注意保护患者隐私。

三、对症支持护理

1. 疼痛护理 评估疼痛对生活质量的影响，有效管理疼痛。指导患者避免增加腹压的运动，避免长时间行走、久站等。阴囊降温处理可在一定程度上缓解疼痛，必要时用软布托带抬高阴囊。可选择使用非甾体抗炎药物，如吲哚美辛、布洛芬、氯诺昔康等。

2. 心理支持 由于精索静脉曲张可对睾丸及附属结构产生损害，是男性不育的常见原因之一。患者心理压力大，需护理人员充分宣教病因、介入手术步骤、术中配合要点、术后反应及并发症的观察护理要点，消除其紧张、恐惧心理，积极配合治疗。

3. 饮食指导 控烟控酒、忌食辛辣刺激性食物。多饮水，多食富含纤维素食物，以保持大便通畅，避免用力排便时腹压增加而加重阴囊胀痛感。

四、介入手术方法

经皮穿刺精索静脉栓塞术（percutaneous spermatic vein embolization）用 Seldinger 技术穿刺右侧股静脉，置入 5F 血管鞘，引入 5F Cobra 导管至左侧精索静脉。做瓦氏动作，造影示左侧精索静脉增粗，远端静脉走行迂曲成团（图 10-6-1）。于左侧精索静脉上段放置 Interlock 及栓塞弹簧圈

（图 10-6-2）。超选于弹簧圈前方，透视下注入泡沫硬化剂约 4ml（图 10-6-3）。复查造影示左侧精索静脉血流明显减缓（图 10-6-4）。术毕，予以穿刺处压迫止血并加压包扎。

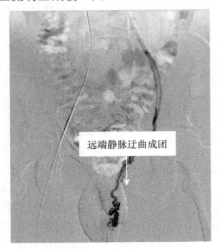

图 10-6-1　DSA 示精索静脉增粗迂曲成团

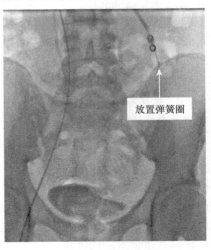

图 10-6-2　精索静脉上段放置弹簧圈 DSA 图像

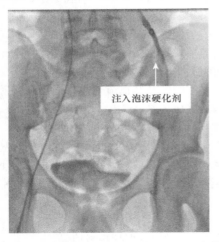

图 10-6-3　注入泡沫硬化剂栓塞后 DSA 图像

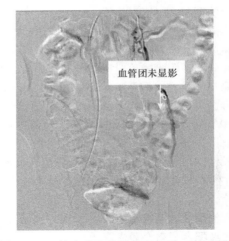

图 10-6-4　精索曲张静脉栓塞术后 DSA 图像

五、术 前 护 理

1. 参见第一篇第二章第三节中"一、血管性介入诊疗围术期护理要点"的"术前护理"部分。

2. 术前告知患者术中需患者配合行瓦氏动作，教会患者做瓦氏动作。

六、术 中 护 理

1. 参见第一篇第二章第三节中"一、血管性介入诊疗围术期护理要点"的"术中护理"部分。

2. 术中密切观察患者体位及生命体征，栓塞时嘱患者做瓦氏动作，在不影响诊断及操作的情况下，以铅带遮盖阴囊，保护患者睾丸，加强对患者性腺的保护，尽可能减少透视。

七、术 后 护 理

1. 参见第一篇第二章第三节中"一、血管性介入诊疗围术期护理要点"的"术后护理"部分。

2. 病情观察　观察阴囊肿胀、疼痛及发热的情况。

3. 疼痛护理　告诉患者引起疼痛是因为硬化剂进入阴囊静脉的炎症反应，卧床休息，2～3天可以缓解。亦可用软布带托起阴囊，促进血液回流，缓解疼痛。对于无法忍受的疼痛可给予止痛药物治疗。

4. 饮食指导　术后给予维生素、高膳食纤维、营养丰富易消化的饮食，保持大便通畅。

5. 生活方式指导　术后第1天如无阴囊肿胀等情况，可以下床活动。术后1个月内禁止性生活、避免剧烈运动、做重体力活动、持久站立。

6. 并发症护理

（1）阴囊水肿及鞘膜积液：由硬化栓塞精索静脉主干及阴囊内睾丸静脉的分支后，静脉回流突然截断，在短时间内未能形成新的侧支，较多的组织间渗出超过淋巴管的代偿能力所致。轻者卧床休息，抬高阴囊促进血液回流；重度者局部用50%硫酸镁湿敷。

（2）精索静脉穿孔：少见由于术中导丝穿破精索静脉，引起精索静脉穿孔，患者可出现阴囊肿胀、疼痛或无症状。因静脉压低，多不会影响预后，可以不做特殊处理。如出血量大可再次使用弹簧圈栓塞穿孔静脉。

八、康复指导

1. 疾病知识指导

（1）避免长时间久站。长久站立，增加腹压容易发生精索静脉曲张，因此患者应经常行腿抬高、放下的运动。

（2）保持清洁，避免感染。注意会阴部清洁卫生，防止逆行感染；及时治疗泌尿生殖系统感染，减少炎症发生的机会，避免加重精索静脉曲张。

（3）精索静脉曲张患者性生活要规律，节制房事。

2. 饮食指导　注意饮食，禁烟酒及刺激性食物。补充营养，多食富含维生素E的食物，如玉米油、花生油、芝麻油、莴笋叶及柑橘皮对预防和恢复精索静脉曲张有一定效果。宜清淡、低盐低脂饮食，如牛奶、豆制品、瘦肉、鱼、禽、新鲜蔬菜水果及富含粗纤维的食物，多饮水，保持大便通畅。

3. 生活方式指导　保持心情舒畅，注意休息。

【案例参考答案】

1. 该患者主要的护理问题有哪些？

答：①疼痛：与疾病本身慢性疼痛有关。②焦虑或恐惧：与疾病本身可对睾丸及附属结构产生损害有关。

2. 什么是瓦氏动作？瓦氏动作在诊断精索静脉曲张中的意义是什么？

答：瓦氏动作（又称 Valsalva 动作）是由意大利解剖学家 Antonio Maria Valsalva 于1704年提出而命名。令患者行强力闭呼动作，即深吸气后紧闭声门，再用力做呼气动作，呼气时对抗紧闭的会厌，通过增加胸膜腔内压、腹压来影响血液循环和自主神经功能状态，进而达到诊疗目的的一种临床生理试验。行瓦氏动作检查的意义是了解患者是否存在迂曲、扩张的静脉团。检查内容包括睾丸大小与质地、附睾、输精管、精索及其血管等。

3. 经皮穿刺精索静脉栓塞术后疼痛的护理要点是什么？

答：卧床休息，用软布带托起阴囊，促进血液回流，缓解疼痛。对于无法忍受的疼痛可予以止痛药物治疗。

（冯建宇）

第十一章　骨骼系统疾病介入护理

第一节　骨　肿　瘤

【案例导入】

　　刘某，男，14岁，因右膝关节疼痛3周，加重伴肿胀1周入院。

　　4周前跑步后感右膝关节疼痛，3天后疼痛消失。1周前打篮球后又感右膝部疼痛并较前加重，自行外涂双氯芬酸二乙胺软膏后疼痛减轻。近1周来感右膝部持续疼痛加重，夜间尤甚，并且发现右膝前内侧肿胀，压之疼痛加重。发病以来，精神欠佳，睡眠差，食欲正常，体重下降3kg。

　　体格检查：右大腿下端前内侧可触及一3cm×3cm包块，基底界限不清，压痛明显，局部皮温高，无静脉曲张；右膝关节活动受限，右下肢血运良好，右足背动脉搏动正常。

　　辅助检查：血常规示血红蛋白130g/L，白细胞$8.5×10^9$/L；右膝关节X线示右股骨远端溶骨性破坏，在骨破坏区可见密度增高的针状新生骨，与骨皮质垂直排列，肿块近端有三角形骨膜反应；穿刺活检病理报告显示成骨肉瘤。

　　初步诊断：右膝内侧肿瘤。拟尽快完善相关检查后在局部麻醉下行股动脉插管造影＋瘤动脉栓塞术。

请思考：

　　1. 该患者主要的护理问题有哪些？

　　2. 该手术常见的并发症有哪些？如何观察护理？

一、疾病概述

　　骨肿瘤（bone tumor）是指发生在骨内或起源于各种骨组织成分的肿瘤，以及由其他脏器恶性肿瘤转移到骨骼的肿瘤。其发生具有年龄和部位的特点，如骨肉瘤和尤因肉瘤多见于儿童和青少年，骨巨细胞瘤多见于成人，约占骨肿瘤的40%，而骨髓瘤多见于老年人。解剖部位对肿瘤的发生也有意义，许多肿瘤生长于长骨的干骺端，如股骨远端、胫骨近端和肱骨近端，而骨骺则很少发生。骨肿瘤的分类如下。

　　1. 按肿瘤来源分为两类　①原发性骨肿瘤来源于骨及其附属组织，占全身肿瘤的2%～3%，以良性肿瘤多见。②继发性肿瘤来源于其他部位的恶性肿瘤通过血液或淋巴液转移，常见于恶性骨肿瘤。

　　2. 按肿瘤细胞来源分　成骨性、软骨性、纤维性、骨髓性、脉管性和神经性等。

　　3. 按肿瘤细胞所显示的分化类型及所产生的细胞间质分　良性、恶性及少数的临界瘤。良性肿瘤包括骨软骨瘤、软骨瘤、骨样骨瘤等；恶性肿瘤包括骨肉瘤、软骨肉瘤、骨纤维肉瘤、尤因肉瘤、脊索瘤等。

二、专科检查与护理

　　1. 体格检查　检查疼痛的部位、程度、性质、时间，疼痛与活动的关系，是否为持续性疼痛及有无夜间痛；检查局部肿块的大小、边界、质地、皮肤温度、与周围组织有无粘连，肿块有无压痛，表浅静脉有无怒张等；检查肢体远端感觉、活动、血液循环情况；检查肢体神经功能与邻近关节情况。

2. 影像学检查

（1）X 线检查：对骨肿瘤诊断有重要价值。Codman 三角多见于骨肉瘤。"葱皮样"改变常见于尤因肉瘤。若骨肿瘤生长迅速，肿瘤骨与反应骨呈"日光射线"影像。它能显示骨与软组织的基本病变，判断肿瘤的良、恶性。

（2）CT、MRI：或核素骨显像检查可辅助诊断。CT 检查瘤顶部有圆形或菜花状不规则的高密度影，为软骨帽内的钙化所致，无钙化的软骨帽表现为低密度透亮带。DSA 可显示肿瘤的血供，以利于选择性血管栓塞和注入化疗药物介入治疗。确定肿瘤范围，肿瘤与周围重要神经的关系，有无卫星病灶和肿瘤血供情况。

3. 实验室检查　恶性骨肿瘤患者有广泛溶骨性病变时，可有血钙升高；血清碱性磷酸酶升高有助于成骨肉瘤诊断；男性酸性磷酸酶升高对前列腺癌骨转移有意义；血、尿中本周蛋白阳性提示浆细胞骨髓瘤。

4. 病理检查　是确诊骨肿瘤最可靠的检查方法，可为骨肿瘤的治疗、转归及预后评估提供可信赖的依据。活检可以通过切开或穿刺针吸获得。

5. 现代生物技术检测　电子显微镜技术和免疫组织化学技术已成为常规病理检查，流式细胞技术用于了解骨肿瘤的分化程度、良恶性、疗效和预后等。免疫组织化学染色在软组织和骨肿瘤的诊断与鉴别诊断中已经成为不可或缺的技术手段。

6. 护理配合　核素骨显像检查前两日不宜做钡餐、钡灌肠等检查，以免钡剂滞留于肠道影响影像观察。注射骨显像剂后 2 小时内饮水 $500 \sim 1000ml$，以促进骨显像剂排出体外。扫描前排空小便，如有尿液污染衣物或皮肤，应更换衣物及擦洗皮肤后方可检查。DSA 检查后注意增加饮水量，24 小时内尿量不低于 2000ml，促进对比剂排出。

三、对症支持护理

1. 心理护理与健康教育　主动与患者沟通，了解其焦虑、恐惧的具体原因，获得患者信任，缓解其不良情绪。向患者充分说明治疗的必要性和可能的反应，使其心里有所准备。针对不同患者的性格、生活环境等因素，采用适当的心理疏导、安慰、暗示等方法，使患者保持良好的心态。根据患者及其家属的文化水平，通过授课、演示或视频等途径，向患者通俗易懂地传授疾病相关知识、治疗方法及预后等内容，改善患者疾病知识缺乏的现状，提高患者依从性，积极配合治疗与护理。

2. 增强营养　评估患者精神、胃纳，有无恶心、呕吐、腹胀、腹痛，并对患者进行营养风险筛查（筛查工具为 NRS2002），同时行营养主观全面评定法（subjective global assessment，SGA）。加强患者营养，增强食欲，改善不良生活习惯，指导患者进食高蛋白、高维生素、高热量、清淡、易消化软食，如菜粥、鸡蛋羹、牛奶、豆制品、瘦肉、鱼、禽、新鲜蔬菜水果及富含粗纤维的食物，多饮水，保持大便通畅，忌油腻、生冷过硬及刺激性食物、忌烟、忌酒，同时可进行适度的运动，有益于增强免疫力，促进机体康复。

3. 减轻疼痛，提高舒适度　为患者提供安全舒适的环境，并与其讨论疼痛的原因和缓解方法。评估患者疼痛性质、程度、持续时间等情况，指导患者术后抬高患肢，预防肿胀；采用非药物方法缓解疼痛，如放松训练、催眠、暗示、转移注意力等。若疼痛不能控制，可遵医嘱应用镇痛药物，观察镇痛药物的效果及副作用。

4. 预防病理性骨折　由于骨质被破坏，骨肿瘤患者可能发生病理性骨折，搬运患者时应轻柔，避免暴力。翻身时应予以协助。提供无障碍环境，教会患者正确使用拐杖、轮椅等助行器，避免肢体负重。

四、介入手术方法

介入治疗作为微创治疗恶性骨肿瘤的手段，具有创伤小、痛苦轻、减少肿瘤医源性播散和种植机会等优点。目前用于恶性骨肿瘤的介入手术方法有动脉栓塞治疗和肿瘤灌注化疗。

（一）动脉栓塞治疗

动脉栓塞治疗是指将供应肿瘤的动脉栓塞，减少或阻断肿瘤血供，以达到治疗目的的治疗方法。具体操作是，经股动脉穿刺插管，将导管选择性地插入靶血管，做造影检查，明确肿瘤部位和其供血动脉后进行动脉栓塞，如果短期栓塞则使用吸收性明胶海绵条，长期栓塞使用吸收性明胶海绵颗粒，操作结束后给予常规补液、使用抗生素和皮质醇类激素。动脉栓塞治疗主要用于手术前辅助治疗和姑息性治疗及动静脉畸形，前者的目的主要是使瘤体缩小，减少手术出血，以便能够完全切除肿瘤，并且减少手术创伤；而后者主要用于肿瘤晚期且患者全身状况差，可以大大缓解疼痛，延长寿命。

（二）肿瘤灌注化疗

肿瘤灌注化疗是指通过导管将化疗药物经肿瘤的供血动脉直接灌注到肿瘤组织，以达到治疗目的的治疗方法。其具体的操作方法基本与动脉栓塞治疗相同，不同的是将栓塞剂变为化疗药物，并可以将导管保留连续给药。肿瘤灌注化疗主要用于骨肿瘤的术前化疗和晚期肿瘤的姑息性治疗。其优点是可以提高肿瘤局部的药物浓度，不但可以提高疗效，而且还可以大大减少化疗药物对全身的毒性反应。

五、术前护理

1. 参见第一篇第二章第三节中"一、血管性介入诊疗围术期护理要点"的"术前护理"部分。

2. 心理护理。向患者及其家属讲解介入手术的目的、疗效、常规操作方法及术前准备，使患者及其家属对介入手术有所了解，缓解其焦虑恐惧情绪，配合治疗。

3. 可通过抗生素过敏试验完善术前准备。

六、术中护理

参见第一篇第二章第三节中"一、血管性介入诊疗围术期护理要点"的"术中护理"部分。

七、术后护理

1. 参见第一篇第二章第三节中"一、血管性介入诊疗围术期护理要点"的"术后护理"部分。

2. 疼痛的护理   由于骨肿瘤组织结构紧密，供血动脉栓塞后组织充血、骨膜刺激使疼痛更甚，术后可遵医嘱应用止痛剂。

3. 化疗药物毒性反应及防治   介入化疗虽然用药剂量较静脉化疗少，但患者反应因人而异，有些患者表现明显。术后常规水化，减轻肝、肾毒性；应用止吐药以防止或减少化疗药物引起的呕吐反应；密切监测血常规，以排除骨髓抑制；保持室内清洁，开窗通风，防止感染。

4. 肿瘤局部皮肤的观察与护理   大剂量局部化疗、肿瘤栓塞往往会引起局部皮肤充血、缺血、皮肤颜色、皮肤温度的改变。严重者易引起皮肤溃烂、坏死，应注意观察局部皮肤的变化。如有异常，可局部制动，肢体下方垫软垫以防止肢体受压。

5. 其他护理措施   见本节对症支持护理部分。

八、康复指导

1. 疾病知识指导

（1）康复锻炼：告知患者长期卧床及制动后可能发生的并发症，在适当的时候需进行功能锻炼。①指导患者床上翻身和大小便训练，股四头肌等长收缩锻炼每天 2～3 次，每次 15～20 组；②术后即可做股四头肌等长收缩锻炼和踝泵运动，以促进血液循环，预防深静脉血栓形成。

（2）遵医嘱规范用药：注意观察药物的疗效与副作用，定期复查肝、肾功能，一旦出现肝功能异常、皮疹、视力及听力异常时应及时就医。

（3）预防病理性骨折：见本节对症支持护理部分。

2. 饮食指导　见本节对症支持护理部分。如有胃肠道反应可少食多餐。

3. 生活方式指导　指导患者生活要有规律、劳逸结合，避免重体力劳动及剧烈运动。病情允许者可适当进行户外活动，加强锻炼，增强机体抵抗能力。

4. 心理家庭社会支持　对于恶性骨肿瘤患者，常存在悲观、焦虑、抑郁、烦躁等不良情绪时，应及时疏导，给予针对性的个体化心理辅导。

【案例参考答案】

　　1. 该患者主要的护理问题有哪些？

　　答：①恐惧：与担心肢体功能丧失和预后不良有关。②疼痛：与肿瘤浸润压迫周围组织、病理性骨折、手术创伤有关。③躯体活动障碍：与疼痛、关节功能受限及制动有关。④知识缺乏：缺乏术前配合和术后康复有关知识。⑤潜在并发症：病理性骨折。

　　2. 该手术常见的并发症有哪些？如何观察护理？

　　答：该手术常见的并发症有栓塞综合征、栓塞后感染和正常组织的缺血或梗死。栓塞综合征常见于栓塞术后 2～3 天，是病变组织缺血坏死所致的炎症反应，应观察患者有无局部疼痛、发热（一般不超过 38℃）、恶心、呕吐等。栓塞后感染系为栓塞后病变及邻近组织局部缺血、抵抗力下降以及栓塞剂污染所致，若栓塞后出现高热（39℃以上）或 2～3 天后发热不退，应考虑并发感染。非病变部位供应血管栓塞或血栓形成，可引起正常组织缺血或梗死。术后密切观察肢体血供情况，以及早发现缺血并发症。对于术后栓塞综合征可给予对症处理，给予止痛剂和大量维生素 C；对栓塞后感染，应早期静脉滴注大剂量抗生素，有脓肿形成者，请外科医生协助治疗。一旦发现肺栓塞或病侧肢体缺血，应立即给予罂粟碱、低分子右旋糖酐等药物，必要时进行溶栓治疗。

（龚放华）

第二节　椎间盘突出症

【案例导入】

　　秦某，女，44 岁，因腰痛伴右下肢放射性疼痛 2 个月入院。

　　患者 2 个月前劳累后出现腰背部疼痛，呈酸胀痛，疼痛剧烈，强迫弯腰体位，腰椎活动明显受限，伴右下肢放射性疼痛及麻木，疼痛由右侧腰背部沿右侧臀部、右侧大腿后侧、小腿前外侧放射，久坐、久站、弯腰时疼痛加重，卧位休息可缓解，自行在家口服药物治疗后症状未见缓解。患者精神、饮食、睡眠可，因疼痛影响日常生活表现焦虑，大、小便正常，体重无明显减轻。

　　患者汉族，初中文化，务农，已婚，育有 2 子，丈夫及儿子均体健，家庭经济情况一般。无吸烟、饮酒史，无药物、食物过敏史。

　　体格检查：入院测 T 36.8℃，P 78 次／分，R 20 次／分，BP 120/75mmHg，意识清楚，自主体位，听诊双肺呼吸音清，心律齐，心音正常。NRS 评分 4 分，腰椎前屈、后仰活动明显受限，腰 4/5 棘突间隙明显压痛，右侧坐骨神经出口及行程有压痛，重压时可诱发下肢麻木感。右下肢直腿抬高试验及加强试验（＋），仰卧挺腹试验（＋）。

　　辅助检查：腰椎 MRI 示腰椎退行性改变。腰 4/5 椎间盘膨出并突出，椎管稍狭窄。

　　初步诊断：腰椎间盘突出伴神经根病。拟尽快完善相关检查后行椎间盘射频消融术。

请思考：

　　1. 该患者主要的护理问题有哪些？

　　2. 该患者术后可能发生的并发症有哪些？如何观察及预防？

一、疾 病 概 述

　　椎间盘突出症（protrusion of the intervertebral disc）是指由于椎间盘退行性改变、超重负荷、外界力量等多种因素长期作用下导致纤维环部分或全部破裂，髓核组织从破裂处向外膨出或突出，压迫神经根 / 脊髓，出现局部疼痛伴或不伴上肢 / 下肢 / 四肢神经痛、麻木及乏力 / 鞍区感觉异常及二便功能障碍的临床主要表现的综合征。临床常见腰椎间盘突出症和颈椎间盘突出症，其中以前者多见。

　　本节以腰椎间盘突出症为例介绍介入围术期护理。

二、专科检查与护理

　　1. 实验室检查　血常规、血型、凝血功能、肝功能、肾功能、C 反应蛋白等。

　　2. 影像学检查　是诊断腰椎间盘突出症的重要手段。X 线能直接反映腰部有无侧突、椎间隙有无狭窄等；CT 可显示黄韧带是否增厚及椎间盘突出的大小、方向等；MRI 显示椎管形态，全面反映出各椎体、椎间盘有无病变及神经根和脊髓受压情况，对本病有较大诊断价值。

　　3. 其他病因诊断检查

　　（1）腰椎侧凸：是腰椎为减轻神经根受压而引起的姿势性代偿畸形。

　　（2）腰部活动障碍：腰部活动在各方向均有不同程度的障碍，尤以前屈受限最明显。

　　（3）压痛、叩痛：在病变椎间隙的棘突间，棘突旁侧 1cm 处有深压痛、叩痛，向下肢放射。

　　（4）直腿抬高试验及加强试验阳性：患者仰卧，伸膝，被动抬高患肢，正常人神经根有 4mm 的滑动度，下肢抬高到 60°～70° 时感腘窝不适，本症患者神经根受压或粘连使滑动度减少或消失，抬高在 60° 以内即可出现坐骨神经痛，称为直腿抬高试验阳性。在直腿抬高试验阳性时，缓慢降低患肢高度，待放射痛消失，再被动背屈踝关节以牵拉坐骨神经，如又出现放射痛，称为加强试验阳性。

　　（5）感觉及运动功能减弱：由于神经根受损，导致其支配区域的感觉及运动功能减弱甚至丧失，如皮肤麻木、发凉，皮肤温度下降等，部分患者出现膝反射或跟腱反射减弱或消失。

　　4. 护理配合　检查前评估患者疼痛情况，告知检查目的，取得配合；检查时嘱其双下肢保持自然伸直状态，须检查双侧腿；协助医生在检查中，耐心倾听患者主诉，观察其反应。

三、对症支持护理

　　1. 卧床休息与体位指导

　　（1）给予卧硬板床，至少 2～3 周。卧位时椎间盘承受的压力比站立时降低 50%，故卧床休息可减轻负重和体重对椎间盘的压力，缓解疼痛。同时病室环境保持整洁、安静，适宜休息，促进患者舒适。

　　（2）卧床时抬高床头 20°，侧卧位时屈髋屈膝，双腿分开，上腿下垫枕，避免脊柱弯曲的"蜷缩姿势"放松背部肌肉，以降低椎间盘压力，减小椎间盘后突倾向，减轻疼痛，增加舒适。

　　（3）仰卧位时可在膝、腿下垫枕，避免头前倾、胸部凹陷等不良姿势；俯卧位时可在腹部及踝部垫枕，以放松脊柱肌肉。

2. 减轻神经压迫症状

（1）骨盆牵引：牵引可增大椎间隙，减轻对椎间盘的压力和对神经的压迫，改善局部循环和水肿。多采用骨盆持续牵引，抬高床脚作反牵引。牵引重量一般为 7～15kg，持续 2 周；也可采用间断牵引法，每日 2 次，每次 1～2 小时，但效果不如前者。牵引期间要经常检查牵引带压迫部位的皮肤有无疼痛、破损、压力性损伤等。

（2）活动指导：一般卧床 3 周或至症状缓解后，可佩戴腰围下床活动。腰围能加强腰椎的稳定性，对腰椎起到保护和制动作用。下蹲取物品时姿势要正确，应该先蹲下拿到物品，然后再慢慢起身。

3. 有效镇痛 因疼痛影响入睡时，遵医嘱给予镇痛剂等药物，缓解疼痛，保证充足睡眠。

4. 饮食指导 进含钙量高的食物，如牛奶、奶制品、虾皮、海带、芝麻酱、豆制品等。并多食新鲜蔬菜、水果，富含膳食纤维易消化食物，鼓励多饮水。

5. 心理支持 指导患者放松，如听音乐，分散其注意力；鼓励患者表达感受，多与家属、病友及医护人员交流；帮助患者解决问题，减轻焦虑，增强自信心。

6. 其他症状护理 若患者伴有感觉运动障碍、便秘、排尿困难时，遵医嘱给予对症处理。

四、介入手术方法

腰椎间盘突出症介入手术方式有多种，其中射频热凝消融术是目前在临床上被广泛应用的有效方法之一，即在 DSA 引导下将射频穿刺针尖端经后外侧安全三角进入椎间盘相应目标靶点，拔出针芯，连接射频电极，给予运动刺激为 2Hz、1.5V，不出现肌肉跳动；感觉刺激为 50Hz、0.5V 时患者无任何异物感和不适，启动射频热凝模式。给予射频（55℃、120 秒，65℃、120 秒，75℃、120 秒，80℃、120 秒）（图 11-2-1，图 11-2-2），治疗过程中原疼痛区域有温热胀感，射频治疗完毕拔出穿刺针，无菌敷料覆盖。

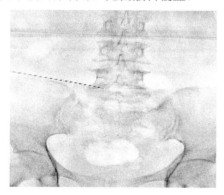
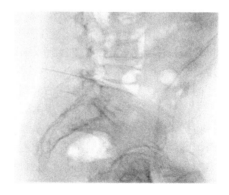

图 11-2-1 腰椎间盘射频消融术 DSA 正位图像　　　图 11-2-2 腰椎间盘射频消融术 DSA 侧位图像

五、术前护理

1. 参见第一篇第二章第三节中"二、非血管性介入诊疗围术期护理要点"的"术前护理"部分。

2. 体位训练 如患者采取俯卧位手术，术前需训练患者对俯卧位耐受力。方法：协助患者取俯卧位，头偏向一侧，双肘前屈置于头部两侧，头下、胸部及耻骨联合处分别垫软枕，指导放松、调节呼吸，并保持该体位制动 20～30 分钟，每天 2～3 次。

六、术中护理

1. 参见第一篇第二章第三节中"二、非血管性介入诊疗围术期护理要点"的"术中护理"部分。

2. 帮助术者在皮肤处固定穿刺针，注意穿刺针不可有大幅度移动，穿刺针进针过深或者将穿刺针不小心拔出，均可导致穿刺失败。

3. 注意观察患者情况 术中患者可能会有不同程度的疼痛及神经刺激症状，并突然改变体位，多为消融时刺激神经根所致，一旦出现应及时停止，并嘱患者活动以观察是否有神经损害。通过与患者沟通交流，给予支持与鼓励，告知手术时不能移动身体，使其放松，主动配合手术。伤口渗血明显者及时压迫止血。

七、术后护理

1. 病情动态监测 包括生命体征、下肢皮肤温度、感觉及运动恢复情况。观察手术切口敷料有无渗液及渗出液的颜色、性状及量等，渗湿后及时通知医生更换敷料，以防感染。观察患者术后有无术区及腰腿部疼痛，结合患者的疼痛等级采取针对性护理，若疼痛较为严重，可给予适当的镇痛类药物，并对疼痛穿刺部位冷敷处理，冷敷时间控制在 15 分钟左右，待疼痛缓解后次日进行热敷，时间控制在 20 分钟左右。此外，还可对患者腹部与疼痛部位进行按摩，以舒筋通络。

2. 体位护理 术后平卧，2 小时后轴线翻身，即翻身时指导患者双手交叉放于胸前，双腿自然屈曲，一名护士扶肩及背部，另一名护士托臀部及下肢，同时将患者翻向一侧，肩背部及臀部垫软枕支撑。

3. 系统的康复训练

（1）在康复训练前，先做好患者及其家属的解释工作，使其明白术后功能训练的重要意义，取得理解与支持，提高配合度。

（2）术后当日即可指导患者进行双下肢上抬训练，避免神经粘连。术后第 1 天佩戴腰围，指导患者下床行走训练，使其腰部承受一定应力。术后第 2 天，指导患者进行腰背肌功能训练，按照循序渐进的基本原则进行。

（3）早期可选择"五点式运动"，即患者仰卧位，以双肘部、头颈部、双足作为支撑点，将腰臀抬高至最高，保持 4 秒后放下，间隔 5 秒左右重复操作，每组以坚持 10 分钟为宜，每天进行 3 组练习；中期可采取"三点式运动"，即患者仰卧位，以双足和头作为支撑点，腰部弯曲向前伸至最高角度，持续 5 秒左右放下，重复练习。后期可进行"飞燕式"功能训练，患者俯卧位，四肢和头部向后伸，将腹部与床的接触面积缩减到最小化，维持 5 ~ 10 秒放下，重复练习。

4. 并发症护理

（1）神经根粘连：术后及时评估脊髓神经功能情况。观察下肢感觉、运动情况，并与健侧和术前对比，评估患者术后疼痛情况有无缓解。

（2）脑脊液漏：观察患者如出现头痛、呕吐等症状，应考虑发生脑脊液漏，须立即报告医生予以处理，同时适当抬高床尾，去枕卧位 7 ~ 10 天。脑脊液漏期间，须监测及补充电解质；预防颅内感染发生。必要时探查伤口，行裂口缝合，或修补硬脊膜。

八、康复指导

1. 疾病知识指导

（1）嘱患者卧硬板床，以避免脊柱屈曲。术后 1 个月内，减少腰部活动。

（2）卧、坐、立、行和劳动时减少急、慢性损伤发生的机会。避免长时间保持同一姿势，适当进行原地活动或腰背部活动，以解除腰背肌疲劳。

（3）站位举起重物时，高于肘部，避免膝、髋关节过伸；蹲位举起重物时，背部伸直勿弯；搬运重物时，宁推勿拉；搬抬重物时，弯曲下蹲髋膝，伸直腰背，用力抬起重物后再行走。

（4）腰部劳动强度过大的工人、长时间开车的司机，佩戴腰围保护腰部。

（5）根据个人情况和医嘱定期复查，如复查 CT、MRI 等，如症状加重应及时就医。

2. 饮食指导 指导患者进食高蛋白、高维生素、高热量、富含膳食纤维易消化的食物，鼓励多饮水，保持大便通畅。

3. 生活方式指导 指导患者生活要有规律、劳逸结合，术后 6 个月避免重体力劳动及剧烈运动。病情允许，可适当体育锻炼，以锻炼腰背肌，增加脊柱稳定性。勿长时间穿高跟鞋站立或行走。

4. 心理家庭社会支持　给予心理指导，鼓励患者与家属、病友交流，增加自信心；鼓励患者及其支持系统成员参与到患者治疗活动中，以提高治疗效果。

【案例参考答案】

1. 该患者主要的护理问题有哪些？

答：①慢性疼痛：与椎间盘突出压迫神经肌肉痉挛及手术操作有关。②躯体活动障碍：与疼痛、牵引或手术有关。③潜在并发症：脑脊液漏、神经根粘连等。

2. 该患者术后可能发生的并发症有哪些？如何观察及预防？

答：术后可能的并发症及观察预防：①神经根粘连。术后及时评估脊髓神经功能情况。观察下肢感觉、运动情况，并与健侧和术前对比，评估患者术后疼痛情况有无缓解。②脑脊液漏。患者如果出现头痛、呕吐等症状，应考虑发生脑脊液漏，须立即报告医生予以处理；同时适当抬高床尾，去枕卧位 7 ～ 10 天。脑脊液漏期间，须监测及补充电解质；预防颅内感染发生。必要时探查伤口，行裂口缝合，或修补硬脊膜。

（郭大芬）

第三节　椎体压缩性骨折

【案例导入】

王某，女，79 岁，以"腰背部活动后疼痛 30 年，近半个月加重"为由入院。

患者 30 年前无明显诱因出现腰背部疼痛，以下胸部水平为重，伴活动后加重，VAS 疼痛评分 7 分，口服止痛药物略缓解，未进行规律治疗，无肢体感觉运动障碍。近半个月疼痛加重，VAS 疼痛评分升至 9 分，口服止痛药物无效。病来精神状态不佳，睡眠差，饮食、二便正常，体重无变化。

患者汉族，小学文化，退休，已婚，育有 1 子 2 女，配偶及子女均体健，家庭经济情况一般，无过敏史。

体格检查：入院测 T 36.8℃，P 88 次 / 分，R 12 次 / 分，BP 135/60mmHg，VAS 疼痛评分 9 分，自理能力 Barthel 指数评定量表 70 分，意识清楚，轻度焦虑。

辅助检查：血常规示血红蛋白 80g/L，白细胞 $10.3×10^9$/L，中性粒细胞百分比 82%；C反应蛋白 14.10mg/L。胸椎 MRI 示胸椎退行性变，T_7 椎体压缩性骨折，T_{10} 椎体楔形变，陈旧性压缩性骨折可能大，$T_{5～6}$ 间盘突出。

初步诊断：胸椎压缩性骨折。拟完善相关检查后行椎体后凸成形术（PKP）。

请思考：

1. 该患者主要的护理问题有哪些？

2. 椎体后凸成形术后，骨水泥外漏应如何观察及护理？

一、疾病概述

椎体压缩性骨折（vertebral compression fracture）是以椎体纵向高度被"压扁"为主要表现的一种脊柱骨折。椎体压缩性骨折分为两大类：一类是骨质疏松性椎体压缩性骨折，这类骨折多见于中老年人，由于骨质疏松导致骨组织内骨量不断减少、骨矿物质流失、骨小梁稀疏、骨皮质厚度降低等，最终引发骨脆性增加、骨强度下降，容易发生骨折；另一类是病理性骨折，如骨肿瘤、转移瘤等，是恶性肿瘤细胞在骨组织形成骨转移时，发生骨的破坏，引起癌性骨疼痛、骨折、高血钙、脊髓及神经根的压迫、骨髓功能的下降等症状。临床表现为疼痛、椎体活动受限、局部肿胀或肿块、功能障碍、下肢畸形、病理性骨折、呼吸障碍等症状，脊柱肿瘤压迫脊髓可致瘫痪。

二、专科检查与护理

1. 实验室检查　血常规、血型、红细胞沉降率、凝血、肝功能、肾功能、血清抗体检测、肿瘤标志物检测、尿常规、风湿三项等。

2. 影像学检查　X线平片可见骨质疏松、椎体压缩塌陷呈楔形病变。CT检查可了解椎体后缘骨皮质是否完整，椎管内是否有游离骨碎片，并可观察穿刺途径的解剖结构。MRI检查可准确鉴别新旧骨折，显示椎体骨折的部位和压缩程度、椎体转移部位、硬膜囊是否受压等。

3. 其他检查

（1）放射性核素检查：可用于骨转移瘤的早期诊断。

（2）PET-CT检查：可获得全身各方位的断层图像，达到早期发现病灶和诊断疾病的目的。

（3）超声：在病理情况下骨质遭到溶骨性破坏，声像图可较完全地显示骨病变的内部特点。

4. 护理配合　做好检查过程中病灶局部出血的应急预案，注意放射防护及放射废物处理。

三、对症支持护理

1. 防止骨折加重　卧床休息，减少活动，避免因体位改变或活动而加重疼痛或造成再次骨折。脊椎肿瘤的患者会有不同程度的脊髓神经根损伤，表现为肢体无力或截瘫。下床活动时，应专人保护，防止跌倒。必要时佩戴支具保护脊柱，减少脊柱的活动和受力，减少肌肉肿胀。

2. 预防卧床并发症　患者卧床期间要注意受压处皮肤的清洁、干燥，防止潮湿等不良刺激，避免皮肤压力性损伤。活动双下肢各关节，进行踝泵运动，预防深静脉血栓形成。鼓励患者饮水，深吸气咳嗽，房间每日通风，预防坠积性肺炎和尿路感染。

3. 缓解疼痛　鼓励患者随时表达疼痛感受，对患者进行疼痛评估。指导进行呼吸放松训练，也可以采用分散患者注意力的方法或心理暗示疗法减轻其疼痛。必要时遵医嘱应用药物止痛，观察用药效果，注意用药后的不良反应。了解患者疼痛发生的规律，争取在疼痛发生前给予镇痛剂，达到用药量小、镇痛效果好的目的。

4. 饮食指导　卧床期间由于活动减少，食欲减退，肠蠕动减慢，应给予清淡、易消化、富含营养的食物，如新鲜水果、蔬菜、鱼汤、瘦肉粥等，切忌油腻、生冷食物。离床活动后，可给予富含高蛋白质及铁、钙、磷等食品，如瘦肉、牛奶等。多饮水，多食富含纤维素食物，以保持大便通畅，避免便秘。

5. 心理支持　主动关心患者，向患者详细讲解手术过程及方法，介绍成功病例，使患者充分了解该手术属于微创治疗，具有创伤小、恢复快、效果明显等特点，增加患者的治疗信心，消除思想顾虑。与医生配合适时适度告知患者疾病的进展、治疗等相关知识，减少"不知情"或缺乏疾病相关知识而引发的焦虑；与患者共情，满足患者的合理需求，给予适当的鼓励，帮助患者建立治疗疾病的信心。

四、介入手术方法

经皮椎体后凸成形术（percutaneous kyphoplasty, PKP）以治疗 T_{12} 椎体压缩性骨折（图11-3-1）为例。患者取俯卧位，行皮肤及椎间隙周围麻醉。用手术刀在皮肤穿刺点切开1cm切口，工作通道建立后，即可进行穿刺。颈椎穿刺采取经前侧方进针；胸椎穿刺采取经椎弓根或经肋椎关节进针；腰椎穿刺采取经椎弓根或椎旁路径进针。穿刺针与身体矢状面成15°～20°，穿刺至椎弓根后缘骨皮质，行三维扫描进行双向定位，明确穿刺针进针角度。在反复双向定位下，以外科锤敲击将骨穿刺针推入椎体后1/3处，再用空实钻打磨至椎体前1/3处。以一次性带表加压注射器接球囊扩张病变椎体（图11-3-2），退出球囊。注入器抽吸调和好的骨水泥，缓慢注入椎体内（图11-3-3）。

置入针芯，将残留在穿刺针管内的骨水泥推入椎体内，旋转穿刺针退出。包扎伤口，透视骨水泥分布情况，观察有无外溢，手术结束。

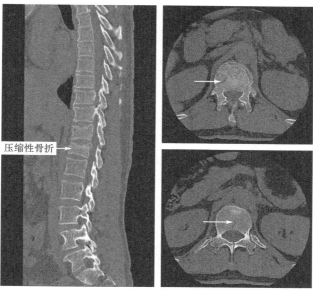

图 11-3-1　MRI 示 T$_{12}$ 压缩性骨折

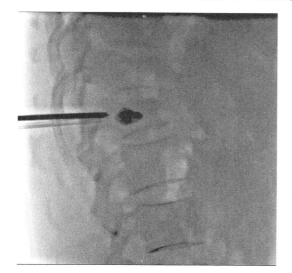

图 11-3-2　骨水泥注入后 DSA 图像（侧位）

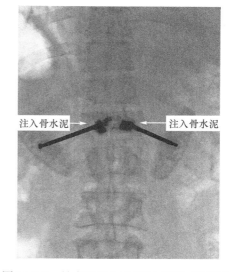

图 11-3-3　骨水泥注入后 DSA 图像（正位）

五、术前护理

1. 参见第一篇第二章第三节中"二、非血管性介入诊疗围术期护理要点"的"术前护理"部分。

2. 术前进行俯卧位训练。患者取俯卧位，头偏向一侧，双手放于身体两侧，练习时间从 10 分钟增加到 30 分钟，每天 2 次。

六、术中护理

1. 参见第一篇第二章第三节中"二、非血管性介入诊疗围术期护理要点"的"术中护理"部分。

2. 体位摆放。胸腰椎术中给予患者俯卧位，头部放一头圈或一软枕，胸部用软枕支撑，小腿处放一斜坡垫使双足离开手术床，膝关节及足趾下垫棉垫，双上肢自然放于头两侧（图 11-3-4）。

颈椎手术者取仰卧位，颈肩部垫高。

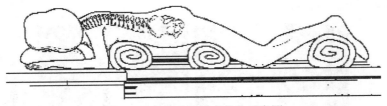

图 11-3-4　俯卧位手术体位示意图

3. 并发症护理

（1）骨水泥过敏：如患者出现恶心、呕吐、眩晕、全身广泛性荨麻疹，面部或喉头水肿、支气管痉挛、气急、胸痛、腹痛和肢体抽搐等过敏症状，立即停止手术，对症处理。

（2）血管迷走反射：观察患者生命体征，若患者出现面色苍白、血压下降、心率变慢、血氧饱和度降低、呼吸困难、晕厥等，应考虑因穿刺或注射骨水泥时剧烈疼痛引起血管迷走反射致休克，应立即使患者去枕平卧，保持呼吸道通畅，吸氧，静脉快速推注阿托品 0.5 ～ 1mg，如 1 ～ 2 分钟心率无好转，可增加阿托品 1 ～ 2mg，并大量快速补液，同时冰敷双侧颈动脉处，必要时给予多巴胺升压。

（3）气胸：极少见，由于胸椎穿刺部位过高，穿刺进入胸腔或肺，会引起气胸。立即给氧气，更换穿刺路径。

七、术后护理

1. 参见第一篇第二章第三节中"二、非血管性介入诊疗围术期护理要点"的"术后护理"部分。

2. 卧位与活动

（1）卧床翻身：3 人将患者由平车平移至床上，保持颈、胸、腰椎在同一轴线上。术后常规需要绝对卧床，仰卧位 6 小时（或根据医嘱决定卧床时间），之后轴线翻身 1 次 /2 小时，避免脊柱扭曲。颈前穿刺入路的患者术后应注意头颈部制动，术后 24 小时内应尽可能减少头部运动，观察其呼吸情况，如有呼吸困难伴颈部增粗者，多为颈深部血肿压迫气管所致，应立即采取急救措施。

（2）卧床功能锻炼：无活动能力者延长卧床时间，可于床上练习直腿抬高动作、抗阻力伸膝运动。每天 3 ～ 5 次，每次 5 ～ 10 分钟，主要是提高股四头肌力量，注意功能锻炼循序渐进，逐渐增大活动量，避免早期负重。

（3）离床活动：需根据患者腰腿痛恢复情况，指导患者进行功能锻炼，24 小时后或根据医嘱要求时间，在护具保护下可离床适当活动，避免椎体负重。1 周后可恢复正常生活。活动时注意安全，防止跌倒。

3. 并发症护理

（1）肺栓塞：多由过多注射骨水泥或骨水泥渗入椎旁静脉以及脂肪挤压进入回流静脉引起。注意生命体征变化及患者的意识情况，出现呼吸乏力、胸闷气急、血氧下降者，应绝对卧床，立即通知医生，遵医嘱给予吸氧，做好抢救准备。

（2）骨水泥外漏：骨水泥外渗至椎体组织周围。渗漏至椎间孔会引起神经根症状，通常局部注射类固醇和麻醉药或口服非甾体抗炎药后缓解；渗漏至椎管，压迫脊髓，需脱水、激素、营养神经治疗，必要时手术取出压迫神经的骨水泥。如患者出现下肢自主活动能力和感觉异常，如肌力下降、麻木、放射痛，甚至肌力及感觉完全消失，应及时通知医生，必要时做好手术减压的准备。患者感觉运动障碍或感觉异常，对冷、热、触、压等感觉迟钝，应预防烫伤、冻伤、扭伤、压力性损伤及跌倒等。

（3）出血 / 血肿：PKP 发生大出血的风险较小，凝血功能障碍的患者有发生穿刺点血肿和腹膜后血肿的可能。穿刺过程或手术结束拔针后均可通过针道渗血，导致穿刺部位血肿。一旦出现血肿，立即压迫、冰敷，平卧 3 小时以上，血肿可逐渐消散。椎体旁路进针容易造成周围软组织出血，形成血肿。腰椎 PKP 患者术后几天内，如出现腹痛需引起重视。需及时通知医生给予相应处理，CT 检查可确定有无腹膜后血肿。腹膜后血肿严重者可致休克，需积极抗休克下手术处理。病情稳定者无须手术，卧床限制活动，密切观察腹部情况，动态监测和记录生命体征。

（4）发热：发热呈短暂一过性，可能与骨水泥注入体内引起的聚合热有关，这种发热可在 48 小时内缓解。若体温超过 38℃，给予物理降温或遵医嘱服用非甾体抗炎药。同时保持床单元及病服的清洁干燥，鼓励多饮水，做好口腔护理，病房通风换气，加强患者营养，增强机体免疫力。

（5）脊椎感染：表现为术后背部疼痛加重或持续发热，遵医嘱应用抗生素治疗，限制活动 3 个月。

八、康复指导

1. 疾病知识指导

（1）居家活动：出院后 3 个月内避免脊柱负重、突然转体动作。不宜久坐久站，不坐矮板凳和过软的沙发，不睡弹簧床。活动时应在直背的姿态下，进行短时或间歇的坐、立、行走练习，半年内避免腰部大幅度转动和弯腰动作。预防跌倒。

（2）功能锻炼：告知患者及其家属功能锻炼的重要性，帮助患者制定可行的锻炼计划，运动量应缓慢、逐步增加。

（3）避免感冒、咳嗽和便秘：咳嗽和用力排便会增加腹压，对脊柱产生挤压。咳嗽产生震动加重腰背痛，易致病情复发或加重。

（4）遵医嘱用药：骨质疏松患者遵医嘱适当服用钙剂、维生素 D、雌激素、双磷酸盐及降钙素药物，使骨量增加，促进骨折愈合，防止再次骨折。唑来膦酸可有效纠正绝经期女性骨质疏松性椎体压缩性骨折患者的骨代谢，有利于恢复受损的椎体高度和脊椎生理曲度。

2. 饮食指导 进食以富含膳食纤维、钙、磷食物为主，如粗芹、鲜笋、豆制品、虾米以及牛奶等。避免一切引起骨质疏松的因素，如烟酒、咖啡、碳酸饮料、辛辣食物等。适量低脂肪、低钠食物可减少钙的流失。

3. 生活方式指导 指导患者生活要有规律、劳逸结合。病情允许可适当进行户外活动，接受阳光照射，增加维生素 D 的合成，促进恢复。

4. 心理家庭社会支持 评估出院时患者的心理状态，了解患者的经济状况及家庭照护者的情况，对焦虑、抑郁等不良情绪患者给予个体化心理疏导。通过居家护理平台，智能推送康复锻炼内容，提高患者药物治疗的依从性和行为习惯改变的依从性。提醒患者按时复查。

【案例参考答案】

1. 该患者主要的护理问题有哪些？

答：①疼痛：与椎体压缩性骨折有关。②生活自理能力下降：与骨折疼痛活动受限有关。③焦虑：与缺乏疾病相关知识有关。④睡眠状态紊乱：与疼痛有关。⑤有受伤的危险：与骨折行动不便有关。⑥有皮肤完整性受损的危险：与长期卧床有关。⑦有感染的危险：与侵入性穿刺有关。⑧潜在并发症：肺栓塞、出血、感染、骨水泥外漏。

2. 椎体后凸成形术后，骨水泥外漏应如何观察及护理？

答：①如患者出现下肢自主活动能力和感觉异常，如肌力下降、麻木、放射痛、感觉、运动、反射及大、小便功能不同程度的丧失，甚至肌力及感觉完全消失，应及时通知医生。每天观察脊髓功能的恢复情况、四肢肌力情况，并与术前比较。②患者对冷、热、触、压等感觉迟钝，预防烫伤、冻伤、扭伤、压力性损伤及跌倒等。③观察患者生命体征和意识状态，及时疏导焦虑抑郁情绪，配合医生给予治疗给药措施。④给予患者生活上的照护，特别注意患者的口腔、皮肤、管路及周身情况，给予专科护理和基础护理。

（张艳君　徐　阳）

第十二章　内分泌系统疾病介入护理

第一节　肾上腺肿瘤

【案例导入】

孙某，女，52岁，高血压5年，体检发现右侧肾上腺肿瘤1个月后入院。

患者偶有心慌、头晕，劳累后腰痛等，休息后好转，未予重视。近3个月，右侧腰背部疼痛有所加重。体检后有焦虑紧张情绪，担心自己得了恶性肿瘤，睡眠欠佳，食欲尚可，大、小便正常。

患者汉族，高中文化，农民，已婚，育有1子，丈夫和儿子体健，其父母已故。家庭经济情况一般，否认创伤、手术、肿瘤及过敏史，既往有高血压，自行间断服用降压药，药名不详。

体格检查：入院测T 36.1℃，P 95次/分，R 21次/分，BP 168/110mmHg，精神状态尚可。全身皮肤黏膜无黄染，腹部柔软平坦，无腹壁静脉曲张。

辅助检查：血尿常规正常，肾上腺皮质功能的相关化验如血、尿儿茶酚胺（肾上腺素、去甲肾上腺素、多巴胺）、香草扁桃酸（VMA）、肾素-醛固酮-血管紧张素、性激素等均在正常范围。CT检查提示肿瘤为4.5cm，质地均匀、边界清晰且CT值小于10Hu。

初步诊断：①高血压；②右侧原发性肾上腺无功能性皮质腺瘤。患者对外科手术有恐惧心理，要求介入微创治疗。拟尽快完善相关检查，行右侧肾上腺肿瘤微波消融术。

请思考：

1. 该患者主要的护理问题有哪些？
2. 该患者如果术中出现高血压危象，应如何紧急处置？

一、疾病概述

肾上腺肿瘤包括原发性及转移性肿瘤两大类。原发性肾上腺肿瘤大多发生于肾上腺皮质或髓质细胞，同时肾上腺也是各种恶性肿瘤转移的好发部位之一。根据有无内分泌功能，肾上腺肿瘤又可分为无功能性肾上腺肿瘤和功能性肾上腺肿瘤。最常见的是醛固酮腺瘤，其次是嗜铬细胞瘤，库欣综合征较少见，肾上腺偶发瘤更少见。

肾上腺肿瘤的主要临床表现为内分泌相关的高血压、电解质紊乱、代谢异常以及与占位相关的腹痛、肿块等。

功能性肾上腺肿瘤不论肿瘤大小均需要手术治疗，手术需要在内分泌医生及麻醉科医生的严密监护下进行。原发性无功能性肾上腺良性肿瘤大于4cm，有外科手术适应证，可以考虑手术治疗。对于不适合外科切除、术后复发或拒绝外科手术者可进行介入微创治疗。推荐所有肾上腺消融术均应在全身麻醉下进行，同时监测动脉内血压，进行血流动力学管理。因为患者在清醒状态下容易精神紧张和情绪波动，不能很好地控制生命体征和症状。

二、专科检查与护理

1. 实验室检查

（1）嗜铬细胞瘤检查项目：血浆儿茶酚胺（肾上腺素、去甲肾上腺素、多巴胺），高血压发作时有重要意义，特别是去甲肾上腺素的阳性率达 100%；阵发性高血压患者在发作后才高于正常，需测发作后的血或尿儿茶酚胺。如一直等不到发作，可考虑做胰高血糖素激发试验。尿儿茶酚胺及其代谢产物香草扁桃酸（VMA）及甲氧基肾上腺素（MN）和甲氧基去甲肾上腺素（NMN）监测，在持续高血压型患者正常高限的 2 倍以上即有意义。护理注意事项：检查前应告知患者禁食影响化验结果的食物和药品，如咖啡、可乐类饮料及左旋多巴、拉贝洛尔（柳胺苄心定）、普萘洛尔、四环素等药物可导致假阳性；休克、低血糖、高颅内压可使内源性儿茶酚胺增高。

（2）醛固酮腺瘤检查项目：血生化包括电解质，检查有无低血钾、高血钠、碱中毒表现；血浆和尿醛固酮升高；血浆肾素活性、血管紧张素Ⅱ降低；需要与特发性醛固酮增多症（简称特醛症）鉴别时可以做动态试验（上午直立位前后血浆醛固酮浓度变化试验）。

（3）库欣综合征检查项目：血浆游离皮质醇增高，且昼夜分泌节律消失。留 24 小时尿测 17-羟皮质类固醇（17-OHCS）、17-酮类固醇（17-KS）、香草扁桃酸（VMA），可区别醛固酮腺瘤、嗜铬细胞瘤、库欣综合征。

2. 影像学检查

（1）超声：可作为肾上腺肿瘤普查筛检。

（2）CT：是肾上腺肿瘤定位诊断的"金标准"，可检出直径 1cm 及以上肿瘤，同时可判断肿瘤良、恶性。增强 CT 薄层扫描和三维重建可显示瘤体血供、与脏器及重要血管的毗邻关系。护理注意事项：在应用 α 受体拮抗剂控制血压后进行该项检查，以防静脉注射对比剂引起高血压发作。

（3）MRI：可显示肿瘤与周围组织的关系及某些组织学特征，有助于鉴别嗜铬细胞瘤和肾上腺皮质肿瘤。

三、对症支持护理

1. 控制血压

（1）监测血压：密切观察血压变化，注意阵发性或持续性高血压或高血压和低血压交替出现，或阵发性低血压、休克等病情变化，定时测量血压并记录，测量时应固定血压计、固定体位测量。

（2）降压药应用观察：①长效 α 受体拮抗剂酚苄明，开始每天口服 2 次，每次 10mg，按需逐渐加量至血压控制。不良反应有直立性低血压、鼻黏膜充血、心动过速等；注意因 α 受体被阻滞、β 受体活性增强而出现的心动过速和心律失常。②选择性 α 受体拮抗剂哌唑嗪、多沙唑嗪半衰期较短，可灵活调节用量。起始小剂量使用可避免长效 α 受体拮抗剂的不良反应，但有低钠倾向。用药注意观察患者心率，以及加强潜在跌倒危险的防护。③β 受体阻滞剂必须在使用了 α 受体拮抗剂降压后，患者出现心动过速和心律失常时使用；避免单独使用 β 受体阻滞剂，以免血压升高，甚至发生肺水肿，尤其是以分泌肾上腺素为主的患者。④醛固酮腺瘤患者使用螺内酯每日 120～240mg，分次口服，可纠正低血钾，减轻高血压。长期应用可出现男子乳房发育、阳痿、女子月经不调等不良反应，可改为氨苯蝶啶或阿米洛利以辅助排钠储钾，必要时加用降血压药物。

2. 高血压危象护理

（1）病情观察：高血压危象有剧烈头痛、面色苍白、大汗淋漓、恶心、呕吐，视物模糊、复视等表现。若出现心力衰竭、心律失常、肾衰竭、高血压脑病和肺感染表现等，应告知并协助医生给予相应处理。

（2）急救与护理：①卧床休息，吸氧，抬高床头以减轻脑水肿，专人护理，加用床挡以防患者因躁动而坠床。②遵医嘱立即酚妥拉明 1～5mg 以 5% 葡萄糖稀释后静脉缓慢推注。③持续心电监护，密切观察血压，每 15 分钟记录一次；血压降至 160/100mmHg 左右即停止推注，将酚妥拉明 10～15mg 溶于 5% 葡萄糖生理盐水 500ml 中缓慢静脉滴注或硝普钠静脉滴注。也可舌下含服钙通道阻滞剂硝苯地平 10mg 降压。

（3）预防高血压危象：避免情绪激动、焦虑不安、体位突然改变、便秘、屏气动作、创伤刺激等。禁止对患者进行灌肠、扪压肿瘤、腹膜后充气造影的操作。尽量集中进行护理操作。

3. 生活护理

（1）告知患者充分休息，生活规律，避免劳累。高血压急性发作时应绝对卧床，保持环境安静，室内光线宜偏暗，减少探视，以避免刺激。

（2）防跌倒创伤：告知患者低钾性软瘫、降压药引起的直立性低血压，需预防跌倒。嗜铬细胞瘤患者出门携带识别卡，以便发生紧急情况时能得到及时救治。库欣综合征患者避免剧烈运动，必要时搀扶患者行走或轮椅，防止创伤、骨折等意外伤害。

（3）注意预防感染，保持皮肤清洁。

4. 饮食护理 注意营养多样化，补充多种维生素、胡萝卜素，选用高蛋白、高钾、低钠、低脂肪饮食，避免饮咖啡因类饮料及刺激性食物，戒除烟酒等。库欣综合征患者多食用牛奶、紫菜、虾皮、坚果等富含钙和维生素 D 的食物，预防骨质疏松。低钾患者适量食用富含钾离子的食物，如香蕉、橘子、海藻类等。

5. 心理支持 主动关心患者，介绍有关疾病知识、治疗方法及注意事项。急性发作时，守护在患者身边，消除患者恐惧心理和紧张情绪，获得安全感。以免长期紧张焦虑刺激，肾上腺加倍工作，损害肾上腺及其功能。库欣综合征患者要及时进行心理疏导，帮助患者接受并增强恢复自我形象的信心。嘱患者平时保持良好的心情，多听音乐或读书。

四、介入手术方法

（一）消融术

肾上腺肿瘤消融术包括射频、微波、氩氦刀冷冻、高强度聚焦超声、化学消融。常规消毒铺巾，CT 平扫/增强引导下确定穿刺点和进针方向，选择合适的消融电极针（微波消融针、冷冻针等）（图12-1-1）。每次调整消融针位置均需 CT 扫描，避开重要脏器、神经、血管，进入最佳肿瘤消融区域，实施消融（图 12-1-2）。因微波在人体内传输时不受组织电阻率和碳化的影响，因此微波消融可以短时间内达到高温产生较大的消融区（图 12-1-3）。氩氦冷冻消融术，按照肿瘤大小设计冷冻消融探针的分布，经皮将 1 根或者多根探针按设计路径插至病灶内，使其分布满意，实现"冷切除"。

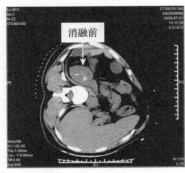
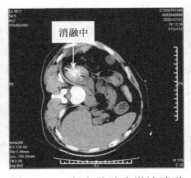
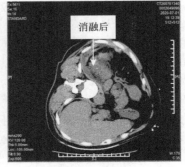

图 12-1-1　CT 示肾上腺肿瘤（侧　　图 12-1-2　肾上腺肿瘤微波消融　　图 12-1-3　肾上腺肿瘤微波消融
　　　　卧位）　　　　　　　　　术中 DSA 图像（侧卧位）　　　　术后 DSA 图像（侧卧位）

（二）超选择性肾上腺动脉栓塞术

经皮股动脉穿刺，DSA 引导下采用 4～5F 的 Pigtail、Cobra、RH 和 RLG 或微导管，进行超选择肾上腺动脉插管造影。确定肿瘤供血动脉后（图 12-1-4），行动脉栓塞治疗（图 12-1-5）。栓塞剂选择超液化碘化油和永久性栓塞剂聚乙烯醇（PVA）栓塞。DSA 程序性动脉造影可发现肾上腺动脉以外的肿瘤供血动脉，包括胃及十二指肠动脉、膈动脉、肝动脉，可以避免供血动脉疏漏。肾上腺转移瘤具有更好的血管栓塞基础：肾上腺血供极为丰富，栓塞肾上腺上、中、下中 2 支血管不会导致肾上腺完全梗死；同时，肾上腺动脉以终末支的形式进入髓质，不易受血流"冲刷"

流失，染色明显，碘油易于沉积。介入栓塞治疗肾上腺肿瘤是一种有效的治疗方法，但找到瘤体的供血动脉技术难度非常大，且难以将病灶完全灭活，因此通常其主要用来降低瘤体血供，为肾上腺肿瘤切除或射频消融等治疗做术前准备。

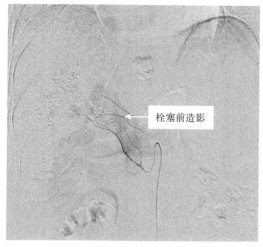

栓塞前造影

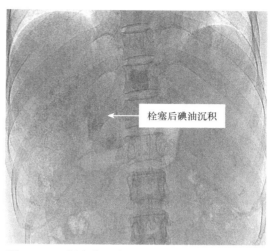

栓塞后碘油沉积

图 12-1-4　肾上腺动脉下支栓塞前造影 DSA 图像　　　图 12-1-5　肾上腺动脉下支栓塞后造影 DSA 图像

（三）放射性粒子置入术

术前将患者的 CT 或 MRI 图片输入三维立体治疗系统设计的治疗计划中，计算出放射性碘-125 粒子数及剂量。在 CT 引导下，按 TPS 计划将碘-125 粒子置入肿瘤组织内。

五、术前护理

1. 参见第一篇第二章第三节"介入围术期护理"的"术前护理"部分。

2. 术前满足三大指标。心率＜ 90 次 / 分钟，血细胞比容小于 45%，维持血压平稳，同时无阵发性高血压发作、心悸、大汗等。皮质醇增多症的肾上腺腺瘤围术期激素的应用很重要，可以在术前 12 小时和 2 小时，肌内注射醋酸可的松 100mg。

3. 微循环灌注良好，观察患者体重呈增加趋势，轻度鼻塞、四肢末端温暖等。扩充血容量可输血、补液，常用低分子右旋糖酐 500ml/d 静脉滴注。嗜铬细胞瘤患者术前可进食含盐较多的饮食（心力衰竭者除外），有利于恢复血容量。

4. 对放射性粒子置入治疗的患者及其家属进行健康宣教，讲解粒子治疗原理和过程，介绍放射防护相关知识，减少因此给患者带来的不良情绪。

六、术中护理

1. 参见第一篇第二章第三节"介入围术期护理"的"术中护理"部分。

2. 体位护理　安置患者取侧卧位或俯卧位并固定，以防坠床。

3. 全身麻醉护理配合　建立有创动脉压监测，以动态观察血压变化；建立两组外周静脉通道，一组连接三通延长管与微量泵输注降压药，另一组输注晶体，以备术中临时给药，必要时可以中心静脉置管。备好各种急救药品及用物。

4. 防治高血压危象　麻醉诱导期，手术接触肿瘤及肿瘤周边肾上腺正常组织时，对分泌儿茶酚胺类物质细胞产生刺激及破坏，并导致其释放入血引起血压急骤升高和 / 或心律失常等高血压危象表现。护理配合：①密切监控有创血压变化及心率，遵医嘱准确快速给药，保障静脉输液畅通。用药护理参见本节"三、对症支持护理"。②根据血压、心率调整治疗措施，必要时停止治疗；或低功率间断消融，消融（40 瓦）1 ～ 2 分钟后应中断消融，观察 5 ～ 10 分钟；若反复出现高血压危象或其他严重并发症，则终止治疗。

七、术后护理

1. 参见第一篇第二章第三节"介入围术期护理"的"术后护理"部分。

2. 生命体征监测　术后24小时内每小时一次，之后改每8小时一次。其他参见"对症支持护理"。

3. 饮食指导　全身麻醉完全清醒后6～8小时，如无恶心呕吐可进食半流质饮食。

4. 放射防护的教育和管理　在置入粒子源的患者床旁1.5m处或单人床旁划分为临时管控区，并放置电离辐射标识，其他无关人员不得入内。患者应将铅围裙覆盖粒子置入区，或与患者保持1m以上距离。

5. 并发症护理

（1）出血：消融术后一般无引流措施，迟发性出血不易发现，严密观察生命体征变化，认真听取患者主诉，预防和早期发现出血并发症。

（2）发热：消融术后肿瘤组织的坏死，乃产生肿瘤坏死因子成为致热源所致。严密观察体温变化，每4小时测体温一次，连续3天。若发热时，鼓励患者多饮水并及时更换汗湿衣物、被服。

（3）疼痛：多由于腹膜后神经丛热效应，或粒子置入后伤口及肿瘤组织坏死也可引起疼痛，24小时后多可缓解。护理人员应经常巡视，耐心倾听患者的主诉，必要时使用镇痛药物。

（4）肾上腺危象：是肾上腺肿瘤术后严重的威胁生命的并发症，多发生在术后8～24小时内，死亡率为0.5%。术中肾上腺不同程度的损伤或缺血，致肾上腺激素分泌突然降低，患者表现为血压下降、胸闷、心悸、呼吸急促、恶心、四肢麻木、嗜睡甚至昏迷等症状。如低血压状态持续迁延，将继发组织低灌注或低血容量性休克、脓毒血症等凶险临床症状。防治护理：①严密观察患者意识、生命体征变化；定时监测血电解质和酸碱平衡，尤其是血钾、血钠、血糖等，准确记录24小时出入量；观察患者有无腹胀、全身乏力等低钾的症状。②纠正低血容量，防止水、电解质紊乱，维持内环境基本平衡。遵医嘱补充生理盐水、葡萄糖、糖皮质激素，必要时输注血制品；但不可用缩血管药物来代替补充血容量。③一旦发现肾上腺危象立即汇报医生，常规给予5%葡萄糖注射液500ml加氢化可的松100mg静脉滴注，每天一次，根据患者的情况调节激素用量，并逐步减量。

八、康复指导

1. 疾病知识指导　①嘱患者每日测量血压1～2次，并记录，根据医嘱按时服用降压药。②术后10～14天复查血、尿常规，生化（肝功能、肾功能、血糖、电解质、血脂等）及激素指标，若是激素替代者需停药24小时后再查，以此来判断肿瘤是否残留。以后每3个月检查激素水平，决定糖皮质激素剂量及停用与否，激素替代一般需＞6个月；此后每6～12个月复查一次。③3个月复查B超、CT，了解肿瘤损毁情况。

2. 辐射知识指导　告知患者出院后2个月内不要接触婴幼儿和孕妇，以免对这类群体产生辐射影响，碘-125半衰期为60天，经过3个半衰期也就是半年后将不再有辐射影响。

3. 饮食、生活及心理支持　参见"对症支持护理"。

【案例参考答案】
　　1. 该患者主要的护理问题有哪些？
　　答：①出血风险：消融术后一般无引流措施，迟发性出血不易发现，严密观察患者生命体征变化。②焦虑或恐惧：与对疾病及手术相关知识了解不够及更年期情绪不稳定有关。主动关心患者，介绍有关疾病知识、治疗方法及注意事项。③跌倒损伤风险：与降压药使用后，出现低血压有关，严密观察患者血压和心率变化，告知患者改变体位时要缓慢。
　　2. 该患者如果术中出现高血压危象，应如何紧急处置？
　　答：防治术中高血压危象：①密切监控有创血压变化及心率，遵医嘱准确快速给药，保障静脉输液通畅。当血压升幅超过基础血压的20%时，泵注硝普钠/硝酸甘油、乌拉地尔

5mg、酚妥拉明 1mg 或艾司洛尔 5～10mg 间断推注，使心率＜100 次 / 分钟，血压平稳；术中出现心律失常可使用利多卡因等。②术中出现高血压危象时，应根据血压、心率调整情况，采取停止治疗，低功率间断消融，消融（40 瓦）1～2 分钟后应中断消融，观察 5～10 分钟；若反复出现高血压危象或其他严重并发症，则终止治疗。

（孙桂娥）

第二节 甲状腺肿瘤

【案例导入】

焦某，女，62 岁，因伴有吞咽异物感近半年，加重 1 个月入院。

患者近 1 个月吞咽异物感有所加重。无发热疼痛、心慌、呼吸困难，无多饮、多食、体重减轻表现，精神尚可，大、小便正常，伴有睡眠差，有焦虑情绪。

患者蒙古族，中专文化，已婚，育有 2 子，丈夫及儿子均体健，家庭经济情况尚可。否认高血压和糖尿病病史，无传染病及过敏史。

体格检查：入院测 T 36.0℃，P 80 次 / 分，R 20 次 / 分，BP 125/75mmHg。发育正常，全身浅表淋巴结未触及肿大。五官端正，眼球无震颤突出，瞳孔等大等圆，甲状腺右叶触及肿物，边界清楚，活动度好。听诊双肺呼吸音无增粗，未闻及大量湿啰音。

辅助检查：血常规结果提示血红蛋白 120g/L，白细胞 6.2×10⁹/L；甲状腺功能化验提示促甲状腺激素（TSH）3.94U/ml，游离甲状腺素（FT₄）2.55ng/dl，游离三碘甲状腺原氨酸（FT₃）3.93pg/ml。B 超显示甲状腺双侧叶囊实性结节，左叶大小为 3mm×3mm，右叶大小为 38mm×18mm×27mm，边界清。彩超示周边可见血流信号。细针穿刺细胞学活检提示良性。

初步诊断：甲状腺双侧叶囊实性结节。拟完善相关检查，行甲状腺囊实性结节超声介入引导下微波消融术。

请思考：

1. 该患者主要的护理问题有哪些？

2. 该患者介入术后最危急的并发症是什么？如何观察护理？

一、疾病概述

甲状腺肿瘤（thyroid neoplasm）是原发于甲状腺的肿瘤，可分为良性和恶性，是临床常见病和多发病，好发于女性。其中甲状腺良性肿瘤有甲状腺腺瘤和甲状腺囊肿。恶性肿瘤分为甲状腺癌、甲状腺淋巴瘤、甲状腺鳞癌、甲状腺转移瘤。甲状腺肿瘤的主要临床表现为颈部肿块、吞咽困难、声音嘶哑、呼吸费力等。

手术治疗是甲状腺肿瘤，尤其是甲状腺癌的首选治疗方法。影像介入引导微创治疗技术（射频、微波、激光等），因损伤小、恢复快、重复性好、美观且甲状腺功能保全更佳等特点，成为甲状腺良性结节、部分低危甲状腺微小乳头状癌及颈部转移性淋巴结非外科手术的重要治疗手段。

二、专科检查与护理

1. 实验室检查 血常规、尿常规、凝血功能、甲状腺功能及相关甲状腺组织自身抗体。

2. 影像学检查

（1）高频超声检查：是目前甲状腺疾病首选的影像学检查。甲状腺结节超声 TI-RADS 的分级Ⅰ、Ⅱ级为良性肿瘤，Ⅲ级及以上为恶性或可疑恶性肿瘤。同时，应进行全颈部超声检查。

（2）CT 和 MRI 检查：甲状腺是敏感器官，易受辐射损害，所以 CT 检查受到一定限制。MRI 是一种无辐射、软组织分辨率高的影像学检查方法。CT 和 MRI 检查在评估甲状腺结节良、恶性方面不优于超声，不建议将其作为常规检查。

（3）甲状腺核素扫描：适用于评估结节直径＞1cm 且伴有血清 TSH 降低的甲状腺结节，判断结节是否有自主摄取功能。

（4）其他病因诊断检查：超声引导下细针穿刺抽吸活检（FNA）行细胞学检查和粗针穿刺活检（CNB）行组织病理检查，是目前判断甲状腺结节性质最准确、方便、安全、有效的检查方法。

3. 护理配合　指导患者着无领服装，去除挂饰。协助医生固定患者头部，保持颈部后仰位置不变，嘱患者少说话，少吞咽，密切监测生命体征，并给予心理护理，消除其恐惧紧张情绪。

三、对症支持护理

1. 生活方式指导　嘱患者适当进行中、高强度体育运动和体力劳动。告知患者吸烟、超重肥胖、高血糖是甲状腺结节高恶性风险的独立危险因素，以提高患者生活质量和预防疾病的意识，避免甲状腺结节癌变。

2. 饮食护理　宜多吃增强免疫力的食物，如蘑菇、香菇、木耳、大枣、薏米、新鲜水果等。多食具有消结散肿作用的食物，如油菜、猕猴桃、芥菜、菱角等。少吃含碘量高的食物，如紫菜、海带、带鱼等。如合并有甲状腺功能亢进或有自主功能的甲状腺结节则禁食含碘食物，以免加重甲状腺功能亢进病情。

3. 心理支持　甲状腺结节的发生与社会心理因素有关。女性尤其是≥40 岁的女性，因其性格多愁善感，加上特殊生理期，影响女性内分泌、自身免疫系统，可增加甲状腺结节患病率。调节情绪，改善焦虑抑郁及不良认知模式，缓解生活和工作压力等可降低甲状腺结节的发病。

4. 其他症状护理　如患者合并有甲状腺功能亢进或甲状腺功能减退等，应遵医嘱规范使用药物治疗，并定期检查甲状腺功能和彩超随访。

四、介入手术方法

消融术：甲状腺介入消融治疗包括激光、微波、射频、高强度聚焦超声和经皮无水乙醇注射治疗。此处以微波消融为例。

超声引导下穿刺，置入微波消融针于结节内（图 12-2-1）。如囊性或囊实性甲状腺结节需先抽出囊液后，再进行逐层多方位消融。采用"移动消融法"将微波针进入结节最下缘的平面，显示针尖进入该平面结节的深层远端，启动微波仪，调至 30W，当针尖处出现强回声气化形成"点"时，向外逐步退针使"点"连成"线"至结节近端。在同一平面略调整针尖方向再次进针至紧邻上述"线"的浅层未消融部分，重复上述步骤至该平面消融完全形成"面"。最后由结节下缘至上缘逐层完成结节内其他"面"的消融治疗而形成"体"，当结节完全被强回声覆盖，推注超声对比剂。结节如有残留，需再次进针至残留部位进行消融，直至结节造影完全显示为"空洞征"（图 12-2-2）。消融结束退针时，消融针道至甲状腺浅层包膜。热消融均可使结节内局部组织产生急速、短暂性高温，进而使细胞内外水分蒸发、干燥、凝固并坏死。

五、术前护理

1. 参见第一篇第二章第三节中"二、非血管性介入诊疗围术期护理要点"的"术前护理"部分。

2. 心理护理　积极主动与患者沟通，并耐心倾听患者想法。以纸质、视频等宣教形式，向患者及其家属详细讲解手术的意义、优越性、治疗原理、配合要点及注意事项，解除患者因疾病知识缺乏引起的焦虑、紧张、悲观等负面情绪，增强患者的依从性和战胜疾病的信心。同时，让康复期同病种患者现身说法，讲解其治疗经过与感受，使患者以良好的心态接受治疗。

3. 指导患者练习头颈过伸位，注意保暖，预防感冒。

4. 生活指导　术前 3 天禁食含碘、油腻、辛辣刺激性食物，进食易消化营养丰富的食物。

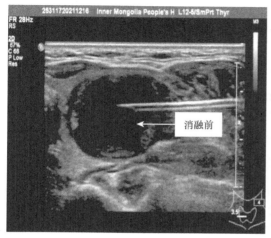

图 12-2-1　B 超示甲状腺囊实性结节

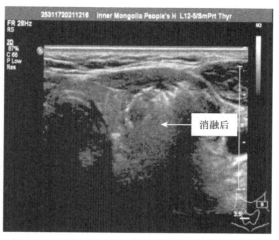

图 12-2-2　甲状腺囊实性结节消融术后 B 超图像

六、术中护理

1. 参见第一篇第二章第三节中"二、非血管性介入诊疗围术期护理要点"的"术中护理"部分。

2. 检查消融仪、超声设备及配件性能是否完好。

3. 体位护理　安置患者仰卧颈过伸体位，肩下垫 5 ～ 10cm 肩垫，头部垫圆圈形头枕固定头部，颈部下方空隙用海绵卷填塞，防止长时间悬空损伤颈部肌肉、神经、血管，防止体位综合征的发生。

4. 密切观察并倾听患者主诉，告知患者手术过程中可能出现的不良反应及其产生的原因，减少患者不必要的担忧。①禁止做吞咽动作，防止穿刺位移；②注射隔离液时会有颈部紧迫感及咽部刺痒感；③消融放电会刺激迷走神经反射，出现一过性心率、血压降低等，做好胸腹部保暖；④出现出汗、脸色惨白现象时，立即报告医生，停止穿刺，及时采取处理措施；⑤疼痛者，通过沟通安慰和鼓励等仍不能缓解，遵医嘱给予药物镇痛。

5. 并发症预防及护理

（1）神经及器官损伤：神经损伤是常见并发症，术中暂停操作与患者交谈，了解患者有无发声异常、呼吸困难；观察患者有无刺激性呛咳等反应，了解神经损伤情况。液体隔离技术将甲状腺与周围重要脏器颈动脉、气管、食管、甲状旁腺、喉返神经充分隔开，形成宽度不＜ 5mm 的液体隔离带，让甲状腺结节能够孤立存在，保护周边器官避免损伤。

液体隔离技术注意事项：①实性结节前包膜与浅层肌群间用隔离液（利多卡因与生理盐水按 1 ：3 比例的混合液）隔离。②甲状腺后方及"危险三角区"的隔离液仅使用生理盐水，避免利多卡因引起的喉返神经短暂性麻痹。③"危险三角区"隔离液注入后即刻插入消融针，先消融距离"危险三角区"最近的结节部分，避免隔离液的快速消退。④紧贴"危险三角区"的良性结节边缘如无安全距离可适当允许少量残留。

（2）无水乙醇渗漏：如采用无水乙醇注射时，密切观察患者注射部位有无轻微的、暂时的疼痛，并且向颈部、下颌和耳朵放射，暂时性声带麻痹和吞咽困难等。告知医生暂停治疗，安慰患者，通过补液促进乙醇代谢可缓解，疼痛不能耐受者给予药物止痛。

七、术后护理

1. 参见第一篇第二章第三节中"二、非血管性介入诊疗围术期护理要点"的"术后护理"部分。

2. 饮食护理　术后 1 小时指导患者在家属帮助下饮一小口温水，观察有无呛咳，若有呛咳，立即停止饮水；2 小时后无呛咳指导进温凉饮食，温度以 25 ～ 35℃为宜。嘱患者坐起进食，鼓励进食半流质、半固体食物，放慢饮食速度；避免进过热食物，以减少颈部血管扩张而引发出血。若无异常，24 小时后正常进食，忌食辛辣刺激、坚硬食物。嘱患者加强营养，进食清淡、高蛋白、高维生素饮食。

3. 颈部活动指导　术后 6 小时内减少头颈部活动，翻身时用手扶持，避免颈部过伸或弯曲，同时避免压迫气管，减少伤口牵拉，避免出血和疼痛等。术后第 2 天如无不适，应循序渐进地进行颈部功能锻炼。具体动作包括放松肩膀和颈部、向下看、脸部左右转动、头部左右倾斜、转动肩膀、缓慢抬高及放低双手。每个动作重复 5 ～ 10 次，每日 3 次。

4. 并发症护理

（1）呼吸困难与窒息：多发生于术后 48 小时内，为术后最危急的并发症。血肿压迫导致气管塌陷、双侧喉返神经损伤、喉头水肿时均可导致患者呼吸困难，甚至窒息。护理人员术后要严密观察患者呼吸、面色、口唇、发音、饮水情况等，如有异常及时告知医生并处理。床头常规配置氧气、吸引器、气管切开包等抢救物品。给予持续低流量吸氧、心电监护、抬高床头 30° 等。如患者感到颈部压迫感而出现呼吸困难和窒息时，应立即行气管切开，外科清除血肿或血凝块。

（2）神经损伤：喉上神经损伤患者出现吞咽异常、呛咳；单侧喉返神经损伤可出现声音嘶哑，双侧损伤可致失声、呼吸困难，甚至窒息。鼓励患者发音，但不要多说话，注意有无声音嘶哑及音调变低等喉返神经损伤表现。做好安慰解释工作，消除其紧张情绪。一般无须特殊处理可自行恢复，严重者给予吸氧、激素及神经营养剂后逐步改善。

（3）甲状旁腺受损：多发生于术后 1 ～ 2 天，由消融术中损伤甲状旁腺所致。轻者表现为面部、口周、四肢麻木、针刺感，手足抽搐等；严重者可致呼吸道痉挛，甚至引起窒息死亡。护士应告知患者出现以上症状时，应及时告知医护人员。嘱患者多吃蔬菜、豆制品等高钙低磷食物，禁食含磷较高食物，以减少体内钙质流失。动态监测血钙浓度，发生手足抽搐时，要及时补钙，轻者口服葡萄糖酸钙、乳酸钙，如出现阵发性抽搐时，立即用压舌板置于患者上下磨牙之间，以防将舌尖咬伤，并立即遵医嘱静脉推注 10% 葡萄糖酸钙或氯化钙以缓解痉挛。

（4）甲状腺危象：为术后严重的并发症，多发生于术后 12 ～ 36 小时。表现为高热（＞39℃），心动过速（＞140 次 / 分），烦躁不安、大汗、谵妄、嗜睡或昏迷，常伴有呕吐、腹泻等。严密观察患者生命体征及意识状态并做好记录，出现甲状腺危象时应立即遵医嘱给予吸氧、物理降温、镇静、口服碘剂，必要时静脉输液等处理。

（5）其他并发症：①误吸。术后出现头晕、呕吐，需及时清理呕吐物。②疼痛。疼痛耐受性差的，可遵医嘱酌情给予药物镇痛。③发热。热辐射引起结节周围组织出现炎症反应所致，告知患者不必紧张，并鼓励适量饮水，配合物理降温；若体温持续过高，应警惕是否继发感染，及时报告医生进行处理。④穿刺部位出血。应及时更换敷料，可局部适度加压或冷敷。⑤皮肤烫伤。局部给予冷敷或涂烫伤膏处理即可。

八、康复指导

1. 疾病知识指导

（1）告知患者甲状腺肿瘤微创介入术后严格随访复诊与手术本身同等重要，是减少术后复发的重要治疗过程之一。

（2）出院后 1 周，告知患者重点观察有无颈部肿胀、疼痛，声音嘶哑等。

（3）1、3、6 个月分别随访复查甲状腺彩超、甲状腺功能。良性结节热消融后凝固性坏死、抗原释放可能诱发甲状腺自身免疫性疾病。同时过度破坏正常甲状腺组织会导致甲状腺功能异常，对于术后甲状腺功能异常的患者，需严格遵医嘱服用抗甲状腺激素药物治疗。

（4）微波消融术后粗针穿刺活检不影响甲状腺结节病理诊断的准确性，并且具有减少出血风险、改善标本质量的优点，故建议甲状腺良性结节消融后应再次行粗针组织活检病理学检查，以减少恶性肿瘤的漏诊。

（5）应祛邪与扶正相结合，运用益气活血化瘀祛痰等中医药辨证论治，可促进甲状腺结节微波消融术后患者的恢复。

2. 饮食指导 合理饮食，进高热量、高蛋白、含丰富维生素、清淡易消化食物，忌食辛辣刺激、油腻、煎炸、含碘高的食物，戒烟酒。术后2周内禁止服用阿司匹林、丹参等抗凝活血药物。

3. 生活方式指导和心理家庭社会支持 同术前。

【案例参考答案】

1. 该患者主要的护理问题是什么？

答：主要的护理问题是神经损伤的护理。具体措施包括：①鼓励患者发音，但不要多说话。观察患者有无神经损伤的症状，喉上神经损伤患者出现吞咽异常、呛咳；单侧喉返神经损伤可出现声音嘶哑，双侧损伤可致失声，呼吸困难甚至窒息。②饮食护理指导：术后1小时指导患者在其家属帮助下饮一小口温水，观察有无呛咳，若有呛咳，立即停止饮水；2小时后无呛咳指导进温凉饮食，温度以25～35℃为宜。嘱患者坐起进食，鼓励进食半流质、半固体食物，放慢饮食速度。③心理护理：做好安慰解释工作，消除其紧张情绪。④一般无须特殊处理可自行恢复，严重者给予吸氧、激素及神经营养剂后逐步改善。

2. 该患者介入术后最危急的并发症是什么？如何观察护理？

答：最危急的并发症为呼吸困难与窒息，多发生于术后48小时内，为术后最危急的并发症。术后出血致血肿压迫气管塌陷、双侧喉返神经损伤、喉头水肿时均可导致患者呼吸困难，甚至窒息。护理人员术后要严密观察患者呼吸、面色、口唇、发音、饮水情况等，出现异常要及时处理。在床头常规配置氧气、吸引器、气管切开包等抢救物品。给予持续低流量吸氧、心电监护、抬高床头30°、冰敷等。如穿刺点渗血或患者感到颈部压迫感而出现呼吸困难和窒息时，应立即行气管切开，外科清除血肿或血凝块。

（孙桂娥）

第十三章　其他急诊出血性疾病介入护理

第一节　创伤性出血

【案例导入】
　　郭某，男，35 岁，因车祸创伤 4 小时余入院。
　　患者既往体健，4 小时前骑摩托车摔伤，CT 检查提示创伤性脾破裂，急诊以"创伤性脾破裂"收入院。
　　患者汉族，初中文化，务农，已婚，育有 1 子，妻子及儿子均体健，家庭经济情况一般，患者有饮酒史，每日饮啤酒约 150ml，无过敏史。
　　体格检查：入院测 T 35.8℃，P 126 次 / 分，R 26 次 / 分，BP 86/52mmHg，意识清楚，面色苍白，皮肤湿冷，自诉腹痛难忍，腹部压痛、反跳痛、肌紧张明显。
　　辅助检查：血常规示红细胞 $2.3 \times 10^{12}/L$，血红蛋白 86g/L，白细胞 $10.2 \times 10^9/L$，腹部彩超提示腹水，全腹 CT 增强提示脾动脉破裂出血。
　　初步诊断：创伤性脾破裂。拟尽快完善相关检查后行脾动脉栓塞术。
请思考：
　　1. 该患者主要的护理问题有哪些？
　　2. 创伤性出血急诊处理的原则与目标是什么？
　　3. 创伤性出血介入治疗患者术后最严重的并发症是什么？如何观察护理？

一、疾病概述

　　创伤性出血是临床常见的急症，一般出血多且病情危重、复杂（易与骨折等伴发），主要死因为失血性休克、急性肾损伤，以及有凝血功能障碍、代谢性酸中毒与低体温共同构成的"死亡三角"。

　　创伤出血患者的临床症状一般与出血量有很大的关系，出血量 < 400ml，多无全身症状；出血量 400 ~ 800ml，可出现头晕、心慌、冷汗、乏力、口渴等症状；出血量 > 800ml，可出现表情淡漠、面色苍白、四肢发凉、脉搏增快、收缩压下降、无尿等；出血量 > 1600ml，可出现意识模糊、脉搏细速，收缩压在 70mmHg 以下或测不出，少尿或无尿，危及患者生命。

　　创伤导致出血的部位多而复杂，本节主要以创伤后脾破裂出血为例介绍介入围术期护理。

二、专科检查与护理

　　1. 实验室检查　血常规、血型、交叉配血、凝血功能、输血前四项、肝功能、肾功能、动脉血气分析、炎症因子等。

　　2. 影像学检查　CTA 是诊断创伤性动脉损伤的首选方式，可清晰地显示动脉损伤，如活动性出血、假性动脉瘤等。活动性动脉出血 CT 表现为动脉显影期对比剂自血管腔渗出，密度与邻近动脉血管类似。对于血流动力学稳定但怀疑有躯干部出血的患者，选择 CT 检查可以进一步评估病情。对于血流动力学不稳定的患者，CT 可预测其对液体复苏反应的有效性。

　　3. 彩色超声检查　存在血流动力学不稳定者（对容量复苏无反应），应尽量限制实施诊断性的影像学检查。创伤重点超声评估（FAST）是一种重要的检查方法，但其阴性并不能完全排除腹腔内和腹膜后出血。

4. 护理配合 外出检查前应充分评估患者血流动力学是否稳定，做好检查过程发生病情变化的应急预案，医护全程陪检，携带必要的抢救用物及抢救药品。CTA 使用碘对比剂需要预防对比剂肾病，注意给予水化治疗。

三、对症支持护理

1. 迅速止血 对于创伤性出血，协助医生积极处理原发伤。对于显性出血，可采取止血带、止血敷料加压包扎等措施。遵医嘱应用药物止血，注意用药个体化，严格掌握药物不良反应，临床常见止血药有氨甲苯酸、酚磺乙胺等。

2. 防治休克 当大量失血出现低血容量性休克时，应迅速建立两组以上静脉通路以维持血流动力学稳定。

（1）体位：创伤后脾破裂出血患者绝对卧床休息 1 周以上，保持安静，避免情绪激动，休克时采取中凹卧位。

（2）补液升压：补液应遵循先快后慢、先晶后胶、先盐后糖、见尿补钾的原则。应用血管活性药物提升血压，以改善重要脏器的血液灌注。在活动性出血未控制前，尽量采取限制性液体复苏策略，即通过控制液体输注速度和量使收缩压控制在 80 ~ 90mmHg，这样既可以恢复组织灌注，又不扰乱代偿机制和内环境。

（3）输血：血红蛋白< 70g/L 时，应考虑输注浓缩红细胞。急性失血量超过总量的 30% 时，可输全血。凝血异常者可考虑给予新鲜冻干血浆或重组凝血因子。

（4）动态观察：予以心电监测、吸氧，严密监测并记录患者血压、心率、呼吸、体温、脉搏等基本生命体征，尽量维持血流动力学平稳。有条件时监测中心静脉压、肺毛细血管楔压、心排血量及心脏指数等指导补液。

3. 维持酸碱平衡 遵医嘱快速静脉补液，纠正水、电解质及酸碱平衡紊乱。大出血休克患者常伴有代谢性酸中毒和低氧血症，血气分析碱剩余水平和血乳酸是临床上反应酸中毒和低氧血症的敏感指标，所以动脉监测血气分析和血乳酸水平，对休克的早期诊断、指导治疗及预后评估有重要意义。

4. 控制体温

（1）发热：体温低于 38.5℃时采取物理降温，如温水擦浴、冰敷等，高于 38.5℃时遵医嘱应用药物降温，必要时行血培养检查，合理使用抗生素。

（2）预防低体温：中心体温< 34℃，可导致严重的凝血功能障碍。低体温时应予以保暖，如去除湿冷衣物、提高环境温度、加温毯、输注温热液体等，但切忌使用热水袋提升体表温度，避免烫伤和皮肤血管扩张增加局部组织耗氧量。

5. 镇痛 患者入院时予以疼痛评估，根据疼痛评估结果，遵医嘱实施必要的药物镇痛，并观察用药效果。

6. 舒适护理 避免增加腹压动作，保持病室环境通风，及时清除患者排出的血液，更换被污染的被服和衣物，保持全身清洁，去除不良气味。

7. 饮食指导 创伤后脾破裂出血患者早期禁食，必要时胃肠减压，给予广谱抗生素预防感染等对症支持治疗。其他急性大出血患者早期暂禁食禁饮，可采取肠外营养的方式予以营养支持。

8. 心理支持 加强巡视，主动告知患者疾病进展、治疗等相关知识，给予心理安慰，帮助患者保持安静、放松，避免过度紧张而加重出血。

9. 其他症状护理 脾破裂出血患者非手术治疗期间监测腹部情况，动态复查血常规、床旁超声及腹部 CT。其他根据患者创伤及受损部位，密切观察神志瞳孔和生命体征变化、受伤部位出血及功能情况，遵医嘱予以对症处理。

四、介入手术方法

出血动脉栓塞术：患者取仰卧位，采用 Seldinger 法，在局部麻醉下经皮穿刺右侧或左侧股动脉插管（骨盆骨折选创伤相对轻侧），选择性将造影导管送入脾动脉中、远端（其他损伤脏器或部位及怀疑损伤脏器或部位）的供血动脉，在 DSA 引导下行脾动脉造影（图 13-1-1），明确具体出血部位后，选取栓塞剂（常用弹簧圈、吸收性明胶海绵、微球或 PVA 颗粒等）栓塞出血血管。造影栓塞成功后（图 13-1-2），再重复造影 1 次，确认靶动脉彻底栓塞后拔除导管，穿刺部位予以压迫止血、加压包扎。

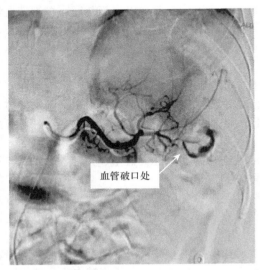

图 13-1-1　脾动脉 DSA 造影示血管破裂出血

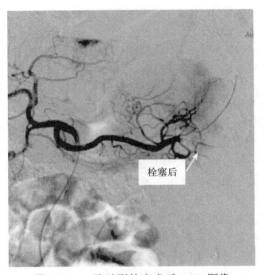

图 13-1-2　脾破裂栓塞术后 DSA 图像

五、术前护理

1. 参见第一篇第二章第三节中"一、血管性介入诊疗围术期护理要点"的"术前护理"部分。

2. 一般需急诊手术，尽快完善术前准备，术前使用抗生素，交叉配血、备血，留置导尿管。尽量维持患者血流动力学稳定。

六、术中护理

1. 参见第一篇第二章第三节中"一、血管性介入诊疗围术期护理要点"的"术中护理"部分。

2. 备急救药品和设备　大出血患者病情多变，易发生失血性休克、凝血功能障碍等，应提前准备好急救药品、设备等。

3. 术中密切观察患者生命体征及意识状态，做好随时抢救的准备。

七、术后护理

1. 参见第一篇第二章第三节中"一、血管性介入诊疗围术期护理要点"的"术后护理"部分。

2. 饮食指导　创伤出血患者根据出血部位、麻醉方式、意识状态及综合病情予以相应饮食。如急性大出血早期暂禁食禁饮，术后出血停止后再逐步进食；局部麻醉手术且清醒的患者，术后出血停止且无恶心呕吐可饮水，术后 4 小时可进食；全身麻醉术后出血停止待患者清醒后 4 ～ 6 小时方可进食。应给予高蛋白、高热量、高维生素、营养丰富易消化的饮食。

3. 并发症护理

（1）再出血：术后的再出血或慢性失血可危及患者生命，常因栓塞不全引起。术后需严密监测患者生命体征，密切观察患者意识、面色、尿量及肢端血运情况，如患者突然出现出血相关的表现，如腹痛（含腹膜刺激征）、呕血、咯血、便血（含黑便）、尿血、引流管内出血、皮肤黏膜出血等，伴有心率加快、血压下降、意识模糊、面唇苍白、四肢湿冷等失血性休克的表现时，遵医嘱积极给予补充血容量，应用止血药物，必要时给予申请输血、再次介入手术或外科手术。

（2）异位栓塞：由栓塞物或动脉内膜斑块脱落导致远端血管栓塞，常见的有对应靶器官功能受损、下肢动脉缺血坏死、肺栓塞等。术后应密切观察患者的意识、呼吸，询问患者有无胸闷、肢体麻木等症状，观察足背动脉搏动情况，一旦发现异常及时告知医生采取相应的治疗措施。

（3）脏器功能受损：①急性肾衰竭。创伤出血患者因大量出血造成体液丢失，使全身循环血量减少，造成肾血液灌注减少，肾缺血损伤，继发急性肾衰竭。因此对于休克患者术后应严密记录尿量改变，特别是每小时尿量，以便及早发现肾功能异常，及时对症处理。②脾动脉栓塞：术后可能出现并发症（如脾栓塞后综合征、严重感染和脾破裂），需予以重视并及时处理。

（4）感染：当栓塞面积过大、坏死组织难以吸收或术中无菌操作不严格，加之创伤本身开放性伤口容易感染且失血造成患者免疫力降低，都可能导致患者发生全身或局部感染。根据手术级别及患者情况合理使用抗生素，鼓励患者深呼吸并进行有效咳嗽，病情允许的情况下尽早下床，加强营养，防止坠积性肺炎的发生。

八、康 复 指 导

1. 疾病知识指导

（1）指导患者及其家属掌握相关疾病的病因和诱发因素，积极治疗原发病，避免再出血的危险因素。

（2）病情允许鼓励患者尽早下床活动，预防坠积性肺炎及下肢静脉血栓的发生。

（3）根据病情和医嘱定期复查，如复查血常规、凝血功能、肝功能、肾功能及 CT 等，评估患者恢复情况。

2. 饮食指导 指导患者戒烟酒，规律饮食，少食多餐，不可暴饮暴食，避免过冷过热、坚硬及辛辣的食物。多食高蛋白、高热量、高维生素、营养丰富易消化的食物，多食新鲜水果和蔬菜，避免因便秘引起血压升高导致再次出血的发生。

3. 生活方式指导 指导患者生活要有规律、劳逸结合，避免重体力劳动及剧烈运动。病情允许者可适当进行户外活动，加强锻炼，增强机体抵抗能力。因有再次出血可能，患者外出活动要有家属陪同，避免意外事故的发生。

4. 心理家庭社会支持 介入止血成功后，一些复杂或重要部位创伤者可能还需进行长期的住院治疗和康复，且面临长期卧床带来的相关并发症，患者可能存在焦虑、抑郁等不良情绪。予以心理安慰，鼓励患者及其家属树立战胜疾病的信心，指导患者进行自我调节，必要时求助专业的心理辅导。鼓励患者家属积极参与到患者出院后的延伸护理活动中，从而提高患者的社会支持力度，增强患者对康复的信心。

【案例参考答案】

1. 该患者主要的护理问题有哪些？

答：①体液不足：与脾破裂后失血量过多、禁食等有关。②组织灌注减少：与失血性休克有关。③疼痛：与脾破裂、腹部损伤和手术有关。

2. 创伤性出血急诊处理的原则与目标是什么？

答：①救治原则：对创伤患者，应优先解除危及生命的情况，使伤情得到初步控制，然后进行后续处理，遵循"抢救生命第一，保护功能第二，先重后轻，先急后缓"的原则。对于创伤失血性休克患者，基本治疗措施包括控制出血、保持呼吸道通畅、液体复苏、止痛以及其他对症治疗。②治疗目标：创伤出血治疗总目标是积极控制出血，采取个体化措施改善微循环及氧利用障碍,恢复内环境稳定。而不同阶段治疗目标应有所不同,并监测相应指标。

3. 创伤出血介入治疗患者术后最严重的并发症有什么?如何观察护理?

答:术后再出血是创伤出血介入治疗术后严重的并发症,常因栓塞不全引起。术后需严密监测患者生命体征,密切观察意识、面色、尿量及肢端血运情况,如患者突然出现腹痛、呕血、便血、引流管内出血等征象,伴心率加快、血压下降、意识模糊、面唇苍白、四肢湿冷等失血性休克表现,应立即告知医生,遵医嘱予以相应的处理,必要时做好再次手术的准备。

(阳秀春)

第二节　医源性血管损伤出血

【案例导入】

刘某,男,50岁,因行经皮肾镜取石术后留置肾造瘘管及双"J"管。术后2小时造瘘管内突然引流出大量鲜红色血性液体,并伴腰背部疼痛1小时。

患者于2小时前行经皮肾镜取石术,术后突发剧烈腰背部疼痛。平素喜肉食,每日饮水量少,为600～700ml。现急性疼痛面容,伴焦虑,血尿,大便正常。既往有"腰痛"史,休息后好转。

患者汉族,高中文化,工人,已婚,育有1子1女,妻子及子女均体健,家庭经济情况一般,不抽烟不喝酒,无其他不良嗜好,无过敏史。

体格检查:T 37.2℃,P 110次/分,R 23次/分,BP 85/60mmHg,意识清楚,精神稍差,腰背部叩击痛。

辅助检查:血常规提示红细胞 2.1×10^{12}/L,血红蛋白84g/L,白细胞 10.2×10^{9}/L,凝血功能无异常,尿液检查示镜下血尿,肾动脉CTA提示肾动脉分支破裂出血。

初步诊断:经皮肾镜取石术后出血并休克。拟急诊行选择性肾动脉栓塞术。

请思考:

1. 该患者主要存在的护理问题有哪些?

2. 该患者行经皮肾镜取石术后肾造瘘管突然引流出大量鲜红色血性液体,该如何紧急处置?

3. 选择性肾动脉栓塞术的并发症是什么?该如何观察与护理?

一、概　　述

医源性血管损伤(iatrogenic vascular injury,IVI)是指由于临床诊疗过程中意外而发生的血管损伤,可发生于任何手术当中。据相关统计,IVI的发生率逐年升高。对于形势凶猛的IVI出血,如果缺乏足够的认识及处理经验,将威胁患者的肢体,甚至危及生命,因此快速发现出血血管并及时有效止血对于减少失血并发症、降低病死率至关重要。

常见的医源性损伤,如医源性肾损伤出血可继发于外科术后以及肾穿刺活检、穿刺造瘘、经皮消融治疗等微创治疗后;医源性上消化道损伤出血病因包括外科手术(主要因素)、消化道介入治疗、胆道损伤出血等;四肢医源性血管损伤出血多是由穿刺及介入治疗引起的,假性动脉瘤是最常见的表现,下肢静脉曲张手术中,术者对局部解剖关系不清及手术经验不足,常发生血管误剥导致的股动脉或股静脉损伤。

二、专科检查与护理

1. 实验室检查　血常规、凝血功能、肝功能、肾功能、输血前常规、血型及交叉配血等。

2. 影像学检查　根据受伤部位及血管情况，完善胸片、CT 和 CTA/CTV。血管造影是目前最可靠的诊断方法，其出血的直接征象为对比剂外溢，能明确血管损伤的部位和原因。

3. 其他病因诊断检查　超声检查等。

4. 护理配合　外出检查前应充分评估患者血流动力学是否稳定，做好检查过程发生病情变化的应急预案，医护全程陪检，携带必要的抢救用物及抢救药品。CTA 使用碘对比剂需要预防对比剂肾病，注意给予水化治疗。

三、对症支持护理

1. 紧急评估与处置　迅速评估患者病情，如精神、意识、生命体征及全身症状等，初步评估医源性损伤出血的部位。立即平稳地将患者安置在病床上，绝对卧床，根据病情进行心电监护，有休克症状患者应取中凹卧位，保持呼吸道通畅，吸氧，意识障碍者头偏向一侧，有消化道出血或咯血的患者应及时清理口腔内积血，避免误吸。

2. 药物止血　迅速建立静脉通路，遵医嘱予以止血处理，备好抢救物品和器械。正确使用药物止血，严格掌握药物的适应证和不良反应，观察药物止血的疗效。

3. 防治休克　参见本章第一节中"三、对症支持护理"的"防治休克"护理措施。

4. 管道护理　①保持各种管道（如造瘘管、引流管、减压管、尿管等）有效引流，防止堵塞、扭曲、受压和脱出，按要求妥善安置和固定。②密切观察引流液颜色（是否有出血）、性状和量。如术后短时间内持续引流出大量鲜红色液体应警惕大出血的可能，应立即通知医生处理。

5. 疼痛护理　评估疼痛部位、性质、程度，观察有无出现突发疼痛或原有疼痛加剧，伴不明原因休克、腹肌紧张，压痛和反跳痛等症状，诊断明确者遵医嘱予以止痛处理。

6. 饮食指导　①根据患者病情和医嘱指导饮食。大咯血和消化道出血术后患者予以暂时禁食。小量咯血者、颈部手术患者宜进少量温凉流质饮食，过冷或过热食物均易诱发或加重出血。②介入手术后根据患者病情指导多饮水，有利于对比剂的排泄。心肾功能不全、肝功能失代偿有腹水者需要遵医嘱限制饮水量。

7. 心理支持　尊重患者，鼓励患者倾诉，主动告知患者疾病进展、治疗等相关知识，行相关健康宣教，给予心理安慰，帮助患者保持安静、放松的心理状态。

8. 其他症状护理　如患者伴有发热、咳嗽时，遵医嘱予以相应的对症处理，如退热、抗感染、镇咳等。

四、介入手术方法

出血动脉栓塞术：此处以经皮肾镜取石术肾动脉损伤出血为例。经皮穿刺股动脉，DSA 引导下根据 IVI 的部位选择性血管造影，明确具体出血部位、直径大小和责任血管侧支循环情况（图 13-2-1），选择合适的栓塞材料和栓塞方式，如弹簧圈、吸收性明胶海绵、微球或 PVA 颗粒等栓塞出血血管。造影观察栓塞成功后（图 13-2-2），再重复造影 1 次，确认靶血管彻底栓塞后拔除导管，穿刺部位予以压迫止血、加压包扎。

五、术前护理

1. 参见第一篇第二章第三节中"一、血管性介入诊疗围术期护理要点"的"术前护理"部分。

2. 备急救药品和设备。大出血患者病情多变，易发生失血性休克、凝血功能障碍等，应提前准备好急救药品、设备等。

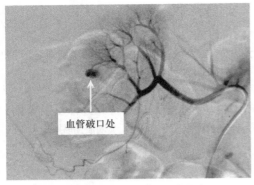

图 13-2-1　DSA 示肾动脉出血

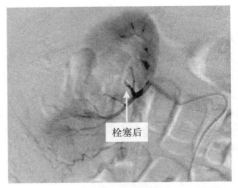

图 13-2-2　肾动脉出血栓塞后 DSA 图像

六、术 中 护 理

1. 参见第一篇第二章第三节中"一、血管性介入诊疗围术期护理要点"的"术中护理"部分。

2. 术中密切观察患者体位及生命体征，保持静脉通路畅通。保持各种管道通畅，密切观察引流液颜色（是否有出血）、性状和量。

七、术 后 护 理

1. 参见第一篇第二章第三节中"一、血管性介入诊疗围术期护理要点"的"术后护理"部分。

2. 病情观察　介入栓塞止血术后 24 小时内密切观察患者生命体征和有无出血征象，判断治疗效果。带管者须妥善固定，观察记录引流液的颜色、性质、量。详见本节对症支持护理的"管道护理"。

3. 并发症护理

（1）再出血：具体护理措施参见本章第一节"并发症护理"。

（2）脏器功能受损：①急性肾损伤。肾动脉栓塞患者可出现患侧肾区疼痛、发热，少数出现一过性肾功能损害，经对症处理后缓解。护理上要注意监测体温，观察疼痛评分，因术中使用对比剂，需预防对比剂肾病，注意给予水化治疗。对于有肾基础疾病的患者，肾动脉栓塞后应定期监测肾功能和血压，警惕栓塞后肾功能不全、肾性高血压等。②肝动脉栓塞。术后并发症主要为肝区疼痛、发热和肝功能损害，对症处理后基本能缓解。③脾动脉栓塞。术后可能出现并发症，如脾栓塞后综合征、严重感染和脾破裂，需予以重视并及时处理。

（3）异位栓塞：参见本章第一节中"并发症护理"。

八、康 复 指 导

1. 疾病知识指导

（1）积极治疗原发病，指导积极治疗的重要性。

（2）相关专科知识宣教，如栓塞术后综合征的临床表现，一般症状较轻，可自行缓解，有不适时及时随访。指导遵医嘱规范用药，注意观察药物的疗效和副作用。出院带有管道者做好管道护理的相关知识指导。

（3）建立健康档案，纳入随访和延伸服务范畴，按原发病和栓塞止血术后要求进行随访。指导患者定期做血常规等实验室检查、影像学和 / 或内镜检查，以明确是否有再次出血。

2. 饮食指导

（1）避免刺激性食物，饮食宜清淡、营养丰富，多食高蛋白、高维生素、高热量的食物，如牛奶、豆制品、瘦肉、鱼、禽、新鲜蔬菜水果及富含粗纤维的食物。多饮水，保持大便通畅。

（2）根据患者专科情况指导饮食。如肝肾功能不全者指导低热量优质蛋白饮食，心血管性疾病患者宜低盐低脂，泌尿系结石患者根据结石成分指导饮食等。

3. 生活方式指导　指导患者生活要有规律，戒烟酒，注意休息，劳逸结合，勿从事重体力劳动；避免与原发病相关的刺激和诱发因素。

4. 心理家庭社会支持　给予患者心理护理，指导患者保持平和的心态，鼓励家属多陪伴和理解，启动相应的社会支持系统给予患者帮助等。

【案例参考答案】

1. 该患者主要存在的护理问题有哪些？

答：①组织灌注不足的危险：与失血性休克有效血容量减少有关。②活动无耐力：与术后制动及伤口疼痛、结石和炎症刺激有关。③知识缺乏：缺少疾病相关知识。

2. 该患者行经皮肾镜取石术后肾造瘘管突然引流出大量鲜红色血性液体。

该如何紧急处置？

答：①立即予以休克体位，吸氧，床旁心电监护，同时通知医生。②立即开放静脉通路，床旁备急救用物及器械，遵医嘱扩容及使用止血药物，观察疗效和不良反应。③准确及时记录患者生命体征、出血量、尿量及颜色、出入量，观察患者意识及精神状态，观察病情变化。④遵医嘱行术前准备，完善血常规、凝血功能、肝功能、肾功能、输血前四项、交叉配血等实验室检查，根据病情需要护送入介入手术室行血管造影及栓塞止血。⑤做好术中配合及术后护理。

3. 选择性肾动脉栓塞术的并发症是什么？该如何观察与护理？

答：肾动脉栓塞术患者可出现不同程度的栓塞后综合征，表现为发热、呕吐、疼痛等，经对症处理后消失。对于有肾基础疾病的患者肾动脉栓塞术后应定期监测肾功能，警惕栓塞后肾功能不全、肾动脉高血压等表现。

（阳秀春）

第十四章 常用介入护理操作技术

第一节 留置股动脉／股静脉鞘管导管护理技术

一、操作规范流程

见表 14-1-1。

表 14-1-1 留置股动脉／股静脉鞘管导管护理技术标准化操作

目的	1.固定管路，防止鞘管导管脱出 2.保持管路通畅，防止阻塞 3.预防血管内留置管路相关性感染
操作流程	
核对	核对医嘱和患者信息
评估	1.了解患者病情（诊断、病程、置管时间、置管部位等） 2.评估患者的意识、心理状态、合作程度，解释操作目的 3.评估患者导管／鞘管是否通畅，固定装置是否清洁、干燥，固定是否牢固 4.观察穿刺点及周围皮肤有无渗血（液）、感染及过敏等 5.询问患者穿刺点及周围皮肤有无不适，初步评估有无皮肤损伤
准备	环境准备 环境整洁，光线明亮，温度适宜，备有床帘或屏风
	自身准备 护士着装整洁，修剪指甲，洗手，戴口罩、帽子
	用物准备 10cm×12cm 透明敷贴、无菌纱布、弹性绷带、无菌剪刀、一次性无菌三通旋塞、无菌手套、导管标识、油性记号笔，快速手消毒液，用物均在有效期内
实施	核对与解释 1.携用物至床旁，核对患者信息，解释操作目的，拉床帘，保护患者隐私 2.协助患者平卧，注意保暖。无菌手套 固定流程（图 14-1-1） 1.操作者手卫生，戴口罩，采用透明敷料无张力固定穿刺部位（图 14-1-1 ①） 2.在大腿上方粘贴弹力绷带，将溶栓导管放置于弹力绷带上（图 14-1-1 ②） 3.穿刺部位上方无菌纱布覆盖，弹力绷带"8"字交叉固定（图 14-1-1 ③） 4.外露导管在弹力绷带上方"环形"绕圈，并用弹力绷带横向固定（图 14-1-1 ③） 5.导管上方用弹力绷带纵向固定（图 14-1-1 ④） 6.准确标识。建议采用不同颜色标识，例如静脉溶栓导管用蓝色标识，静脉穿刺鞘管用黄色标识等。油性记号笔分别注明管道名称、置入时间、置入者，双人核对后粘贴于导管／鞘管远端（图 14-1-1 ⑤） 连接输液 1.经导管／鞘管输入药物时，认真核对留置管道的名称、位置，准确识别导管／鞘管，避免两者接混，需选用带螺旋口输液器（图 14-1-1 ⑥），以防止接口处松脱 2.连接导管／鞘管、更换药液前，先关闭管路上的三通开关，规范操作后再次核对无误，再打开三通开关泵入药液 鞘管导管维护 1.留置管路期间，床头放置"预防管道滑脱"警示标识，加强管道护理安全 2.做好标识管理，正确连接导管／鞘管 3.外出检查或造影复查需暂停用药时，先关闭三通开关，分离输液器，脉冲方式注入 0.9% 氯化钠溶液正压封管后，三通接口处予以连接正压接头 4.留置管道期间三通每 3 天更换 1 次，操作时严格遵守无菌操作原则 5.定时检查导管通畅情况，防止下肢屈曲导致导管移位；更换衣裤、交接班时，应充分考虑患者体位变动对导管的影响，避免导管成角弯曲和阻塞 6.留置管道期间中要注意足跟和骶尾部皮肤保护，必要时给予软枕适当垫起或使用皮肤保护用品，防止压力性损伤发生 7.对躁动、不配合患者，采取预防性保护措施，必要时使用约束具（需签署知情同意书）或遵医嘱应用镇静剂

操作流程	
评价	1. 正确指导患者，沟通合理有效，操作中体现对患者的人文关怀 2. 遵循无菌操作原则，操作规范，熟练有序，固定方法正确 3. 操作中未向外牵扯管道

导管/鞘管脱出应急预案	
风险来源	1. 患者因素：意识不清，不合作；体位不当；患者及陪护缺乏管道护理知识 2. 设备因素：导管长度不适宜、外露过长 3. 护理因素：固定方法不当、操作时牵拉
预防措施	1. 正确连接溶栓导管/鞘管，做好管道标识管理；床边悬挂"预防管道滑脱"警示牌 2. 规范导管/鞘管固定方法；连接管道的输液器需选用带螺旋口输液器，以防止接口处管道滑脱 3. 向患者及其家属讲解管道的重要性，告知注意事项，嘱患者留置管道期间严禁随意移动、牵拉管道，床上活动避免管道折叠、扭曲和牵拉 4. 对躁动、不配合患者，采取预防性保护措施，必要时使用约束具（需签署知情同意书）或遵医嘱应用镇静剂
应急程序	导管/鞘管不慎脱出→安抚患者、无菌敷料按压穿刺点→通知医生→密切观察患者情况→与医生一同检查脱出导管/鞘管长度，防止体内有残余断管（必要时重新置管）→记录→上报

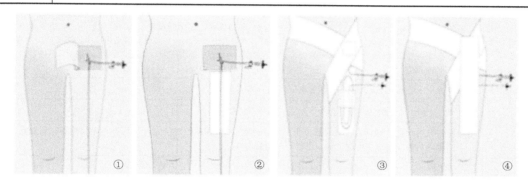

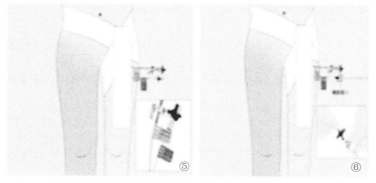

图 14-1-1 导管/鞘管固定流程示意图

二、注意事项

1. 保持穿刺部位敷料清洁、干燥。

2. 注意监测体温，观察患者有无畏寒、发热等全身感染征象和血常规变化，发现异常及时通知医生处理。

3. 导管保留时间不超过 7 天；若体温连续 3 天持续升高，可在严格消毒后更换导管或拔管。

4. 留置导管/鞘管患者宜取仰卧位或低半坡卧位，避免端坐位，防止管道折叠或穿刺部位渗血。

5. 如为下肢深静脉血栓溶栓患者，卧床期间继续患肢抬高，高于心脏 20～30cm；协助患者定时轴线翻身，防止下肢屈曲引起管道移位、滑脱。溶栓导管拔管指征：①下肢静脉造影显示血管再通；②凝血功能中纤维蛋白原＜ 1.0g/L；③出现出血倾向；④导管源性感染，如穿刺部位局部或沿导管走向皮肤出现红、肿、热、痛等症状。

（李　燕）

第二节　抗凝剂皮下注射技术

一、操作规范流程

见表 14-2-1。

表 14-2-1　抗凝剂皮下注射技术标准化操作流程

目的	预防和治疗动、静脉血栓形成
操作流程	
核对	核对医嘱和患者信息
评估	1. 评估患者意识、心理状态、合作程度 2. 评估患者病情、用药史、过敏史，严格掌握适应证和禁忌证。存在肝素类过敏、肝素诱导性血小板减少症、严重凝血功能障碍、活动性出血、前置胎盘等产前（后）大出血风险、急性感染性心内膜炎的患者禁用抗凝剂 3. 评估患者局部情况：注射部位有无破损、瘀斑、瘢痕、硬结、色素沉着、炎症、水肿、溃疡、感染等，定位需避开上述部位
准备	环境准备　环境整洁，光线明亮，温度适宜，备有床帘或屏风 自身准备　护士着装整洁，修剪指甲，洗手，戴口罩、帽子 用物准备　治疗盘、弯盘、预灌式低分子肝素注射液、0.45% ～ 0.55% 复合碘棉签、无菌棉签、利器盒、快速手消毒液、腹壁皮下注射定位卡，用物均在有效期内
实施	**核对与解释** 1. 携用物至床旁，核对患者和药物信息，解释操作目的，拉床帘，保护患者隐私 2. 协助患者取屈膝仰卧位，放松腹部 3. 按照抗凝剂皮下注射腹部定位卡（图 14-2-1），选择注射部位 **注射部位** 腹壁（首选部位）：上起左右肋缘下 1cm，下至耻骨联合上 1cm，左右至脐周 10cm，避开脐周2cm 以内的范围内 **注射流程** 1. 协助患者取屈膝仰卧位，放松并暴露腹部，检查注射部位皮肤，使用腹壁皮下注射定位卡，按数字顺序合理选择注射部位 2. 消毒：复合碘棉签以穿刺点为中心，螺旋式消毒两遍，范围直径≥5cm，自然待干 3. 使用预灌式抗凝剂，无须排气，气泡在上。保持左手拇、示指相距 5 ～ 6cm，提捏起腹壁皮肤使之形成一凸起皱褶。于皱褶最高点快速垂直进针，无须抽回血。缓慢匀速推注药液 10 秒，药液推注完毕针头停留 10 秒，快速拔针后不按压。拔针后如发现皮肤渗血、渗液，则需压迫 3 ～ 5 分钟，按压力度以皮肤下陷 1cm 为宜 4. 再次核对，健康宣教 5. 终末处理、洗手、记录、签名
评价	1. 正确指导患者，沟通合理，操作中体现对患者的人文关怀，注意保暖和减轻疼痛 2. 遵循无菌操作原则和查对制度，操作规范，熟练有序 3. 注射方法正确 4. 患者及其家属能知晓宣教内容，对护士服务满意
相关并发症及处理对策	
皮下出血	1. 记号笔标记皮下出血范围，严密观察并记录 2. 临床可用于治疗皮下瘀斑的药物有硫酸镁湿敷贴、水胶体敷料、云南白药、多磺酸粘多糖乳膏等（硫酸镁湿敷贴主要利用其高渗透压平衡原理，能缓解组织损伤后的反应。水胶体敷料通过减轻肿胀及疼痛，防止组织坏死而发挥作用。云南白药贴及气雾剂能够有效减少出血及抑制炎性物质释放。多磺酸粘多糖乳膏能防止浅表血栓的形成，阻止局部炎症的发展和加速皮下出血的吸收）

续表

相关并发症及处理对策

疼痛	1. 非预灌式注射剂注射时，宜选择长度最短、外径最小的针头
	2. 注射时避开毛囊根部
	3. 复合碘棉签消毒完全待干后再注射
	4. 针头距离皮肤高度适中，穿刺使用腕部力量，进针轻、稳、准
	5. 注射全程患者感觉注射部位锐痛剧烈或持续疼痛，应检查和评价注射方法是否得当
	6. 儿童患者应有 1～2 名家长陪同，指导家长注射过程中配合引导患儿注意力的转移，并协助保护性制动，以免意外发生
渗血（液）	1. 预灌式抗凝剂注射前不排气，推注前确保空气完全在药液上方，药液推注完毕后将 0.1ml 空气推入注射器乳头以排出残余药液，针头停留 10 秒后快速拔出
	2. 拔针后如发现局部渗血（液），则需要适当压迫，压迫力度以皮肤下陷 1cm 为宜
过敏反应	1. 注射前充分评估患者过敏史，存在肝素类药物过敏或肝素诱导的血小板减少症病史者禁用
	2. 注射后并发肝素诱导的血小板减少症的患者，需停用肝素类药物并选择替代抗凝用药，例如阿加曲班等非肝素类抗凝药物
	3. 皮疹瘙痒明显者可局部外用糖皮质激素类药物，退热贴含有桉叶油、薄荷油、薰衣草油等成分，外贴使用，在降低局部皮温、减慢神经传导速率的同时，兼有止痒、止痛、化瘀、消肿的作用

应急程序

弯针、断针	1. 安慰患者，保持原有体位，防止断针向肌肉或深部组织陷入
	2. 避免情急之下采取抠、挤等方法，造成局部组织红肿、破溃，加重取针的难度和局部组织感染，甚至导致断端针头游走、移位
	3. 断针部分暴露于皮肤之外，护士可用无菌镊子或蚊钳将针拔出；若断端与皮肤相平，断面可见，可用左手拇、示二指垂直向下，按压断针周围皮肤使之下陷，使断面露出皮肤，右手持无菌镊子拔出；若断端完全没于皮下或肌层，可在 X 线定位下，局部切开取出

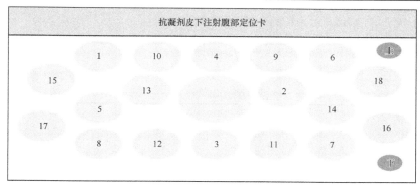

图 14-2-1　抗凝剂皮下注射腹部定位卡示意图

二、注 意 事 项

1. 预灌式抗凝剂针头为嵌入式，注射前检查玻璃针管乳头部位有无裂纹，取出过程中避免方法不当导致针头弯曲。若预灌式注射剂为 2 支装，分离时注意从边角处分离并揭开泡罩，严禁用力掰扯。

2. 选择合适的注射部位和体位，应避开硬结和瘢痕，腹部系皮带、裤带处不予注射。

3. 注射全程护士左手拇指和示指提捏皮肤，保持皮肤皱褶高度不变。

4. 皮下注射深度应根据患者个体差异、皮下脂肪厚度决定，如发现针头弯曲，应立即拔针。

5. 嘱患者注射过程中勿突然更换体位。

6. 注射部位禁忌热敷、理疗或用力按揉，以免引起毛细血管破裂出血，避免皮带、裤带束缚过紧。

7. 指导患者发现下列情况要及时告知医护人员：腹痛，牙龈、眼睑球结膜、呼吸道、消化道出现出血症状；腹壁注射部位出现硬结、瘀斑、疼痛；局部或全身有过敏反应，如皮疹、发热、发冷、头晕、胸闷等。

（李　燕）

第三节　下肢周径测量技术

一、操作规范流程

见表 14-3-1。

表 14-3-1　下肢周径测量操作标准化流程

目的	1. 动态观察下肢深静脉血栓形成患者的肢体肿胀程度 2. 评估疾病严重程度，为临床诊疗提供依据
操作流程	
核对	核对医嘱和患者信息
评估	1. 了解患者病情、年龄、身体情况 2. 评估肢体肿胀的部位、范围及程度；肢体皮肤颜色、温度及感觉，有无色素沉着或溃疡等表现，足背动脉搏动情况 3. 评估患者的心理状态及合作程度
准备	环境准备　环境整洁，光线明亮，温度适宜，备有床帘或屏风
	自身准备　护士着装整洁，修剪指甲，洗手
	用物准备　治疗盘、弯盘、油性笔、皮尺、记录本、快速手消毒液，必要时备手套
实施	1. 携用物至床旁，核对患者信息，介绍操作目的，拉床帘，保护患者隐私、保暖 2. 协助患者取平卧位，双下肢伸直，嘱患者放松、勿用力。卷起裤脚至大腿根部 3. 标记髌骨上缘和髌骨下缘，测量并标记髌骨中点（图 14-3-1 ①） 4. 测量并标记髌骨中点上方 15cm 处和髌骨中点下方 10cm 处（图 14-3-1 ②）。皮尺上缘置于髌骨中点上方 15cm 处，测量肢体周径并标记皮尺下缘（图 14-3-1 ③）。皮尺下缘置于髌骨中点下方 10cm 处，测量肢体周径并标记皮尺上缘（图 14-3-1 ④） 5. 统一皮尺规格，测量时操作者沿标记线平放皮尺。皮尺紧贴皮肤，以对皮肤不产生夹挤褶皱为宜（同法测量对侧并记录） 6. 测量结束后抬高患肢，要求患肢高于心脏水平 20 ~ 30cm 7. 核对患者，告知测量结果；安置患者，协助患者取舒适卧位 8. 终末处理，洗手，记录本上记录测量值
评价	1. 患者知晓测量肢体周径的重要性及必要性，主动配合测量 2. 操作规范，双侧肢体周径测量方法正确 3. 体现以患者为中心，注意保暖和保护隐私 4. 患者及其家属知晓宣教内容，对护士服务满意

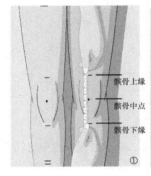 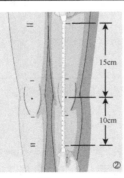 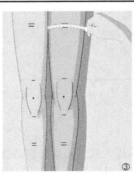 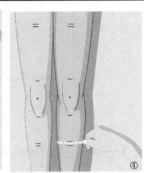

图 14-3-1　下肢周径测量方法示意图

二、注意事项

1. 首次测量需同时测量患肢和健肢周径，以做对比观察，便于判断肢体肿胀程度；后续重点关注患肢周径，计算周径差并记录；测量时需同时记录患肢颜色、温度、足背动脉搏动，并倾听患者主诉。

2. 定皮尺、定部位、定时间监测，用油性笔标记皮尺宽上下缘，便于固定皮尺摆放位置，严格按照标记位置测量。

3. 告知患者平卧位并垫高患肢，有利于肿胀消退。

（李　燕）

第四节　医用弹力袜／抗血栓梯度压力袜穿脱技术

一、操作规范流程

见表 14-4-1。

表 14-4-1　医用弹力袜／抗血栓梯度压力袜穿脱标准化操作流程

目的	1. 促进血液从浅静脉通过穿通支静脉流向深静脉，使深静脉内血流速度和血流量增加 2. 预防下肢深静脉血栓形成，改善慢性静脉功能不全，减少静脉性溃疡发生
操作流程	
核对	核对医嘱和患者信息
评估	1. 评估患者的意识、生活自理能力、心理状态、合作程度，解释操作目的 2. 评估患者血栓风险，询问有无医用弹力袜相关材质过敏史 3. 评估肢体肿胀的部位、范围及程度；肢体皮肤颜色、温度及感觉，有无色素沉着或溃疡等，足背动脉搏动情况 4. 评估患者腿部及足部是否清洁、干燥，有无饰物
准备	环境准备　环境整洁，光线明亮，温度适宜，备有床帘或屏风 自身准备　护士着装整洁，修剪指甲，洗手 用物准备　治疗盘、弯盘、软尺，根据病情和测得的腿围选择合适长度和压力等级的医用弹力袜，快速手消毒液，必要时备手套
实施	1. 携用物至床旁，核对患者信息，解释操作目的，拉床帘，保护患者隐私、保暖。协助患者取平卧位，双下肢伸直，嘱患者放松、勿用力。卷起裤脚至大腿根部。再次核对患者信息 2. 穿脱方法（图 14-4-1，①～⑧） ①压力Ⅰ级医用弹力袜穿着时，应先确认医用弹力袜足跟对应位置，压力Ⅱ级或Ⅰ级以上医用弹力袜穿着时，由于压力较Ⅰ级大，操作者可先佩戴手套；②露趾型医用弹力袜可借助穿袜套，先将其套于足部，再确认医用弹力袜足跟对应位置 ③一手伸进袜筒直到医用弹力对应袜足跟处（袜跟），用大拇指和其他手指捏住袜跟部中间，将医用弹力袜由里向外翻出至袜跟，舒展袜身 ④足部伸进袜口前，用两手拇指沿袜筒内侧将袜口撑开，四指握住袜身，两手拇指向外撑开医用弹力袜套于足部 ⑤示指和拇指合力将医用弹力袜缓慢拉向足跟，直至医用弹力袜对应足跟位置与患者足跟吻合。将整个袜筒往回翻，并向上拉至腿部 ⑥穿着后用手抚平并检查袜身，保持其平整。⑦采用助穿袜套者穿着完毕后，从袜口将助穿袜套缓慢取下 ⑧若需脱下医用弹力袜，用拇指沿医用弹力袜内侧向外翻，自上而下顺腿轻柔脱下 3. 安置患者，协助患者取舒适卧位，介绍医用弹力袜使用注意事项 4. 洗手，终末处理
评价	1. 患者及其家属了解穿着医用弹力袜的必要性及重要性 2. 患者掌握正确的穿脱方法，穿着期间皮肤护理、并发症的观察与处理方法 3. 患者掌握医用弹力袜的清洗和保养方法

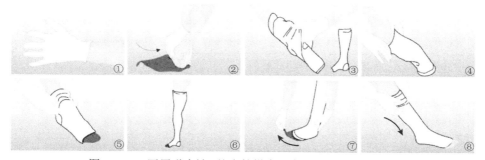

图 14-4-1　医用弹力袜／抗血栓梯度压力袜穿脱流程示意图

二、注意事项

1. 选择医用弹力袜前测量腿围时患者可处于直立位，但对于一些不能站立，仅能处于坐位或平卧位的患者，不要勉强其站立，可在坐位或平卧位测量。

2. 测量部位。①膝下型（短筒）：测量踝部最小周径处、小腿最大周径处；②大腿型（长筒）：测量踝部最小周径处、小腿最大周径处、腹股沟中央部位向下 5cm 大腿周径处；③连裤型：参照大腿型测量部位。

3. 对于自主活动能力较差、皮肤完整性受损和感觉不灵敏的患者，每天下肢评估 2 ~ 3 次。同时，定期测量腿围，测量值与前次测量值相差＞ 3cm 时认定为肿胀，腿围增加 5cm 可使医用弹力袜压力增加一倍。

4. 医用弹力袜穿着后应保持表面平整，特别是踝部、膝部和大腿根部等部位易出现褶皱，应注意定期检查。经常检查医用弹力袜是否有磨损或破损现象，以保证医用弹力袜压力的有效性。

5. 由于不同厂家材质和生产工艺不同，清洗方法也可能不同。因此，清洗要求建议查看配套包装盒中厂家说明书。医用弹力袜无须每日清洗或频繁清洗，建议表面有明显污渍时或出现异味时清洗，或根据患者需求定期清洗。采用中性洗涤剂于温水中清洗，手洗时不要用力揉搓。清洗完毕，用手挤去或用干毛巾蘸吸多余水分，不要拧绞。

6. 医用弹力袜于阴凉处晾干，切勿放置在阳光下暴晒或用吹风机等进行局部加热。晾干后不要熨烫。

（李　燕）

第五节　经足背顺行溶栓辅助浅静脉血流阻断技术

一、操作规范流程

见表 14-5-1。

表 14-5-1　经足背顺行溶栓辅助浅静脉血流阻断标准化操作流程

目的	阻断浅静脉血流，促进溶栓药物进入深静脉，增强溶栓效果
操作流程	
核对医嘱	核对医嘱和患者信息
评估	1. 评估患者年龄、病情、造影结果、手术方案，简易智能气压带阻断压力及阻断时间等 2. 患肢肿胀程度，皮肤颜色、温度及感觉情况，肢体远端末梢循环情况，气囊阻断部位皮肤完整性，有无红肿、破溃、感染、硬结等 3. 评估患者的心理状态及合作程度 4. 评估仪器性能、电量 5. 解释操作目的、注意事项
准备	环境准备　环境整洁，光线明亮，温度适宜，备有床帘或屏风 自身准备　护士着装整洁，修剪指甲，洗手，戴口罩、手套 用物准备　治疗盘、弯盘、简易智能气压带、快速手消毒液，充电器（必要时）
实施	1. 携用物至床旁，核对患者信息，介绍操作目的，拉床帘，保护患者隐私 2. 协助患者平卧位，注意保暖 3. 根据静脉造影情况遵医嘱确定使用简易智能气压带的部位及数量，即踝关节上 15cm 和 / 或踝关节上 15cm 加膝关节下 10cm 双部位 4. 将简易智能气压带袖带缠绕在正确的部位，松紧以能插入一指为宜 5. 简易智能气压带操作步骤 （1）先按"时间"键，界面显示为加压延时值 / 泄压延时值 / 最高压力值 / 最低压力值四个数值 （2）长按"时间"键 4 ~ 5 秒，界面最高压力值闪烁，此时按"开始 / 停止"键压力值减少，按"记忆"键压力值增大，每按一次减少或增加 1mmHg，直至所需设定的最高压力值（最高压力值设定范围为 70 ~ 90mmHg）

续表

操作流程	
实施	（3）最高压力值设定后按"时间"键，此时最低压力值闪烁，按"开始/停止"键压力值减少，按"记忆"键压力值增大，每按一次键减少或增加1mmHg，直至所需设定的最低压力值（最低压力值设定范围为70～90mmHg） （4）最低压力值设定后按"时间"键，此时加压延时值闪烁，按"开始/停止"键延时值减少，按"记忆"键延时值增加，每按一次键减少或增加1分钟，直至所需设定的加压延时值（加压延时值设定范围为10～20分钟） （5）加压延时值设定后按"时间"键，此时泄压延时值闪烁，按"开始/停止"键延时值减少，按"记忆"键延时值增加，每按一次键减少或增加1分钟，直至所需设定的泄压延时值（泄压延时值设定范围为10～20分钟） （6）泄压延时值设定后按"时间"键即保存设置，此时界面消失 （7）根据以上操作步骤将简易智能气压带设置合适的压力值 [阻断压力为（70±5）mmHg]（最好根据术中造影测压情况选定）。按"开始/停止"键，机器即正常工作 6. 观察简易智能气压带是否按照设定参数正常工作，询问患者肢体是否能耐受 7. 安置患者，整理床单元，健康宣教 8. 终末处理。洗手，记录
评价	1. 患者知晓使用简易智能气压带的重要性及必要性，并主动配合 2. 溶栓药物能安全、有效输注 3. 袖带接触部位的皮肤完好，阻断部位远端肢体循环情况良好 4. 患者及其家属能知晓宣教内容，对护士服务满意

二、注意事项

1. 使用期间严密观察气囊加压部位的皮肤情况。

2. 使用期间注意观察患肢皮肤温度、颜色、感觉、足背动脉搏动和末梢循环情况。

3. 溶栓治疗期间可持续使用。

4. 询问患者有无下肢不适，若有不适及时调整压力值。

（李 燕）

第六节 经皮经肝穿刺胆道引流管路维护技术

一、操作规范流程

1. 操作规范流程 见表 14-6-1。

表 14-6-1 经皮经肝穿刺胆道引流管路维护技术标准化操作流程

目的	1. 保持引流管路固定，防止导管脱出 2. 保持引流通畅，预防感染 3. 预防医用黏胶相关性皮肤损伤（MARSI）的发生，提高舒适度
操作流程	
核对	核对医嘱和患者信息
评估	1. 了解患者病情（诊断、病程、置管时间、引流方式、置管部位、肝功能等） 2. 评估患者意识、心理状态、大小便颜色、皮肤巩膜有无黄染，是否伴瘙痒，有无食欲减退、消化不良、恶心呕吐、体重减轻，有无腹痛及放射痛，有无寒战、高热等情况 3. 评估患者引流管是否通畅、固定，引流液颜色、性质和量，查看管路标识、换药和引流袋更换时间，敷料及导管固定装置是否清洁、干燥 4. 询问患者穿刺口及周围皮肤有无不适，初步评估有无皮肤损伤
准备	环境准备 环境整洁，光线明亮，温度适宜，备有床帘或屏风 自身准备 护士着装整洁，修剪指甲，洗手，戴帽子 用物准备 导管固定装置 /7.5cm×7.5cm 黏性敷料 +10cm×12cm 透明敷贴 / 无菌纱布、液体敷料、无菌剪、换药包、三通、延长管、引流袋、75% 乙醇、络合碘、手套、抗过敏胶布、低敏宽胶带、导管标识、油性笔、剪刀、皮尺，用物均在有效期内

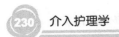

操作流程		
实施	核对与解释 1. 携用物至床旁，核对患者信息，介绍操作目的，拉床帘，保护患者隐私 2. 协助患者平卧或左侧卧位，注意保暖	
	引流管冲洗 1. 消毒：手消毒，戴口罩、手套，垫治疗巾与弯盘于管路连接处下方，分离引流袋，络合碘消毒2遍PTBD管末端的三通旋塞接口，待干 2. 冲洗：外引流者，从三通旋塞直孔缓慢回抽胆汁至无法抽出，关闭直孔端后，另一支注射器由侧孔以脉冲式缓慢注入3~5ml生理盐水，再由直孔回抽，酌情抽吸2~4次。有内引流者，不回抽，仅冲管，以免肠内容物反流	
	更换引流袋 分离三通接头，络合碘消毒引流管接口2遍，连接备用的三通、延长管，引流袋	
	换药 1. 去除敷料及测量：垫无菌巾于腰腹下方，去除敷料、导管固定装置及管道标识。观察穿刺口及周围皮肤；测量导管外露长度，如有异常，通知医生查看并予以相应处理 2. 消毒：脱手套、手消毒，打开换药包，戴无菌手套，酒精纱布消毒穿刺口周围皮肤2遍，络合碘棉球依次消毒穿刺口及周围皮肤及引流管各2遍，消毒范围直径≥20cm 3. 导管固定：液体敷料涂擦导管固定装置粘贴位置，再涂擦外露导管约5cm，根据不同的适应证选择不同的材料和固定方法，见表14-6-2。更换导管末端包裹的纱布及标识。再用3M低敏宽胶带对引流管进行二次固定 4. 标识：脱手套，手消毒。胶带上注明换药日期及执行人贴于敷料上；管道标识注明管路名称、置管日期、引流方式，导管外露长度贴于导管末端；引流袋上注明更换时间 5. 协助患者舒适卧位，整理床单元，告知患者注意事项 6. 垃圾分类处理，洗手，记录于《胆道介入治疗健康宣教与护理手册》	
评价	1. 正确指导患者，沟通合理有效，操作中体现对患者的人文关怀 2. 遵循无菌操作原则，操作规范，熟练有序，固定方法正确 3. 操作中未向外牵扯管道	

管道脱出应急预案

风险来源	1. 患者因素：意识不清，不合作；体位不当；患者及陪护缺乏引流管护理知识 2. 设备因素：引流管长度不适宜、引流袋过重 3. 护理因素：固定方法不当、操作时牵拉
预防措施	1. 床旁悬挂防止管道脱出标识，向患者和陪护强调留置引流管的重要意义，告知注意事项。患者起床或翻身前后整理引流管，勿过度牵拉。意识不清者适当约束，避免无意识拔管 2. 选合适规格的引流袋。引流袋内引流液超过300ml时及时倾倒 3. 对引流管进行双重固定。更换引流袋时，应注意先用手固定好近身端的引流管，再分离引流袋接头
应急程序	引流管不慎脱出→安抚患者、无菌敷料覆盖→通知医生（必要时重新置管）→密切观察患者情况→记录→上报

2. 管路固定方法 见表14-4-1。

表 14-6-2 PTBD 不同材料的固定方法

适应证	材料	固定方法
穿刺口及周围皮肤正常	①导管固定装置＋无菌纱布/透明敷贴	1. 将导管卡入卡槽固定，在拟固定的位置嘱患者深呼吸，观察引流管有无随呼吸进出，在吸气末屏气状态顺着管道方向粘贴固定（卡槽上缘距离穿刺口约1cm） 2. 盖5块无菌纱布，顺序为：1整块覆盖于穿刺点上方，其余4块展开，依次覆盖导管固定装置，避免外露污染，抗过敏胶带固定纱布；或使用透明敷贴完全覆盖导管固定装置
	②透明敷贴	透明敷贴中心对准穿刺点，使导管呈弧形，顺着导管方向，先用指腹轻压导管，做好塑形，然后按压整片敷料，无张力粘贴，边去除纸质边框边按压
少量渗液	③黏性泡沫敷料＋透明敷贴	1. 将黏性泡沫敷料一侧剪一开口至二分之一处，以穿刺点为中心，导管穿过开口处，将黏性敷料无张力粘贴 2. 透明敷贴中心对准穿刺点，使导管呈弧形，顺着导管方向，先用指腹轻压导管，做好塑形，然后按压整片敷料，无张力粘贴，边去除纸质边框边按压
MARSI	水胶体＋（①/②/③）	使用生理盐水清洁皮肤受损部位后覆盖水胶体，再按①②③其中一种方法固定

续表

适应证	材料	固定方法
大量渗液	造口袋	1. 生理盐水棉球清洁穿刺口周围皮肤 2. 造口袋上部剪一个"十"字形小孔，使导管能刚好通过，将导管从造口袋穿过该小孔，将造口袋的底盘与皮肤紧密贴合 3. 用 4cm×6cm 透明敷贴封闭导管与造口袋 4. 将造口袋的出口端用封口夹密封

二、注意事项

1. 引流管冲洗注意事项

（1）宜低压缓慢冲洗，忌暴力操作。正常肝内胆管内压力＜ 30cmH$_2$O，肝外胆管内压力＜ 15cmH$_2$O，故冲洗和抽吸压力不宜超过 30cmH$_2$O，否则可致胆汁逆流入血引起感染，或损伤胆管壁引起出血。单纯外引流者推注速度＜ 10ml/min，内外引流者，可适当提高推注速度，以无明显阻力为宜。若阻力较大，及时报告主管医生。

（2）如需灌入药物并保留，同上述方法冲洗后再注入药物，关闭三通旋塞，保留 30 分钟至 1 小时后开放引流。

（3）冲洗过程注意询问患者有无不适，冲洗后观察引流情况及有无寒战、发热现象。

（4）常规每日冲洗 1 次；如引流液含杂质较多时可每日冲洗 2 ～ 3 次；如有感染症状者，禁忌冲洗。

2. 更换引流袋及换药注意事项

（1）操作中勿向外牵拉管路。

（2）避免乙醇接触导管，以防加速导管变性老化。

（3）若导管随患者呼吸进出体表，宜在导管进入体内较深状态时固定，反之可能造成导管固定装置对导管有外拉力。

（4）胶带固定应采用无张力粘贴和"高举平台法"，且避免粘贴在之前同一位置。

（5）导管固定装置、黏性泡沫敷料、造口袋、透明敷料每周更换 1 次，普通无菌敷料每隔 2 天更换 1 次；渗血、渗液或可能脱落时随时更换。引流胆汁颜色正常或细菌培养阴性者，普通引流袋每隔 2 天更换 1 次，抗反流引流袋每周更换 1 次；如有血性或脓性引流液，每天更换。

（莫　伟　李玉莲）

第七节　腹围测量技术

一、操作规范流程

见表 14-7-1。

表 14-7-1　腹围测量标准化操作流程

目的	1. 辅助观察腹水消退情况 2. 评价利尿剂的利尿效果，帮助调整利尿剂的种类和剂量
操作流程	
核对医嘱	核对医嘱和患者信息
评估	1. 了解患者病情、年龄、身体情况 2. 评估患者生命体征、意识、合作能力，对腹围测量的认知程度 3. 解释操作的目的，取得患者配合，摆放体位

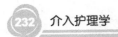

续表

准备	环境准备　环境整洁，光线明亮，温度适宜，备有床帘或屏风
	自身准备　护士着装整洁，修剪指甲，洗手，必要时戴手套
	用物准备　治疗盘、皮尺、快速手消毒液、笔、记录本、弯盘，必要时备手套

操作流程	
实施	1. 携用物至床旁，核对患者信息，介绍操作目的，拉床帘，保护患者隐私 2. 将患者衣服拉起，暴露腹部，注意保暖 3. 皮尺紧贴皮肤，沿脐部绕一周，松紧适宜，以对皮肤不产生夹褶皱为宜 4. 核对患者，告知测量结果 5. 安置患者，协助患者取舒适卧位 6. 终末处理，洗手，记录本上记录测量值
评价	1. 患者知晓测量腹围的重要性及必要性，主动配合测量 2. 操作规范，动作轻柔，测量方法正确 3. 体现以患者为中心，注意保暖和保护隐私 4. 患者及其家属知晓宣教内容，对护士服务满意

二、注意事项

　　1. 测量时宜晨起空腹未进食，排空大小便。测量腹围时应注意定时间、定体位、定部位，否则测量无参考意义。

　　2. 大量腹水时，应避免腹内压剧增的因素，例如咳嗽、打喷嚏、便秘等。

（李　燕）

主要参考文献

安力彬, 陆虹, 2021. 妇产科护理学 [M]. 7 版. 北京: 人民卫生出版社.

北京医师协会呼吸内科专科医师分会咯血诊治专家共识编写组, 2020. 咯血诊治专家共识 [J]. 中国呼吸与危重监护杂志, 19(1): 1-11.

北京中医药学会男科疾病专家共识组, 2021. 良性前列腺增生症中西医融合药物治疗专家共识 [J]. 中国男科杂志, 35(5): 75-79.

曹晖, 陈亚进, 顾小萍, 等, 2021. 中国加速康复外科临床实践指南 (2021 版)[J]. 中国实用外科杂志, 41(9): 961-992.

陈峰, 刘海英, 吴宁, 2020. 经动脉灌注聚桂醇治疗周围动静脉畸形 2 例 [J]. 介入放射学杂志, 29(4): 428-430.

陈义雄, 陈勇, 2019. 介入放射学案例版 [M]. 北京: 科学出版社: 242-243.

丁炎明, 吴欣娟, 田君叶, 等, 2021. 我国 31 个省份三级医院专科护士培养及管理的现状调查 [J]. 中华护理杂志, 56(9): 1357-1362.

葛均波, 徐永建, 王辰, 2020. 内科学 [M]. 9 版. 北京: 人民卫生出版社.

郭启勇, 2019. 介入放射学 [M]. 北京: 人民卫生出版社: 129.

国家心血管病专家委员会血管外科专业委员会下肢动脉疾病学组, 中国医药教育协会血管外科专业委员会专家共识写作组, 2020. 主髂动脉闭塞症的诊断和治疗: 中国专家共识 [J]. 中国循环杂志, 35(10): 948-954.

海峡两岸医药卫生交流协会护理分会心血管护技专业学组, 2021. 心血管介入碘对比剂使用管理护理专家共识 [J]. 中国循环杂志, 36(7): 625-633.

韩秀鑫, 初同伟, 董扬, 等, 2020. 中国骨肿瘤大手术静脉血栓栓塞症防治专家共识 [J]. 中华骨与关节外科杂志, 15(5): 353-360.

侯桂华, 肖娟, 王英, 2021. 介入诊疗器材应用与护理 [M]. 北京: 北京大学医学出版社.

黄连军, 2018. 主动脉及周围血管介入治疗 [M]. 北京: 人民卫生出版社.

〔美〕卡洛斯·美尼亚, 〔美〕萨桑卡, 2021. 周围血管疾病介入治疗临床指南 [M]. 陆骊工, 主译. 沈阳: 辽宁科学技术出版社.

李兵, 张国福, 2021. 输卵管造影及介入诊疗 [M]. 北京: 中国科学技术大学出版社.

李国宏, 2019. 介入护理指南 [M]. 南京: 江苏凤凰科学技术出版社.

李海燕, 陆清生, 莫伟, 2020. 血管疾病临床护理案例分析 [M]. 2 版. 上海: 复旦大学出版社.

李乐之, 路潜, 2021. 外科护理学 [M]. 7 版. 北京: 人民卫生出版社.

李燕, 葛静萍, 尹媛媛, 等, 2020. 3 种经足背浅静脉顺流溶栓方法在下肢 DVT 治疗中的应用效果比较 [J]. 中华现代护理杂志, 26(26): 3630-3633.

李燕, 郑玉婷, 2020. 静脉诊疗护理常规 [M]. 北京: 人民卫生出版社.

吕俭霞, 殷利, 江庆华, 2022. 国外肿瘤放射治疗高级实践护士发展概况及启示 [J]. 中华护理教育, 19(2): 136-141.

罗刚, 刘娜, 王葵亮, 等, 2019. 双导丝技术在新生儿危重肺动脉瓣狭窄治疗中的应用 [J]. 介入放射学杂志, 28(8): 726-729.

莫伟, 李海燕, 2017. 外周血管疾病介入护理学 [M]. 北京: 人民卫生出版社.

莫伟, 向华, 阳秀春, 等, 2019. 股动脉穿刺介入术后制动时间的循证证据研究 [J]. 介入放射学杂志, 28(1): 85-88.

秦月兰, 郑淑梅, 刘雪莲, 2020. 影像护理学 [M]. 北京: 人民卫生出版社.

全国肺动脉高压标准化体系建设项目专家组, 2021. 中国肺动脉高压诊断与治疗指南 (2021 版)[J]. 中华医学杂志, 101(1): 11-51.

邵国良, 章浙伟, 2021. 重视影像引导下微创介入技术在肺部肿瘤诊治中的应用 [J]. 肿瘤学杂志, 27(4): 241-243.

卫斐, 姚静, 郭阳丹, 等, 2021. 专科护士主导的 "1+2+X" 协同服务模式在骨质疏松性椎体压缩性骨折病人康复护理中的应用 [J]. 护理研究, 35(16): 2998-3000.

魏莹莹, 徐银铃, 周金阳, 等, 2021. 成人胸腔闭式引流护理最佳证据总结及临床应用 [J]. 护理研究, (12): 2190-2194.

谢幸, 孔北华, 段涛, 2019. 妇产科学 [M]. 9 版. 北京: 人民卫生出版社: 295-313.

辛世杰, 胡海地, 荆玉辰, 2020. 医源性血管损伤处理原则 [J]. 中国实用外科杂志, 40(12): 1384-1387.

徐阳, 王雪梅, 李玫, 2020. 急诊介入护理学 [M]. 北京: 人民卫生出版社: 222-226.

徐阳, 岳同云, 2019. 急诊介入护理案例分析 [M]. 北京: 人民卫生出版社.

徐寅, 谢士芳, 夏冬云, 等, 2019. 预防老年患者医用粘胶相关性皮肤损伤的皮肤管理策略 [J]. 护理学杂志, 34(19): 53-55.

薛丹丹, 程云, 张焱, 2019. 老年择期手术患者术前护理评估内容的构建 [J]. 中华护理杂志, 54(2): 182-187.

张伟, 张俊峰, 王觅, 等, 2020. 体表慢性难愈合创面患者下肢深静脉血栓形成的发生情况及影响因素 [J]. 中华医学杂志, 100(4): 291-294.

赵静, 王欣, 徐晓霞, 等, 2022. 甲状腺癌加速康复外科围术期护理专家共识 [J]. 护理研究, 36(1): 1-7.

赵玉沛, 2021. 外科常见腹腔感染多学科诊治专家共识 [J]. 中华外科杂志, 59(3): 161-178.

郑传胜, 吕维富, 李智岗, 2021. 介入治疗学 [M]. 北京: 科学出版社: 249-253.

中国静脉介入联盟, 中国医师协会介入医师分会外周血管介入专业委员会, 2019. 抗凝剂皮下注射护理规范专家共识 [J]. 介入放射学杂志, 28(8): 709-716.

中国静脉介入联盟, 中国医师协会介入医师分会外周血管介入专业委员会, 2020. 下肢深静脉血栓形成介入治疗护理规范专家共识 [J]. 介入放射学杂志, 29(6): 531-540.

中国抗癌协会肿瘤微创治疗专业委员会护理分会, 中国医师协会介入医师分会介入围手术专业委员会, 中华医学会放射学分会第十五届放射护理工作组, 2020. 经皮肝穿刺胆道引流术管路护理专家共识 [J]. 中华现代护理杂志, 26(36): 4997-5003.

中国研究型医院学会出血专业委员会, 中国出血中心联盟, 2020. 致命性大出血急救护理专家共识 (2019)[J]. 介入放射学杂志, 29(13): 221-227.

中国医师协会急诊医师分会, 中华医学会急诊医学分会, 全军急救医学专业委员会, 2021. 急性上消化道出血急诊诊治流程专家共识 (2020 版)[J]. 中华急诊医学杂志, 30(1): 15-24.

中国医师协会介入医师分会, 2019. 中国门静脉高压经颈静脉肝内门体分流术临床实践指南 (2019 年版)[J]. 临床肝胆病杂志, 35(12): 2694-2699.

中国医师协会介入医师分会, 中华医学会放射学分会介入专业委员会, 中国静脉介入联盟, 2019. 下肢深静脉血栓形成介入治疗规范的专家共识 (第 2 版)[J]. 介入放射学杂志, 28(1): 1-10.

中国医师协会心血管内科医师分会结构性心脏病专业委员, 2020. 经导管主动脉瓣置换术后运动康复专家共识 [J]. 中国介入心脏病学杂志, 28(7): 361-368.

中国医师协会心血管内科医师分会结构性心脏病专业委员, 2022. 中国经导管主动脉瓣置换术临床路径专家共识 (2021 版)[J]. 中国循环杂志, 37(1): 12-23.

中华护理学会, 2021.《血管活性药物静脉注射护理》团体标准 [S]. T/CNAS22-2021.

中华人民共和国国家卫生健康委员会医政医管局, 2022. 原发性肝癌诊疗指南 (2022 年版)[J]. 中华肝脏病杂志, 30(4): 367-388.

中华人民共和国国家职业卫生标准, 2020. 放射诊断放射防护要求 [S]. GBZ 130-2020.

中华医学会放射学分会护理工作组, 2022. 门静脉高压患者经颈静脉肝内门体分流术护理管理专家共识 [J]. 介入放射学杂志, 31(2): 117-124.

中华医学会老年医学分会老年内分泌代谢疾病学组, 中华医学会内分泌学分会甲状腺学组, 2021. 中国老年人甲状腺疾病诊疗专家共识 (2021)[J]. 中华老年医学杂志, 40(5): 529-549.

中华医学会临床药学分会, 中国药学会医院药学专业委员会, 中华医学会肾脏病学分会, 2022. 碘对比剂诱导的急性肾损伤防治的专家共识 [J]. 中华肾脏病杂志, 38(3): 265-288.

中华医学会男科学分会良性前列腺增生加速康复护理中国专家共识编写组, 2019. 良性前列腺增生加速康复护理中国专家共识 [J]. 中华男科学杂志, 27(7): 659-663.

中华医学会消化内镜学分会结直肠学组, 中国医师协会消化医师分会结直肠学组, 国家消化系统疾病临床医学研究中心, 2020. 下消化道出血诊治指南 (2020)[J]. 中华消化内镜杂志, 37(10): 685-695.

Drapek L C, Kerlan R K, Acquisto S, et al, 2020. Susan Acquisto. Guidelines for biliary stents and drains[J]. Chin Clin Oncol, 9(1): 9.